U0380368

# 中医学身体观解读

## 思想史视野下的肾与命门研究

刘　鹏·著

东南大学出版社
SOUTHEAST UNIVERSITY PRESS
·南京·

**图书在版编目(CIP)数据**

中医学身体观解读：思想史视野下的肾与命门研究 /
刘鹏著. —南京：东南大学出版社，2022.3
　ISBN　978-7-5641-9931-9

　Ⅰ.①中…　Ⅱ.①刘…　Ⅲ.①肾(中医)-研究②命门-
研究　Ⅳ.①R223

中国版本图书馆 CIP 数据核字(2021)第 259400 号

# 中医学身体观解读

## 思想史视野下的肾与命门研究

| | | |
|---|---|---|
| 著　　者 | 刘　鹏 | |
| 责任编辑 | 褚　蔚 | |
| 责任校对 | 子雪莲　**封面设计**　王　玥　**责任印制**　周荣虎 | |
| 出版发行 | 东南大学出版社 | |
| 社　　址 | 南京市四牌楼 2 号　邮编:210096　电话:025-83793330 | |
| 经　　销 | 全国各地新华书店 | |
| 印　　刷 | 南京新世纪联盟印务有限公司 | |
| 开　　本 | 880mm×1230mm　1/32 | |
| 印　　张 | 11.25 | |
| 字　　数 | 233 千字 | |
| 版　　次 | 2022 年 3 月第 1 版 | |
| 印　　次 | 2022 年 3 月第 1 次印刷 | |
| 书　　号 | ISBN　978-7-5641-9931-9 | |
| 定　　价 | 68.00 元 | |

本社图书若有印装质量问题，请直接与营销部联系，电话:025-83791830

# 新 ‖ 版 ‖ 序 ‖

　　《中医学身体观解读》是在我 2011 年博士毕业学位论文的基础上整理而成的,光阴荏苒,已经整整十年了。

　　若要对这本书做一番自我评价,我觉得以身体观为视角,从方技之学的知识背景出发,探讨早期医学向今本《黄帝内经》知识体系的迈进,是具有一定思想价值和启迪意义的。另外,通过命门学说所反映的身体观转变,展现社会文化变迁对于医学的重要影响,从中了解宋以来医学儒学化背景中医家面对传统与创新的复杂心态,皆是对中医学界既往命门学说研究的拓展与丰富。诚然如此,回头再看这本书,也是问题多多。错字、引文错讹,这是硬伤,无须辩解。也有许多则是因我本人学术功力有限,对文献的误读与错解。所以,这本书这些年虽然让我获得了一些谬赞,但也真的是成为我的一块心病。这正是我一直想修订这本书的原因。

此次修订，订正错讹，重理篇章，对初版未尽之处做了补充阐发，有堆砌之嫌的文献也做了诸多删减。另外，书中大量引用《黄帝内经》，参考的是《黄帝内经素问校释》(山东中医学院、河北医学院校释，人民卫生出版社，1982年)和《灵枢经校释》(河北医学院校释，人民卫生出版社，1982年)，《黄帝八十一难经》《伤寒论》《金匮要略》等中医经典，皆选用业界普遍认可的通行整理本，此次修订不再繁复注明出处，以节约版面。

我本愚钝，无家学，亦无大师指引，能达到的学术高度自然有限。修订版定然还会有诸多问题，期盼行家指正！

本次修订得到了广州中医药大学人文社科重点项目(2020SKZD09)的资助，一并致谢！

刘　鹏

**2021 年 9 月于广州中医药大学基础医学院**

# 原　序

　　现在所言"中医"，一般是与"西医"有所对比而形成的一个称谓，是对西医未进入中国时中国固有医学的称谓，其中又专指和特指汉民族医药学。近代时期也有很多称之为"国医"的。"中医"之英文翻译，常作 TCM，即 traditional Chinese medicine，意即"传统中国医学"。当然，也有人或许是因为避忌"传统"有落后之义，而译为 Chinese medicine。我个人以为，传统并不等同于陈旧，传统与现代也不能简单地以优劣高低来区分。"传统"强调的是某些一以贯之的特定的理念、思维和解决问题的方式，经由它们的宏观指导而形成了特色明显的文化体系。中医学正是因为秉承和彰显了这种中国传统，才使得它有别于其他医学体系。从这层意义上讲，解读传统也成为全面理解中医学的关键所在。

　　遗憾的是，对传统的片面理解和对科学的过度迷恋，时至今日依然深刻影响着我们对传统文化各个方面的评价，中医学自然也不例外。以"科学"二字作为单一的评价标准，暂不论是否与中医学独特的医学人文理论模式相合,单就这种评价理念来说,便是不具备科学精神的表现。相较于对"科学"的学习,我们最缺乏的实际上是"科学精神",缺乏以更加理性、全面的视角来审视身边的事物。不理解的不一定没道理,看不到的不一定不存在,类似于此最起码的科学精神,是需要我们在评价事物时逐步培养起来的。以科学的精神来审视、评价和研究中医学,要比武断地将"科学"作为单一标准来评价中医,甚至是重构中医,显得更为重要和急迫。

在今天的社会背景下,谈到中医,往往会一并提到西医。最关键的是应该如何提西医,如何正确地理解中医与西医的关系。重新回顾西医进入中国后,中西医学相互碰撞的历史,尤其是近代医家折衷汇通中西医学所做出的努力。我们可以明白,在新时期发展中医学,不是要像近代的一些医家一样来说明西医学的理论雏形在传统中医学中早已存在,不是要仅仅停留在说明中医与西医相比有多少个医学史上的"第一次",不是以西医学为参照来重新解读和架构传统中医学理论,也不是要不自信地把自己完全否定,而是首先要重新认识和解读自我。

认识自我别无他法,只能从历代中医古籍中一点点来了解中医的方方面面,进而积流成河,融会贯通。只有读了古籍,才会发现中医绝对不是课本上那点东西,甚至会觉得虽然本、硕、博读下来了,但对真正的中医却知之甚少。只有读了古籍,了解了传统的内涵,才会真正产生对传统的敬畏和尊重。可读古籍谈何容易,从古籍中知其然便已属不易,若要知其所以然则难上加难。以《黄帝内经》《神农本草经》《伤寒论》《金匮要略》等经典医籍为源头和基础，历代医家不断补充、完善和发挥，逐步形成了中医学的理法方药体系。碰到问题翻经典，似乎总能从中找到依据，历代医家也因之动不动就"经曰"。但问题是，这些"经曰"——经典医籍的理论，是如何形成的？总不至于说，经典里就这样说的，所以这个问题就是这样。或许在古人眼里，这些问题背后的原因，的确是人人知晓、不用言说的普通常识，但在传统文化断层明显的今天，则显得很难理解和把握。这好比是远古时期的文字，彼时孩童所认识的，今天的专家也未必能读懂。

以《黄帝内经》为例，中医基础理论的基本核心问题，如阴阳五行、精、气、血、津液、脏腑、经络、病因、病机、治则、治法等，在其中都已有较为成熟的阐发，用这些理论的人多，但刨根问底探究其由何而来的人却少。再以本草为例，《神农本草经》及历代本草典籍对其性、味、归经、功效的记载，从何而来？真的是尝出来的吗，元代医家王履《医经溯洄集》中便已有专篇言神农尝百草论并不那么靠谱。类似这些问题，是我在上学期间便一直困扰我的，也是我成为一名大学教师后在课堂上最喜欢和同学们讨论的。或许有的人会问，何须这么较真儿？也许我们在短时间内很难给这些问题以完美的答案，也许会有五花八门甚至是错误的答案，但只要是思考了，就表明我们离真理又近了一步。我设想的是，如果我们能够了解这些问题的来龙去脉，便会在保持中医自身特色的前提下，结合新时期的临床需要，对中医理论进行不断的发展和创新。这是几千年中医发展史所证实的不易规律，也是中医学保持其可持续发展所必需的。

我经常和同学们开玩笑说，想当年各种外来药涌入中国，我们的古人都能用中医理论来分析它的性效，使之逐渐融入传统中医体系，作为中药来使用，这是一种何等的魄力。我们今天所丧失的也恰恰是对传统的把握与对新事物的容纳。没有对传统的把握，那么对新事物的容纳便难以保证依然彰显中医特色而不至异化；没有对新事物的容纳，那么传统难以与新时期的客观实际相结合，不能与时俱进，便会逐渐衰落。如果古代的知名医家能穿越到今天，我想他们一定会具有同样的魄力和能力来发展中医。

这本书的撰写源于我读硕博期间的一个疑问：为什么同样的人在不同的文化和医学背景中会有不同的认识。进而我又想弄明白以《黄帝内经》为基础的中医理论是如何来认识身体的，这些理论是如何形成的。《黄帝内经》并非是无源之水，既然要想对《黄帝内经》问个为什么，有两个大问题需要解决。首先是要了解《黄帝内经》之前早期医学的面貌，其次是要弄清楚当时的社会文化背景是怎样的，只有这样才能理解为何当时的医家会以那样的方式来认识人的身体。困难马上随之而来，目前所见《黄帝内经》之前的医学文献少之又少，无从直接透过医学文献来分析当时的社会文化背景，并展开进一步研究。说来也巧，偶然读到李零、葛兆光等学者的文史著作，给了我不少思路上的启发。我尝试把思想史研究的理念和方法移植到中医学研究之中，豁然开朗。

《汉书·艺文志》把方技之学分为医经、经方、房中、神仙，《黄帝内经》便属于"医经"，它与方技之学的其他几类应该拥有相类似的知识背景，彼此之间也一定有千丝万缕的联系。不仅如此，透过马王堆等出土古文献，我们可以发现房中、神仙之学曾经风行于当时社会，具体理论也比同时期的医经、经方类文献要成熟得多。尽管医经、经方类典籍大都不存，但房中、神仙类文献却相对较为丰富，而且保持了相对较好的延续性，没有出现大的断层。因此，我们完全可以透过房中、神仙等方技之学来部分还原当时的社会文化思潮对身体的认识，再结合出土古医籍文献的零星论述，与《黄帝内经》相比较，基于事实，合理推理，尝试分析以《黄帝内经》为代表的中医学理论体系对身体的阐发是如何形成的。

　　考虑到《黄帝内经》集结成书的两汉时期，诸子百家之说已相对成熟、各成体系并交互融汇，若单纯对比《黄帝内经》与诸家之说，仅能说明两者相关，还不足以说明它们共同的文化源头及其各自的发展脉络。所以，本书又结合神话、数术之学等所展现的更为早期的传统文化思想，来分析传统的宇宙时空观念对中医学身体理论形成的促进作用。解决了源头问题，我又把《黄帝内经》之后历代医家的相关论述串连起来，结合具体历史时期的传统文化思想，从医学与文化两个方面，分析了中医学身体理论在两汉之后一直到近代的发展与演变。就源与流的研究难度而言，后者可供参考的文献非常丰富，相对容易，所以读硕士期间我以此为研究内容撰写了学位论文《理学对中医学影响之再评价》，在简要分析传统文化影响中医学理论构建的宏观历程的基础上，探讨了宋明理学思想对中医学身体理论构建的推动作用。读博士期间，在硕士学位论文的基础上，尝试由源及流进行全面研究，撰写了学位论文《中医学身体观的构建与演变——思想史视野下的肾与命门研究》，分析了中医学身体观的内涵、特点、研究意义与方法，并以肾与命门为切入点探讨了传统文化思想对中医学身体观构建与演变的促进作用。本书的内容大致上便是这篇博士学位论文。

谈到房中、神仙、数术等，很多人会以今天的眼光来批判，说它们是腐朽的、封建的、愚昧的，那是因为我们对古代知之甚少。不得不承认，相比于其他传统文化学科的研究，中医理论研究的视野还是很窄的，思路与理念也相对僵化，对上述与医药养生密切相关的方术之学的关注还是非常少的。也正是因为这个原因，我在书中用了很大篇幅来详细介绍文史界可供借鉴的研究思路，引用了大量的古籍文献来说明房中、神仙、数术、内丹、理学之学的内涵，以及它们与中医身体观的密切相关性。对部分读者而言，这些内容还是很陌生的，第一次接触也不免觉得有些生涩。对这些领域感兴趣的读者，不妨以我提供的文献为线索，再进行深入的研究和探讨。

最初我原本想把中医学语境中的"身体"一起作全面研究，可随着研究的深入才发现这是一项多么大的工程，或许真的需要穷尽毕生之力。因此，我选择了其中的肾与命门作为前期研究的切入点，具体的选择原因及目的在文中都有详细说明。需要特别注意的是,传统中医学身体理论的建构必然受到诸多因素的影响,本书以肾与命门为例进行的身体观研究,也不可能囊括和代替其他具体的研究。在整个传统中医学身体理论体系中,今天我们常讲的经络学说、脏腑学说,都具有非常鲜明的特色。经络以及以五脏为核心的各个藏象系统是如何建构的? 这必定没有统一的答案。但是,它们必定拥有相类似的体验身体结构与功能的方式。通过本书对肾与命门的研究,我们可以发现诸如方技数术等曾风靡于当时社会的文化思潮,对中医学身体观的形成起到了关键的作用。这一点即使是放置于经络来看,依然是成立的。在没有充分的后续研究之前,我虽然不敢盲目地下结论说肾之外其他藏象系统的建构也是完全如此,但至少可以猜测,在肾藏象系统建构过程中曾起到重要作用的文化思想与思维理念,必定参与了其他身体理论系统的构建。

或许单单通过本书对肾与命门的论述,传统中医学身体理论的建构方式会让很多人觉得过于"玄虚",但如果把这种疑惑挪移到经络系统的构建来看,便会觉得这种方式不但不虚,而且是实实在在存在于古人的思维中。因为新中国成立以来经络研究所走过的曲折之路,慢慢否定了许多我们曾经以为是很"科学"、很"现代化"的研究理念,愈加证实了深入细致研究古代思维方式,对于解析传统中医学理论体系建构的重要性和意义所在。传统中医学身体观的研究亦是如此,诸多细节固然需要一点点去分析,但研究的理念却不能再一味固执于曾经的"科学化"和"现代化"。真正的科学化和现代化是必须要有的,这也是中医学紧跟历史前进步伐的需要,但是哪些地方可以科学化和现代化,哪些地方只能适合用古人所曾有的体验方式才能感悟和理解,尚需要更多像本书一样的具体研究。更多的后续研究还有待来日。

之前我曾给身边的朋友和同学们一个承诺,要写一本没医学背景的人也能看懂的中医书,很抱歉,我暂时失信了,第一部专著不能兑现我的承诺了。请容许我解释一下:第一,本、硕、博读了11年,出于私心,这本书算是给我自己的一个交代和11年的纪念;第二,我胆战心惊地把这本书呈给我的老师们,当年困惑我和求教于老师们的问题,我拖了好多年才尝试给出一些答案,虽不是一个好学生,但好歹思考了,望老师们赐教;第三,不想因为通俗中医读物的大量出版而忽略相对冷清和严谨的学术研究,好在还有好多人想看到这本书的出版。

刘　鹏

**2012 年 12 月于燕子山畔慎独斋**

# 目　录

# 引　言

　　身体，是医学研究的基本对象。一切医学问题的提出、解决与应用，都是围绕身体而展开的，最终也要服务于身体，以保障生命的正常运行。换言之，医学的发展与进步，就是不断发现与解释身体奥妙，不断认识自我生命复杂机制的过程。所以，如果能够了解医家对身体结构与功能进行观察、探索、阐释的整个过程，便能清晰地发现医学理论体系形成发展的脉络与细节。同时，又必须看到，身体的内涵绝非等同于肌肉骨骼的堆砌物，它往往渗透进了人们对生命本身乃至整个宇宙时空的理解。正是因为这个原因，同样的身体，在不同的文化背景中，常常拥有不同的内涵与表达方式。因此，身体本身并不足以囊括生命的全部，而全面了解不同文化背景中人们对于身体的理解，往往是认识不同文化核心理念的关键，也是理解医学理论得以形成其各自特色的关键。这一切正是身体观研究的最终根本意义所在。

　　身体，在不同的时代、地域、社会和文化常呈现出不同的表达，因而成为哲学、历史学、社会学等领域的重要研究视角。其问题提出和研究深入，由笛卡尔、尼采、福柯、布尔迪厄等西方学者陆续展开,特别是 1980 年代以来特纳等欧美学者的推动,而后逐渐引发了中国学者对中国传统哲学资源中身体问题的思考,并由此重新认识中国哲学的独特性①。李清良曾把中国身体观研究的进程分为四个阶段:第一阶段,西方学界从根本上敞开了身体问题;第二阶段,日本学界首先将中国身体观纳入研究视野,并特别注重身心关系的探讨;第三阶段,台湾地区学界与西方汉学界在日本学者的基础上,深入探讨中国身体观的内涵、发展及其思想史与文化史意义;第四阶段,中国大陆学界接受西方、日本与台湾地区学者的影响,开始从思想史角度系统探讨中国身体观,并反思中国当代身体观的建设②。

中医学身体观,即中医学对人体生命的综合认识,既包括中医学自身对生命现象的观察与理解,又融入了中国传统文化对生命的阐释,是了解中医学和中国古代哲学思想内涵与特色的重要窗口。早期中医学界的研究视野相对单一和封闭,未将身体观作为研究专题,未曾对中医理论体系中的身体知识进行医学之外的哲学审视。真正开始将中医学身体观纳入研究视野的,则是 1980 年代以后,哲学界、历史学界等中医学界以外领域的学者,侧重于哲学和医疗社会文化史视野下的考察。

既往的中医学身体观研究主要集中在以下三个方面:

---

① 可参阅:李清良:《中国身体观与中国问题》,《哲学动态》2006 年第 5 期,第 21 - 27 页。欧阳灿灿:《当代欧美身体研究批评》,北京:中国社会科学出版社,2015 年。
② 李清良:《中国身体观与中国问题——兼评周与沉〈身体:思想与修行〉》,《哲学动态》2006 年第 5 期,第 21 页。

一、以出土文献、《黄帝内经》为核心的秦汉中医身体观研究。蔡璧名认为，通过《黄帝内经》对身体的阐发，可以补充和丰富秦汉时期诸子思想对身体的论述①。她的研究具有良好的问题意识，也认识到中医典籍文献对于丰富中国古代思想史研究的价值所在。但其研究焦点倾向于医家与儒道等传统文化主流思想身体观的差异，未能很好地展现两者之间的互相影响，尤其是医家身体观如何影响了整个中国传统文化对于身体的理解，而这恰恰是揭示《黄帝内经》如何补充和丰富秦汉诸子思想身体观的关键所在。李建民以脉学为切入点，着重阐发了周秦汉时期的数术观的身体（宇宙论的身体），特别指出古今经脉学说的差别，不仅是中医概念术语的变化，更是数术式的宇宙观的崩溃，致使感受这些概念的身体经验也产生了变化②，颇具启迪。

二、以性别视角为核心的中古与明清中医身体观研究。李贞德由 5 至 7 世纪的求子药方，分析了产育如何成为医者认识女性身体的基础③。虽注意到《千金方》中女性角色的凸显，但未对这种变化背后的社会文化动因作细致的分析，而将其作为妇科医学之滥觞的性别论基础的论断，则缺乏对中医学术史的深

---

① 蔡璧名：《身体与自然——以＜黄帝内经素问＞为中心论古代思想传统中的身体观》，台湾大学出版委员会，1997 年。
② 李建民：《发现古脉——中国古典医学与数术身体观》，北京：社会科学文献出版社，2007 年。
③ 李贞德：《汉唐之间求子医方试探：兼论妇科滥觞与性别论述》，《性别、身体与医疗》，北京：中华书局，2012 年，第 79 - 158 页。

度思考。范家伟探讨了唐代前期对女性健康体态的描述,分析了唐人欣赏肥白女性身体的唐代医学转变与社会文化心理①。他将《千金方》与图像画论相结合,在研究文本的选择上具有启迪性。费侠莉(Charlotte Furth)、吴一立等将医学史、性别研究和文化建构的身体作为三个主题,着力探讨了中国古代女性在中医学中所承当的文化角色,以及宋以来特别是明清时期的中医妇产科的变化②。但值得深思的是,用这种西方哲学研究的性别视角,筛选和解释中国传统文本资源时,是否存在南辕北辙的强行诠释与过分解读,是否真正阐明了中国传统知识体系的独特性所在,廖育群曾就此做出深刻的学术批评与反思③。

三、近现代中西医学身体观的比较研究。国外汉学家进行医学身体观研究,对中西医身体观的差异表现出浓郁的兴趣,代表性研究者如 Sivin、栗山茂久等④。近几年中国学者的中西医学身体观比较研究则主要通过引入梅洛-庞蒂为代表的当代身体哲学,对中医学身体观进行了初步的现象学阐释,并探讨中西

---

① 范家伟:《从〈千金方〉论唐代前期女性身体观》,荣新江主编:《唐研究》(第 8 卷),北京:北京大学出版社,2002 年,第 299 - 322 页。

② Charlotte Furth, *A Flourishing Yin*: *Gender in China's Medical History*, 960 - 1665, *Oakland*: *University of California Press*, 1999. *Yi-Li Wu*, Reproducing Women: Medicine, Metaphor, and Childbirth in Late Imperial China, Oakland: University of California Press, 2010.

③ 廖育群:《不卑不亢读"洋书",平心静气论得失——有关〈繁盛之阴〉及所见评论的综合讨论》,《中国科技史杂志》2010 年第 2 期,第 215 - 223 页。

④ Sivin, "State, cosmos, and body in the last three centuries B. C", *Harvard Journal of Asiatic Studies*, *Vol*. 55, *No*. 1, *Jun* 1995, *pp*. 5 - 37. 栗山茂久:《身体的语言:古希腊医学和中医之比较》,上海书店出版社,2009 年。

医学身体观的异同,如张再林、刘胜利等①。但梅洛－庞蒂的身体哲学,是否能真正担负起研究者所期望的中医身体观走向现代,以及中医身体观与当代身体观的汇通,则见仁见智,尚有商榷空间。另外,历史学界亦有对个别近代知名医家中西汇通身体观的历史梳理,如皮国立以近代医家唐宗海的中西医汇通身体理论为研究对象,部分展现了近代中医所面临的文化冲击与知识转型②,是相对比较有代表性的近代中医身体观与思想转型的医家个案性研究。

通过以上学术史回顾不难发现,既往中国学者的身体观研究,经历了从模仿西方身体哲学研究范式到积极探寻中国传统文化自身身体哲学特性和差异性的转变,成果愈趋丰富和自信,但对中国传统文化中身体哲学资源的挖掘依然有深入和拓展的空间,这应是未来此方向研究的趋势和需要重点突破的问题。对于中医学身体知识资源的利用,既往研究水平依然有限,而且受专业所限,部分研究甚至不乏对医学文本的误读。

就中医学身体观研究的历史时段而言,既往研究常将古代中医视作本质性存在,较多关注近现代以来中西文化冲突下传统的嬗变与重构。因此,对于中医学身体观转型的研究,关注较

---

① 张再林:《从当代身体哲学看中医》,《周易研究》2016 年第 6 期,第 59 - 72 页。刘胜利:《身体、空间与科学:梅洛－庞蒂的空间现象学研究》,南京:江苏人民出版社,2015 年,第 333 - 373 页。
② 皮国立:《近代中医的身体观与思想转型:唐宗海与中西医汇通时代》,北京:生活・读书・新知三联书店,2008 年。

多的是西学东渐背景下的近代转型,对中国传统文化自身发展视野下古代医家的身体观转型则关注不足,亦即对中医学传统之内的身体观转型的问题意识不够强烈。正因如此,本书在阐述中医学身体观的演变时,并没有自困于近代演变,而是透过命门,用整整一章的大篇幅,详细阐明中国古代社会思想文化嬗变所引致的中医学身体观传统转型。个人以为,这是对既往医家身体观研究旨趣、学术取向、研究时段的丰富和补充。

我本硕博皆是中医专业,工作后也一直在中医药大学。作为中医从业者,我越来越认识到,无论是以高等中医院校中医教材为代表的现代中医理论范式,还是各类以自然科学研究基金为主导的中医科研,对于中医身体理论(以脏腑理论为主体)的认知,皆倾向于单一的医学技术视野下的审视。但实际上,这种研究导向并不足以揭示中医理论有别于现代医学的特质与传统性所在。

传统中医学具有鲜明的传统文化色彩,传统文化中的诸多核心理念在其中大都有鲜明的体现。所以,若要了解传统中医学中“身体”理论的内涵,就必须了解传统中医学曾经借鉴了传统文化中的哪些核心观念来梳理、分类和架构其通过观察生命而获得的身体经验知识。简言之,若不明白古人是以一种怎样的观念来理解身体,而是单纯地以今天的观念来理解古代中医学的身体理论,往往会有误读与曲解传统的可能。从这一点讲,对传统中医学的身体观进行全面系统的研究,并进一步为传统中医学在当代的传承发展与现代研究奠定基础,就显得尤为重要和紧迫。

鉴于此,本书在广泛借鉴前辈学者对中国传统文化身体观研究所取得的成果,尤其是台湾地区及日本学者对中医学身体观研究理念的基础上,全面详细阐述了中医学身体观的内涵、特点,以及中医学身体观研究的重点与意义;并选取能够集中体现传统中医学理论特色与中国传统文化思维特点的肾与命门,作为中医学身体观研究的切入点;借鉴了思想史研究的开阔思路和多维理念,把肾与命门置于具体的社会文化历史背景中,集中分析了不同时期的主流文化思潮在传统中医学身体理论构建过程中的作用,展现传统中医学身体观自身的发展与演变。

中医学身体观的研究是一个庞大的研究课题,本书以肾与命门为切入点所做的尝试性研究还不免显得相对有些单薄,但书中所提供的思路或许会给整个中医学身体观的研究提供一些有益的思考或借鉴。更多具体与深入的研究,还有待于今后的努力。

# 第一章
## 中医学身体观的内涵及特点

### 一、中医学身体观的内涵

身体观，就是对于身体的认识和看法。"身体"的内涵远非"肉体"所能概括，在不同的文化背景中，都并非是简单的解剖学所见脏腑组织器官的总和。周瑾梳理了古代文献中对于"身体"的论述，发现上古典籍中"身体"一词并不多见，常见的是"体"与"身"。其中"体"以名血肉形躯，凡四肢、五官、五藏、躯体等皆可用指，"体"的血肉形躯之义甚明，有时亦可指心思乃至身体整体；而"身"的意涵甚广，除了亦表形体之意外，在很大程度上更与自我、生命等义相通。"体"的意涵虽较明确，"身"义却多模糊，需由语境以定其义界，此亦从侧面显明了身体现象在古人思想境域中的状况，是可大可小、具有开放性和容受性的。可见，身体的意涵与肉体实有细微区别，不可混淆。后者可说是纯生理性、物欲性的概念，前者则牵涉到无形的精神、心灵、情意，是生理、心理所交相容与、融构而成的一个共同体。作为这样一个共同体，身体的内涵是丰富的，不能拘限于一般以为的形貌躯壳①。

尤其是在中国传统文化中，身体常常渗透进了中国人以身体为视角对于生命乃至整个传统文化的理解。简言之，身体成为古人理解传统文化生命观、宇宙观的一个重要载体。基于这种特点，山口顺子把"身体"定义为多重性多面性的身体世界，主要包括三个维度：生理意义上、解剖学的人体、肉体，社会、历史、文化上的躯体，体验主体质感的身体②。蔡璧名以《黄帝内经》为中心来考察中国传统思想中"身体"的义界，认为它一方面兼摄有形的躯体感官与无形的心意气志，一方面又延伸至人文化成的范畴③。

在中国传统文化中，"身体"与"观"两者往往是渗透交织在一起的，"身体"中渗透着传统文化的"观念"，"观念"又在反向重塑和巩固"身体"的内涵。可以说，"身体"并非是静止的，其中夹

---

① 周瑾：《多元文化视野中的身体：以早期中国身心思想为中心》，浙江大学博士学位论文，2003年，第53－54页。

② （日）山口顺子：《东西方"身体观"的生成和"假想体验"》，郑旭旭主编：《二十一世纪民族传统体育发展国际学术研讨会论文集》，上海：上海古籍出版社，2007年，第224－225页。

③ 蔡璧名：《身体认识：文化传统与医家：以〈黄帝内经素问〉为中心论古代思想传统中的身体观》，《中国典籍与文化论丛》（第六辑），北京：中华书局，2000年，第220页。

杂着生命个体对自身与宇宙的体验,以及不同社会文化观念对
"身体"的塑造和改造。葛红兵认为身体的观察和研究受制于某
种特定的身体意识形态,并塑造了东西方人对身体的不同理解,
而不是对身体的科学的考察塑造了这种身体理解[①]。"身体"总
是随着社会文化背景的演变而呈现出变动的内涵。黄金麟形象
地用"身体生成"来表述"身体",身体生成指称的并不是一种身
体的生物性诞生或创造,而是指称一种在肉体既存的情况下所
进行的政治、经济、军事、社会或文化模造[②]。柯倩婷认为,身体
是一个过程而非一个事物,是一些需要"完成"的东西,而非某人
"拥有"的东西[③]。因此,我们很难单纯地从文献论述中去剥离
"身体"与"观念"各自清晰完整的内涵和外延。如果为了表述的
方便而简单地从"身体观"中去区分"身体"与"观",我们可以把
"形神统一的生命躯体"作为"身体"的论述基点,把围绕这个基
点所产生的生命观、宇宙观统称为基于"身体"基础而产生的
"观"。

　　中医学身体观,是中医学对人体生命的综合认识。身体作
为医学立论的基础和最终落脚点,与传统文化中儒家、道家等其
他领域的身体观相比较,传统的中医学身体观更加注重对"形神
统一生命体"本身的关注,即更加注重对构成生命躯体各基本要

① 　葛红兵、宋耕:《身体政治》,上海:上海三联书店,2005 年,第 24 页。
② 　黄金麟:《历史、身体、国家:近代中国的身体形成(1895～1937)》,北京:新星出版社,
　　2006 年,第 2 页。
③ 　柯倩婷:《身体、创伤与性别:中国新时期小说的身体书写》,广州:广东人民出版社,
　　2009 年,第 30 页。

素的关注,如脏腑、形体官窍、精、气、血、津液等。传统文化其他领域的身体观往往把个体生命的身体作为一个既定的、无需详尽阐发的整体,在此基础上重点论述个体生命与自然、社会间的关系,个体生命间的关系,以及处理各种关系的原则和方法。或者说,对"观念"的论述要远远大于对"身体"本身的讨论。诚如周与沉(原名周瑾)所言,相较于经典思想对心的偏重,医籍更为关注身体。在大、小宇宙互动的医家视域中,身体的运营、养护诸问题,确有非常现实的意义①。

中医学把对"身体"的讨论作为基础,在讨论的过程中既借鉴和体现了传统文化各领域所共有的一般身体观,又在一定程度上影响了传统文化一般身体观的内涵构建与发展。或者说,中医学身体观既包括中医学所特有的对"身体"生命本身的认识,如脏腑学说、精气血津液学说等,又包括对传统文化一般身体观的理解和融入,如对身体社会属性、自然属性的论述等。而且,传统中医学对身体的理解与诠释,又影响了整个传统文化对身体的理解,在一定程度上形成了整个传统文化理解身体结构及功能的基础。例如,《二程遗书》中云:

> 医书言手足痿痹为不仁,此言最善名状仁者,以天地万物为一体,莫非己也。认得为己,何所不至?若不有诸己,自不与己相干。如手足不仁,气已不贯,皆不

---

① 周与沉:《身体:思想与修行——以中国经典为中心的跨文化关照》,北京:中国社会科学出版社,2005年,第30页。

属己。故博施济众，乃圣之功用。①

　　这便是以中医学对身体手足之感受，来探讨理学中"仁"之内涵，以及人与天地万物之关系。

　　对上述中医学身体观的内涵与基本特征有所了解后，便很容易发现既往身体观研究在中医学身体观研究方面的不足。就身体观研究的范围和视野来看，黄俊杰对近年来国内外学术界有关中国思想传统中的"身体观"的研究论著进行了概括，总结为三个方面：作为思维方法的"身体"；作为精神修养之呈现的"身体"；作为政治权力展现场所的身体②。这三个方面很简练地概括了整个身体观研究的大致方向和主题，但并没有很好地概括中医学身体观研究的特征和主题。尽管，在传统中医学理论中也有"心者君主之官""肺者相傅之官""肝者将军之官"等社会化身体的表述，类似于作为政治权利展现场所而出现的身体，但这种特征的"身体"并非是传统中医学理论的重点和核心。柯倩婷认为："中国人的观念中是没有一个本质上具有意义的生物身体，身体要在参与礼仪伦理的社会化过程中获得意义的。"③这种认识在身体观研究中有一定代表性，但是却很明显没有把研究的视野渗入到传统中医学中。"生物的身体"恰恰是医学所表述

---

① （宋）程颢、程颐：《二程遗书》卷二上，四库全书本，第 4A 页。
② 黄俊杰：《中国思想史中"身体观"研究的新视野》，《现代哲学》2002 年第 3 期，第 55 页。
③ 柯倩婷：《身体、创伤与性别——中国新时期小说的身体书写》，广州：广东人民出版社，2009 年，第 26 页。

的重点。医学中的"身体"正是以这种"生物身体"为核心,继而把礼仪伦理等社会规律相应比附于身体的。黄金麟讲:"身体在汉学或中国研究领域中的低度显影,甚至处在一种存而不论、视而不见的状态,和这种既定思考的框限有一定的关联。虽然这种长期的轻忽最近已经随着女性主义、性别研究、医疗史和儒道身体观等的探讨而有些微的改善,但是,系统性的讨论和规模性的反思仍处在萌芽的阶段。"[①]相比于儒道等身体观研究,传统中医学的身体观研究恰恰是系统性、规模性研究中最为薄弱的,不但研究不足,而且以己意对中医学身体观的过度偏差阐释亦不少,如:"中医诊疗是身体之间的互动,研究者进入到治疗现场,以身体构建治疗的图式,循身体运行的模式而非意识运行的模式,以自身作为研究的工具,用自己的身体倾听,让患者的身体说话。其要点不在于思维的意识,而在于行为的身体。在这个意义上,'身体'上升到一种本体论的地位。此时'身'是作为一种植根于身的思维方式;'体'是体察,体会,是一种直接性,是用心进入到对象之内的理解,而非单纯的客观认识,是主客交融之下达成的理解;'观'是在现场的互动关系中觉察整个情境的同时,也反观自身,随时做出调整和改变。这也正是中医身体观的寓意所在。"[②]观点虽然新颖,但实际上并没有理解医学视野中

---

① 黄金麟:《历史、身体、国家——近代中国的身体形成(1895-193)》,北京:新星出版社,2006年,第1页。

② 张桂赫、王春红、郭伟:《中西文化映照之下的中医身体观》,《医学与哲学(人文社会医学版)》2007年第10期,第65页。

"身体"的内涵及身体观研究的重点。

## 二、中医学身体观的特点

### （一）天人相应，贵在和合：时空的身体

中国传统文化长于对各种关系的阐发，如天人关系、人与人的关系等等，是传统文化不同侧面所论述的重点。钱穆先生在其去世前的最后一篇文章《中国文化对人类未来可有的贡献》中讲："中国文化过去最伟大的贡献，在于对天人关系的研究。中国人喜欢把天与人配合着讲。我曾说天人合一论，是中国文化对人类最大的贡献。"①张光直考察了古代文明的不同变化方式，认为中国文化的变化方式是不同于西方的，它的一个重要特征是"连续性的，就是从野蛮社会到文明社会许多文化、社会成分延续下来，其中主要延续下来的内容就是人与世界的关系、人与自然的关系"②。

而且，在阐发这种关系时，中国传统文化擅长以身体喻事。从一定程度上可以说，中国传统文化是一种身体哲学。例如，儒家文化在阐发人与人的社会关系时，用身体力行之"礼"来模拟宇宙之秩序以规范各种社会关系，"古代圣人观察到自然过程的

---

① 中国艺术研究院《中国文化》编辑部：《中国文化》1991 年第 4 期春季号，北京：生活·读书·新知三联书店，1992 年，第 93 页。
② 张光直：《考古学专题六讲》，北京：文物出版社，1986 年，第 17 - 18 页。

规律和秩序，用它来设计行为举止的形式化规则即'礼'，使个人在自己的生活中遵循同样的宇宙模式。……仪式与身体都对宇宙功能进行了模仿，都具有同样的神秘力量、神圣性和效验性"①；道家文化在阐发人与自然的关系以及天道的内涵时，亦常以身体为喻。例如，《庄子·应帝王》中载"南海之帝为儵，北海之帝为忽，中央之帝为浑沌。儵与忽时相与遇于浑沌之地，浑沌待之甚善。儵与忽谋报浑沌之德，曰：'人皆有七窍以视听食息，此独无有，尝试凿之。'日凿一窍，七日而浑沌死"②。以浑沌之身体比拟纯朴未散自然之天道。《老子》中以女性之身体来比拟"道"的论述，更是不胜枚举。

生命个体处于宇宙时空之中，身体亦成为宇宙时空的一部分。中国古代的创世神话中有一种类型是盘古身体的各部分形成了宇宙中的万物。例如，《绎史》卷一引《五运历年纪》中有云：

> 元气濛鸿，萌芽兹始，遂分天地，肇立乾坤。启阴感阳，分布元气，乃孕中和，是为人也。首生盘古，垂死化身，气成风云，声为雷霆，左眼为日，右眼为月，四肢五体为四极五岳，血液为江河，筋脉为地里，肌肉为田土，发髭为星辰，皮毛为草木，齿骨为金石，精髓为珠玉，汗流为雨泽，身之诸虫，因风所感，化为黎氓。③

① （美）安乐哲：《古典中国哲学中身体的意义》，《世界哲学》2006年第5期，第58页。
② 陈鼓应：《庄子今注今译》，北京：中华书局，1983年，第228页。
③ （清）马骕撰，王利器整理：《绎史》（第一册），北京：中华书局，2002年，第2页。

通过神话我们可以发现，在远古人类的思维中人的身体与宇宙相类。葛兆光把这种中国古代思维称作"同源同构互感"，"在古代中国人的意识里，自然也罢，人类也罢，社会也罢，它们的来源都是相似的，它们的生成轨迹与内在结构是相似的，由于这种相似性，自然界（天地万物）、人类（四肢五脏气血骨肉）、社会（君臣百姓）的各个对称点都有一种神秘的互相关联与感应关系"①。

正是源于这种同源同构互感思维，透过身体以洞悉和表达宇宙时空的演变，成为传统文化身体观的一个重要特征。以程颢、程颐"二程"所言为例，可窥一斑。

> 世之人务穷天地万物之理，不知反之一身，五脏、六腑、毛发、筋骨之所存，鲜或知之。善学者，取诸身而已，自一身以观天地。②

> 一身之上，百理具备，甚物是没底？背在上故为阳，胸在下故为阴，至如男女之生，已有此象。天有五行，人有五藏。心，火也，著些天地间风气乘之，便须发躁。肝，木也，著些天地间风气乘之，便须发怒。推之五藏皆然。③

这种特征在中医学身体观中亦有鲜明的体现。蔡璧名讲：

①　葛兆光：《众妙之门——北极与太一、道、太极》，《中国文化》1990 年第 3 期，第 61 页。
②　（宋）程颢、程颐：《二程外书》卷十一，四库全书本，第 3A - 3B 页。
③　（宋）程颢、程颐：《二程遗书》卷二下，四库全书本，第 9B 页。

"与其它主流思想对照起来，以《内经》为代表的医家思想，……他们的终极关怀，乃是着落在对自己身体与自然间的联系与互动上，试图从保形全神中安顿在大化流行里的个体生命。"①中医学把个体生命放置于时空运转之中，密切关注时空变化对身体的影响。未病则注重不同时空环境中的顺时因地养生，已病则关注不同时间地域对身体的影响而制定个性化明显的治疗方案。中医学的这种身体观特征，我们可以称之为"时空的身体观"。尤其是在身体内的脏腑中这种特点尤为明显，近代医家恽铁樵因此把中医五脏称之为"四时的五脏"，即并非完全仅由解剖实验而得，而是由四时推考而得。本书后续章节对此还有详论，暂不赘述。

所以说，源于时空观念而建构的五脏的部分特征，决定了五脏恰如是一种功能模型，着重于阐发身体比拟于时空之流变而产生的各种演变。因此，如常立果所言，研究时要把注意力放在人体升降浮沉的气机变化上，而不要受实体模型的影响，这时的肝、心、脾、肺、肾仅是五个代名词而已②。

中医学身体观的上述特点是中医学身体观最根本的特点。正是围绕这种时空化的身体，围绕时间和空间所呈现出的变动不居，个体生命才被赋予了极强的变易性与仪式性、规律性与可

---

① 蔡璧名：《身体认识：文化传统与医家——以〈黄帝内经素问〉为中心论古代思想传统中的身体观》，《中国典籍与文化论丛》（第六辑），北京：中华书局，2000年，第244页。

② 常立果：《〈内经〉"脏气法时"思想研究》，北京中医药大学博士学位论文，2007年，第27－28页。

预测性。基于此,李建民把这种时空身体观称为"数术的身体观",并概括了它的五个鲜明特点:一是,人身体的气具有时间性与方位性,也就是说气在不同时间(包括方位)是有变化、盛衰的;二是,这种时位的变化以干支、阴阳、五行等数术符号表述,也就是把人所认识的对象符号化;三是,人身体的时位变化的节奏与天道宇宙的韵律一致;四是,天道与生命的韵律不是机械的而是感应的;五是,身体的时位性既有规律可循,所以可能被人推算或预测[①]。同时,也正是因为这种时空身体观的特点,才决定了中医学更加关注于生命的动态变化过程、人体生命的功能演变以及身体各部之间的密切联系。这正是下文我们要讨论的中医学身体观所呈现出来的其他三个特点——循环的身体、功能的身体和联系的身体。

### (二) 天道周行,如环无端:循环的身体

上文已述,中国传统文化语境中的"身体"常常是类比于天地"大宇宙"的"小宇宙",宇宙的运行变化规律在人的身体中有着鲜明的体现。这一点在传统中医理论体系中非常明显。

在古人的宇宙观中,日月星辰等天体做环周循环运动。"天道环周"思想是古人对自然界和人类社会发展变化规律所作的概括,指出这种发展变化是一种周流不息的环周运动。白奚讲,天道环周的思想在黄老之学的先驱计然和范蠡的思想中业已提

---

① 李建民:《发现古脉——中国古典医学与数术身体观》,第158-159页。

出,帛书《黄帝四经》《管子》以及《慎子》等战国黄老著作中则有进一步的发挥和推进①。但追溯其理论渊源和发展演化,《周易》和以《老子》为代表的道家思想则是其萌芽和雏形。"周易"的命名就有周行不殆、变无穷始的意思,揭示了终而复始的宇宙运行规律,尚秉和讲:"周者,易之理。十二消息卦,周也;元亨利贞,周也;大明终始,六位时成,周也;彖传分释元亨利贞既毕,又曰首出庶物,即贞下启元也,周也;古圣人之卦气图,起中孚终颐,周也;此其理惟杨子云识之最深。《太玄》以中拟《中孚》,以周拟《复》,终以养拟《颐》,其次序与卦气图丝毫不紊。……循环往来,无一非周之理。"②

《周易》通过卦象显示了阴阳爻的消长变化和凡动必复的循环转化,专设了复卦对这种现象的循环运动作了精辟的概括,其云:"反复其道,七日来复,天行也。"③王弼注释曰:"阳气始剥尽,至来复时,凡七日。""以天之行,反复不过七日,复之不可远也。"④这就是说周期性的循环往复运动是天地运行的基本形式。《老子》秉承了《周易》中反复的思想,将"反复其道"的"道"升格为宇宙本体意义的"道","有物混成,先天地生,寂兮寥兮,独立而不改,周行而不殆,可以为天下母,吾不知其名,强字之曰

---

① 白奚:《先秦黄老之学源流述要》,《中州学刊》2003 年第 1 期,第 140 页。
② 尚秉和:《周易尚氏学》,北京:中华书局,1980 年,第 2 页。
③ 黄寿祺、张善文:《周易译注》,上海古籍出版社,2007 年,第 144 页。
④ (魏)王弼、(晋)韩康伯注,(唐)孔颖达正义:《周易正义》,北京:中国致公出版社,2009 年,第 115 页。

道"①。在揭示"道"是宇宙万物产生的本源的同时,论述了"道"的"反"、"复"环周运动,如第十六章云"夫物芸芸,各复归其根"②。在"道"的反复环周运动中,《老子》更注重"复",把它视为生命的归宿,看作是万物运动和变化中的不变律则,例如"万物并作,吾以观复"③、"绳绳兮不可名,复归于无物"④、"知其雄,守其雌,为天下溪。为天下溪,常德不离,复归于婴儿。知其白,守其黑,为天下式。为天下式,常德不忒,复归于无极。知其荣,守其辱,为天下谷。为天下谷,常德乃足,复归于朴"⑤。

　　计然和范蠡的思想是《老子》和《黄帝四经》之间的承接阶段。清代茆泮林所辑的《计然万物录》就有"日者行天,日一度,周而复始,如环无端"⑥的表述。范蠡是天道环周思想的集大成者,其思想在《国语·越语下》中有所体现,例如"蚤晏无失,必顺天道,周旋无究(穷)"⑦等。《黄帝四经》与《国语·越语下》有重出互见之处,多是范蠡思想的重要体现。范蠡的思想成为以《黄帝四经》为代表的黄老之学的重要内容。《黄帝四经》中诸多关于天道环周的表述,如"天稽环周"⑧、"周迁动作,天为之稽。天

---

① 陈鼓应:《老子注译及评介》,北京:中华书局,1984 年,第 163 页。
② 陈鼓应:《老子注译及评介》,第 124 页。
③ 陈鼓应:《老子注译及评介》,第 124 页。
④ 陈鼓应:《老子注译及评介》,第 114 页。
⑤ 陈鼓应:《老子注译及评介》,第 178 页。
⑥ (清)茆泮林辑:《计然万物录》,北京:中华书局,1985 年,第 1 页。
⑦ (旧题)左丘明撰、鲍思陶点校:《国语》,济南:齐鲁书社,2005 年,第 219 页。
⑧ 陈鼓应:《黄帝四经今注今译》,北京:商务印书馆,2007 年,第 265 页。

道不远，人与处，出与反"①等。魏启鹏认为，天道环周贯串在整个《黄帝四经》中，是黄帝之言哲学思想体系的核心和基本点②。

类比于人体，正常的生命现象中也应该存在类似的环周运行规律。张其成将有关于这种生命现象的理论概括为"开放圆"理论，认为这种"象数符号模型"从形状上看是一种圆形结构，圆形结构不仅是藏象、经络的形态模型，也是气血津液的运行模型、丹道气功的炼养模型，它是传统生命科学的精髓所在，也是中国哲学的智慧结晶③。例如，《素问·举痛论》有云："经脉流行不止，环周不休。"《灵枢·经水》云："凡此五脏六腑十二经水者，外有源泉而内有所禀，此皆内外相贯，如环无端，人经亦然。"经络系统中十二经脉的经气流注从手太阴肺经开始，依次流注至足厥阴肝经，再传至手太阴肺经，首尾相接，如环无端（如图1所示）。就五脏而言，依五行相生而形成的五脏相生理论，亦是一种环周式的资生和促进（如图2所示）。

再如，气血津液的运行也是一种非常明显的环周运动。以气之运行为例，《灵枢·脉度》有云：

> 气之不得无行也，如水之流，如日月之行不休，故阴脉荣其脏，阳脉荣其腑，如环之无端，莫知其纪，终而复始，其流溢之气，内溉脏腑，外濡腠理。

---

① 陈鼓应：《黄帝四经今注今译》，北京：商务印书馆，2007年，第100页。
② 魏启鹏：《马王堆汉墓帛书〈黄帝书〉笺证》，北京：中华书局，2004年，第308页。
③ 张其成：《东方生命花园——易学与中医》，北京：中国书店，1999年，第42页。

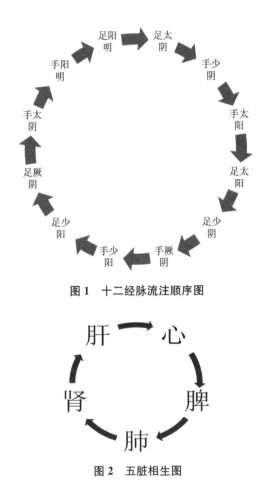

**图 1　十二经脉流注顺序图**

**图 2　五脏相生图**

气运行不息，如环无端，终而复始。另外，我们可以营卫之气的运行为例进行说明。关于"营气"，"营"便有运行、环绕的意思，《灵枢·营气》称营气"常营无已，终而复始"。可见，营气的命名便已表明了其运行方式是环周式的。"营气"即"环气"，"环周"意同"营周"。《灵枢·五十营》载：

黄帝曰：余愿闻五十营奈何？岐伯答曰：天周二十八宿，宿三十六分；人气行一周，千八分，日行二十八宿，人经脉上下、左右、前后二十八脉，周身十六丈二尺，以应二十八宿，漏水下百刻，以分昼夜。

很明显这是按照天道环周的思想架构起来的。"人经脉上下左右前后二十八脉"，讲的是营气的三种主要循行路线：一是，前述由手太阴肺经开始，沿十二经脉依次按序流注，复注于手太阴肺经的环周运动（如图1所示）。二是，其支别者从足厥阴肝经别出，至督脉、任脉，而后注于手太阴肺经的环周运动。三是，由足少阴肾经经跷脉至足太阳膀胱经的环周运动。

关于卫气之运行，《灵枢·卫气行》载：

黄帝问于岐伯曰：愿闻卫气之行，出入之合，何如？岐伯曰：岁有十二月，日有十二辰，子午为经，卯酉为纬，天周二十八宿，而一面七星，四七二十八星，房昴为纬，虚张为经。是故房至毕为阳，昴至心为阴，阳主昼，阴主夜。故卫气之行，一日一夜五十周于身，昼日行于阳二十五周，夜行于阴二十五周，周于五脏。

同样很显然，卫气循行理论的建立也是以天道环周为基础。其循行，除了上述昼行于阳、夜行于阴、各二十五周外，还有营卫相随的环周运动。如《灵枢·卫气》云：

其浮气之不循经者，为卫气；其精气之行于经者，为营气。阴阳相随，外内相贯，如环之无端。

《灵枢·动输》亦云：

> 营卫之行也，上下相贯，如环之无端。

> 所谓如环无端，莫知其纪，终而复始，此之谓也。

可见，《黄帝内经》中营卫运行理论的建立是吸收了同时期影响较大的哲学思想，通过天人合一的思维方式，加以过渡、发挥而形成的。在这个过程中，黄老之学的天道环周理论集当时历史时期文化之大成，无论是从由天及人的天人一体的整体观思维模式，还是从其环周运动的理论本身来看，对营卫运行理论的影响无疑是巨大的、深远的[①]。

关于血液运行，现行的中医基础理论教材基本上是仿照西医的体循环和肺循环，分别重新解读和建构了"心主血脉"和"肺朝百脉"的内涵。而实际上，在缺乏像西医学那样精细的解剖观察的前提下，传统中医并没有建构起类似的体循环和肺循环模式。廖育群认为，在中国古代医学的理论体系中，没有认识到以心脏为动力来源的血液循环系统，心脏"君主之官"的地位，实际上只能用于解释人类的精神活动，虽然有气血循环的思想，但气血生成与运行等生理活动的中心是"胃"[②]。基于上述时空身体观的阐释，我个人以为，传统中医对血液循环的认知，在很大程度上是基于天人关系而在身体与宇宙之间做的一种类比。这种传统认知，与西医对血液循环生理的论述存在一定的相似，但差

---

① 刘鹏：《黄老之学天道环周与〈黄帝内经〉营卫运行理论的建构》，《医学与哲学（人文社会医学版）》2006年第9期，第65页。

② 廖育群：《重构秦汉医学图像》，上海交通大学出版社，2012年，第256-270页。

异也是巨大的。近代以来,西学东渐日盛,近代中医在汇通中西医学理论时,便已开始引入西医解剖生理对血液循环的认识来重新架构传统中医理论。这种模式一直影响到了今天中医基础理论范式的建构。

### (三) 体用兼备,重在释用:功能的身体

传统中医学对身体的理解,虽然离不开对身体本身结构形态(体)的关注,但阐发的焦点则在身体展现于外的动态功能(用),可谓体用兼备,但重在阐释其用。诚然,在中医学的发展过程中,解剖学意义上的形体观察在中医学理论的构建过程中逐渐处于次要的边缘位置,甚至中医学对身体诸多功能的阐发丝毫不是建立在解剖的基础上,但若据此而否定解剖在中医学身体观构建过程中的作用,无疑是不符合客观实际的。

比如,透过甲骨文我们依稀可以看到,古人对人体体表以及内在脏器的观察。这种观察"除来自十分久远的体表观察经验积累外。……其经验、知识积累既有可能来自人体,如原始社会存在的相互残杀,甚至杀死食用,另一方面很可能来自剖视观察食用动物的知识积累"[1]。因此,如廖育群所讲,"在中外医学形成不同体系的许多原因中,就解剖学来说,重要的不是谁有谁无的问题,而是发展方式的不同"[2]。

---

① 李经纬、张志斌主编:《中医学思想史》,长沙:湖南教育出版社,2006 年,第 16 页。
② 廖育群:《古代解剖知识在中医理论建立中的地位与作用》,《自然科学史研究》1987 年第 3 期,第 250 页。

但有意思的现象是,解剖所见的"身体",在中医学理论中所占的位置越来越小。例如,宋代《宾退录》中记载"王莽诛翟义之党,使太医尚方与巧屠共刳剥之,量度五脏,以竹筳导其脉,知所终始,云可以治病,然其说今不传".[①] 竹筳所导之脉,自然是血脉(血管)。《黄帝内经》对经脉、络脉的部分表述,虽然的确可以看到对血管的描述,但中医经脉理论体系作为解释"机体远隔部位纵向关联律"的假说之一,其构建的关键既不在于解剖,也并非解剖所能阐释。那么,比对王莽之事与《黄帝内经》经脉理论,不禁要问:竹筳导脉,知所终始,其初衷是医学探索("云可以治病")吗? 个人以为,王莽的所作并非是医学实践精神之驱使,而是类似于古代常见的戮尸惩罚。这与《吕氏春秋》所记载的商纣王"截涉者胫而视其髓,杀梅伯而遗文王其醢"、"剖孕妇而观其化,杀比干而视其心"[②]的行径相似。时至今日,与中国古代相比,解剖学的发展水平早已不可同日而语,但单纯依靠解剖,我们依然没有探寻出经络的实质。梁漱溟曾言:"根本上这些脉路穴道不是作为一种物体而存在者,毋宁说它是一种空隙。这种空隙在活人身上有,在死后的尸体上没有。尸体解剖上不见,而活人既不容解剖,纵然解剖终亦不可见。"[③]活人可见,解剖不可寻,此类功能性结构的认知,自然不是以解剖所见为基础而建构。

① (宋)赵与时:《宾退录》,上海古籍出版社,1983年,第43-44页。
② (汉)高诱注:《吕氏春秋》,上海书店出版社,1986年,第301-302页。
③ 梁漱溟:《东方学术概观》,成都:巴蜀书社,1986年,第150页。

推之于脏腑，亦是如此。例如，《礼记正义》载：

> 所以春位当脾者，牲立南首，肺祭在前而当夏也；肾最在后而当冬也；从冬稍前而当春，从肾稍前而当脾，故春位当脾；从肺稍却而当心，故中央主心；从心稍却而当肝，故秋位主肝。此等直据牲之五脏所在，而当春夏秋冬之位耳。若其五行所生主五脏，则不然矣。故《异义》（即许慎《五经异义》）云：今文《尚书》欧阳（即欧阳生）说，肝木也，心火也，脾土也，肺金也，肾水也。《古尚书》说，脾木也，肺火也，心土也，肝金也，肾水也。许慎按：《月令》春祭脾，夏祭肺，季夏祭心，秋祭肝，冬祭肾。与古《尚书》同。郑驳之云：《月令》祭四时之位，及其五藏之上下次之耳。冬位在后而肾在下，夏位在前而肺在上，春位小前故祭先脾，秋位小却故祭先肝。肾也、脾也，俱在鬲下。肺也、心也、肝也，俱在鬲上。祭者必三，故有先后焉，不得同五行之气。今医疾之法，以肝为木，心为火，脾为土，肺为金，肾为水，则有瘳也。若反其术，不死为剧。如郑此言，五行所主，则从《今文尚书》之说，不同许慎之义。①

祭祀所用之牲牲与解剖密切有关，中医不取此种五行脏腑分类，亦说明了中医对脏腑的关注重点不在于解剖，而在于对功

---

① （汉）郑玄注，（唐）孔颖达疏：《礼记正义》，（清）阮元校刻：《十三经注疏（清嘉庆刊本）》（第三册），北京：中华书局，2009 年，第 2933 页。

能联系的表述。对于上述《礼记·月令》等传统文化典籍对祭祀时五脏五行对应关系的界定，与中医学所呈现出的差异，谢松龄曾用实体与隐喻（或象征）予以区分解读，他认为：

> 祭祀牺牲（动物）南向时，用以祭祀的五藏的可见部分之方位来确定的。所谓五藏的"可见部分"，近乎于我们现在所说的解剖部位，是具有"形态"的。正因为是具有形态的"实体"，才能取出以供祭祀之用。这些"实体"，实则为死体（牺牲品）的形骸。而活体的五藏，则更多不可目见的部分，这些部分便借助于隐喻或象征来显示。……五藏，实际上远远超越了西方医学心、肝、脾、肺、肾的解剖意义，而是各各为一个系统。①

与解剖所见的"身体"大相迥异的是，对身体功能的阐发成为中医学身体观的主流。廖育群把这种变化归于封建礼教等原因，使解剖学的发展受到阻碍，社会的经济结构也使中国古代从医者不能脱离临床而从事基础研究，加之传统文化的势力使医家在看待"气"与形态两者时，更侧重在无形的方面，所以解剖学就只能停留在初级的水平，而无法深入发展②。加纳喜光认为，中国医学在解剖学上处于幼稚的阶段，比起一般的实体概念来，

---

① 谢松龄：《天人象：阴阳五行学说史导论》，济南：山东文艺出版社，1989 年，第 258 - 259 页。
② 廖育群：《古代解剖知识在中医理论建立中的地位与作用》，《自然科学史研究》1987 年第 3 期，第 250 页。

不如说更注重构想机能的概念。据此,则脏腑也可以说成是"机能的复合体",经络则是"机能现象"[①]。若不明白这种转变,试图仅从实体脏器的角度来理解中医学身体观,则无法理解中医理论体系的构建。

以中医脏腑为例,传统中医所言五脏的功能常常是现在我们解剖学意义上几个脏腑组织器官共同表现出来的功能状态。王洪图概括说:"生命活动机制是复杂的,生命活动规律也应从多角度探索。中医理论所反映的生命活动机制及规律,既经千余年医疗实践得以证实,必定有其相应的物质结构存在,因而可换一种思路,从多系统、多层次、多维向地研究,而非简单的组织解剖学物质基础'认同'。"而且,"从功能角度把握生命规律是《内经》学术体系的一个基本特征,其他特征以此为前提而成立。……《内经》的基本医学概念和理论规范,是生命活动中各种功能相互联系的方式、机制与过程的概括。"[②]

祝世讷把中医学所呈现出来的身体结构形式称之为"功能性结构",人的解剖结构是人的重要结构形式,这种结构只是从解剖学的角度所认识的人的复杂结构的一个特定侧面,它不是人的惟一结构形式,此外还有许多更重要的"非解剖"或"超解剖"的结构漏在了解剖视野之外。例如,功能性结构是由相互制约关系形成的"相互作用结构",其特点是以相互作用的功能活

① (日)长浜善夫:《东洋医学概说》,(日)小野泽精一等编著,李庆译:《气的思想:中国自然观和人的观念的发展》,上海人民出版社,1990年,第286页。
② 王洪图:《内经讲义》,北京:人民卫生出版社,2002年,第21页。

动把相关的要素组织为一个统一体。这种结构是超解剖的，只存在于功能活动的过程中，一旦功能活动停止，结构就不复存在。中医的理论和实践较多地反映了人的功能性结构[①]。

### （四）内外相系，各部相连：联系的身体

上文已叙，传统中医学中的身体是时空的身体、循环的身体、功能的身体。时空身体所表达的是身体与时间、空间的密切相关性，循环的身体所表述的是在天人相应的基础上依据天道运行规律而确定的身体内部运行规律，功能的身体所强调的是中医学对身体的关注重点在于身体各部协调所表达出的整体功能变化。简言之，以上所述中医学身体观的三种特点都是在表达身体与外在相关联事物之间的密切联系，或者是身体内部的诸多联系。时空的身体、循环的身体表达的是身体与宇宙时空之间的密切联系，而功能的身体表达的是身体各部之间的密切联系，我们可以"内外相系，各部相连"概括这种身体内外的联系，称之为"联系的身体"。可以说，联系的身体是对以上时空的身体、循环的身体、功能的身体的概括。前文通过脏腑、经络、气血运行等具体中医理论着重表述了身体与外界的密切联系，这里再相对详细地说明一下中医学是如何认识与建构身体各部之间的联系的，以及应该如何评价这种联系。

任何医学都不可能把身体各部作为孤立的研究对象，即使

---

① 祝世讷:《中西医学差异与交融》,北京:人民卫生出版社,2000 年,第 400 - 401 页。

相对孤立的身体各部的单独研究最终也要放置于身体的整体环境中进行综合研究,考虑身体各部分之间的互相影响与协同作用机制。现代医学的发展也越来越把这种研究趋势推向细致。所以说,我们常以"整体观念"作为中医学的"特色"是不准确的,强调人自身是一个整体,不是中医学所特有的。只能说,中医学建构与认识身体整体性的方式方法是有别于其他医学的,是中医学的特色。这种特色集中体现在把身体所表现的整体正常生命功能与病理反应变化划分为几个大的类别,以高度凝练的符号化术语加以概括。

在概括身体所表现的整体生理功能时,中医学确立了以五脏为核心的藏象学说,把身体从外在形体官窍直至体内脏器所表现出的一系列功能归属于五脏,五脏亦因此具有明显的符号意义。也正因如此,若不明白中医学表达身体联系的方式,试图把某一整体所呈现出来的某种功能定位到单一的脏器上,则很难诠释五脏内涵的发生原理。但同时需要注意的是,五脏的符号化意义并不是要否定五脏的客观物质属性,并非是说中医学中的五脏完全是哲学思辨的产物。符号化的五脏必定对应着一定的身体物质结构基础,只不过这种对应并非是简单地一一对应于现代医学所讲的内脏器官,而常常是对应于几种器官或组织。例如,以肾为例,张启明等通过对古代医案进行 Logistic 回归分析,找到对中医肾病及其证候最重要的病因或病理结果、症状和用药,然后根据中西医学研究对象(人体)的一致性,寻找这些病因或病理结果、症状和用药的西医学解释,发现与中医肾直接相关的西医学组织器官主要是泌尿系统、生殖系统和支配两系统的神经系统。另外，肾上腺、甲状腺、呼吸系统、耳、腰骶部的骨和软组织等也与中医肾有密切关系①。这一点是中医脏腑现代化研究尤为需要注意的，诚如方药中所言："中医书中一般所提到的脏器，虽然不能完全除外它可以包含有现代医学中所说脏器的含义，但它主要的方面却不是指的人体脏器本身，而是指的人体内器官所表现于体外的各种现象。换句话说，也就是在人体表面的各种生理病理现象都可以根据它的特点把它归纳到各个不同器官的作用范围。正因为中医一般所谈的脏器名称不是指这个脏器的本身，而是指的藏象，所以我们便不能够硬用现代医学中一般所谈的脏器来衡量它，因为它们在内容本质上不是一样的。"②

在概括身体所呈现出的综合病理反应变化时，中医学也常应用五脏五行"符号"，把病因病机归于五行之生克制化异常，五脏五行俨然成为一种临床辨证的模板，使诸多复杂的身体变化变得条理化和规律化。这样的符号还有很多，比如说中医学寻求导致身体异常的病因时，除了研究客观致病因素，如六淫、疫疠、饮食、劳逸、情志以外，还常常根据身体所呈现的整体异常，把内伤杂病病因归咎于风、寒、湿、燥、火等，姑且称之为内风、内寒、内湿、内燥、内火。这与外感六淫中的风、寒、湿、燥、火是有

---

① 张连才、张启明：《中医肾与现代西医学组织器官的相关性研究》，《辽宁中医杂志》2003 年第 8 期，第 634 页。
② 方药中：《中医学基本理论通俗讲稿》，北京：人民卫生出版社，2007 年，第 52 页。

着本质区别的,内风、内寒、内湿、内燥、内火就如同五种数学公式符号,使身体的疾病变化可予以中医理论的推演与诠释。此类符号系统模型具有很强的可容性和广普性,研究的焦点在于事物内部和事物之间最普遍的结构关系,而不具体考察它们之间相互作用的特殊形式[1]。这与现代医学的病因认知呈现出巨大的差异,各有利弊。

再如,中医学常用六经来概括身体的异常改变。六经经络说、六经气化说、六经地面说……历代医家对六经的本质予以不同解读,但似乎很难用单一的定义来诠释六经的内涵。实际上,六经就是概括身体疾病变化的一种工具,这种身体变化必然对应着一定的身体实体器官组织,但中医学身体观不把关注的重点放在这里,而放在用相对简单规律的符号来概括和解释这种复杂纷繁的变化。这也是中医学身体观视野中"功能的身体"所决定的,既然对生命机制的阐发重功能而轻形质,那对身体功能异常的阐释也必然注重对诸多联系的阐发,而轻于对身体形质异常的追问。

---

[1] 刘长林:《中国象科学观——易、道与兵、医(修订版)》(下册),北京:社会科学文献出版社,2008年,第647页。

# 第二章
## 中医学身体观研究的重点及意义

## 一、中医学身体观研究的重点

### （一）解析身体构建中的诸多要素

身体呈现在不同的文化语境中，必然有不同的理解和诠释方式。要全面理解传统中医理论体系中身体的内涵，以及中医学身体观的特点，就必须把身体置于具体的社会历史背景中，解析参与中医学身体构建的诸多要素，探讨中医学身体观得以形成所依赖的基本传统知识与思想基础。

影响中医学身体构建的诸多要素，可以分为两大类：一是，主要通过对自然时空和社会规律的观察，以类比的方式来构建身体;二是,在粗略的解剖认识(包括对人的身体及动物脏器的观察)基础上,主要依据身体所表现出来的整体功能,来厘分身体和构建身体各部的关联性。

中医学中身体的构建,常依据天地"大宇宙"与人身"小宇宙"的类比,对身体功能的体验也不时采用中国传统文化中"内求"的方式。只不过,这种类比与体验身体的方式,对于传统文化断层明显的今天而言,显得不好理解,甚至是缺乏应有的表达空间。当古代的一般认知思想在文化断层后的今天已失去其表述空间时,现代的主流意识便对古代的中医文献进行了目的性很强的筛选,因此我们今天见到的中医学中的身体,或许早已不是古代传统文献语境中的身体,至少不能全部等同于古代医家所言的身体。

例如,葛兆光言,像对应天象四季、十二月、三百六十日来解说人体的生理构成,对于古代中国人的严肃意义,绝不是今天的人们可以领悟的①。而恰恰是因为这种"难以领悟",使得我们单纯站在今天看问题的角度上,很难理解古人所论身体的全部内涵。本书第四章中以肾为例,分析了以式图为代表的早期宇宙时空观和以阴阳五行为代表的相对成熟的宇宙时空观对肾藏象理论构建的影响,以及这种影响在《黄帝内经》中的体现;第五章中论述了在理学太极思想的影响下医家寻求人身太极,以身体

---

① 　葛兆光:《中国思想史·导论·思想史的写法》,上海:复旦大学出版社,2001年,第46页。

中之命门比附于太极，目的便在于阐述古人通过对自然时空和社会规律的观察来理解和重构自身的身体。

再如，古代中医学作为方技之学的重要分支，身体的建构必然受到诸如房中、神仙等当时社会方技文化思潮的影响，而通过体验"气"在体内的变化以了解"气"的场所——身体，是房中、导引、行气等方技之学常用的方法，所以可以想象，中医学对身体的认识也必然受到这种思维方式的影响。除了通过粗略的解剖认识来了解身体，也通过对体内之"气"或者说是活着的生命功能的体悟，来推究和理解身体的内在构造。但是这种方法在今天却时常被"科学"所批判、误读，甚至是删除。因此，要了解传统中医中身体的建构，就必须回归到当时的社会文化思潮，予以同情之理解。源于这种理念，本书第四章中，以肾为例，论述了房中、导引、行气对肾间丹田位置的重视和阐发，这对中医"身体"中肾藏象理论的构建形成起到了很重要的奠基和促进作用；第五章中，探讨了理学、道教内丹术等传统文化思想对命门学说得以形成的奠基和促进作用。

## （二）明辨身体的主体与阐释身体的方法

同样的身体，在不同的文化与医学背景中往往存在不同的表达与解读。不同医学体系在阐释身体结构与功能时，所应用的方法经常存在很大的差异，就中西医学而言，甚至是天壤之别。

例如，《素问·上古天真论》中分别以 7 年、8 年为周期，概括女性和男性的生长壮老已过程。面对身体所呈现出的阶段性变化,中医学为何要选择7年、8年作为周期,唐代医家王冰注之曰:"老阳之数极于九,少阳之数次于七,女子为少阴之气,故以少阳数偶之。""老阴之数极于十,少阴之数次于八,男子为少阳之气,故以少阴数合之。"①中医学尽管以大量的经验事实为依据,但在进行理论概括时,却明显地得益于筮术所产生的七、八少阳少阴等的启迪,后者提供了组织经验事实,建构理论的重要方法②。

正如前文所述,传统中医学习惯把身体置于广阔的时空中,借助阴阳学说、五行学说等传统文化色彩明显的理论工具,来阐释身体与宇宙之间的种种类比,以及身体自身和受外界环境影响而产生的各种功能演变。但是,这种阐释身体所用的方法往往存在很大的局限性。例如,在阐释身体与宇宙之联系时所应用的类比思维,并非全部是基于本质的推理分析。吾淳认为,类比思维是一种做横向运动的思维形式,在横向思维中涉及的两端之间并无任何知识上的类属关系可言,完全是一种表象上的"类"似,而不是一种本质上的类属关系。而且,可以跨越巨大的种类界限和知识空间,在两个看似完全不着边际的物象之间建立联系。只要这两个物象在某一点上具有相似性,思维就可以

---

① (唐)王冰:《黄帝内经素问》,北京:人民卫生出版社,1963年,第4—5页。
② 何裕民等:《中医药揭秘》,北京:北京医科大学、中国协和医科大学联合出版社,1997年,第115页。

在这之上驰骋①。

再如，中医藏象学说中的五脏因不拘于明确的解剖学定位，而且，"至若五谷、五果、五畜、五音、五色、五臭、五味、五藏之类，无非属于五行也"②，五行具有很强的"符号"意味，这使得应用五脏的比附系统来阐释身体的各种联系与变化时，存在很大的随意性和不确定性，观察的角度不同可能会得到不同的答案。如五脏与形体官窍的配属，《管子·水地》云："脾生隔，肺生骨，肾生脑，肝生革，心生肉。"③《文子·九守》云："肝主目，肾主耳，脾主舌，肺主鼻，胆主口。"④《淮南子·精神训》云："肺主目，肾主鼻，胆主口，肝主耳。"⑤《淮南子·地形训》载肝"窍通于目"、心"窍通于耳"、肺"窍通于鼻"、肾"窍通于阴"、胃"窍通于口"⑥。《白虎通·情性》载"元命苞曰：目者肝之使。……鼻者肺之使。……耳者心之侯。……阴者肾之泻。……口者脾之门户。……或曰：口者心之候，耳者肾之候。或曰：肝系于目，肺系于鼻，心系于口，脾系于舌，肾系于耳"⑦。《黄帝内经》中除了肝开窍于目的论述外，尚有"夫心者，五脏之专精也，目者，其窍也"的表述。

之所以有如此大差异的配属关系，是因为这种关联性并非是一种基于身体本质的认识，而仅是一种表象的理解和文化建

---

① 吾淳：《中国思维形态》，上海人民出版社，1998 年，第 266 - 267 页。

② （明）张介宾：《类经图翼（附：类经附翼）》，北京：人民卫生出版社，1965 年，第 10 页。

③ 黎翔凤撰，梁运华整理：《管子校注》，北京：中华书局，2004 年，第 815 页。

④ 李德山：《文子译注》，哈尔滨：黑龙江人民出版社，2003 年，第 62 页。

⑤ 张双棣：《淮南子校释》，北京大学出版社，1997 年，第 722 页。

⑥ 张双棣：《淮南子校释》，第 467 - 468 页。

⑦ （汉）班固等撰：《白虎通》，北京：中华书局，1985 年，第 212 页。

构。这也是近现代以来中医脏腑理论为何饱受诟病的重要原因之一。例如，近代医家章太炎在其"论五藏附五行无定说"中评价道："自《素问》《八十一难》等以五藏附五行，其始盖以物类譬况，久之遂若实见其然者。……然则分配五行，本非诊治的术，故随其类似，悉可比附。就在二家成说以外，别为配拟，亦未必不能通也。今人拘滞一义，展转推演于藏象病候，皆若言之成理，实则了无所当。是亦可以已矣。"①

　　对中医学身体观的现代研究而言，解析身体构建中的诸多要素是研究的基础，是为了明白传统中医理论体系中哪些是身体的主体、哪些是诠释身体的方法。身体的主体是中医理论经验事实的载体，而诠释身体的方法则是对经验事实的解释和说明。中医学的现代化研究，可以借用现代科技对传统中医理论予以新的阐释与证实的是中医理论中的经验事实部分，而不是古人解释经验事实的传统文化思维与方法。因此，明辨身体的主体与阐释身体的方法之间的本质不同，是中医学现代研究能否借鉴与引入现代科技方法的关键。出于这种考虑，本书在以肾与命门为例研究身体观的构建与演变时，既分析了古人对肾与命门功能活动的体验，又分析了古人对这种体验的文化梳理与意义建构，两者结合，以全面展现中医学中身体的构建。

---

① 章太炎：《论五藏附五行无定说》，《章太炎医论》，北京：人民卫生出版社，1957年，第1页。

### （三）洞察身体的演变

不同的历史时期、不同的社会文化氛围，都会影响对身体的理解与表达。身体所呈现出的综合表现，在医学发展的不同时期，常常会有着不同的阐释方式。透过这种差异与变化，能了解医学本身的发展轨迹以及社会思想史的演变。

以本书所关注的肾与命门为例，略作说明。探求身体的本原所在，一直是古代医家所热衷的话题。在早期的中医学身体观中，因为肾与生殖的密切相关性，伴随着生殖在传统文化中被逐步赋予了"道"的内涵的步伐，肾亦被逐步赋予了身体之本原的意义，在整个藏象系统中处于更高的位置，成为"先天之本"。但随着传统文化的发展与嬗变，在宋明时期，尤其是在明代，受理学太极思想的影响，医家开始寻求身体之"太极"，命门的位置和重要性遂愈加突出，并最终凌驾于肾的位置之上。对身体本原之讨论重点由肾向命门的转移，既反映了传统文化宇宙观由生成论向本体论的演变，也反映了医家在不同社会文化思潮的影响下，对中医理论的局部修改与发展。

近代时期，西学东渐日盛，中国传统宇宙观受到了猛烈的冲击，人身"小宇宙"与外在"大宇宙"的传统关联不复存在。肾与命门对于身体的本体意味被逐渐淡化，诸如"肾主水"等传统理论中所蕴含的传统文化内涵面临失语与误读的尴尬。不少医家试图借助西医理论赋予传统中医以新的诠释，传统中医学中身体的内涵也伴随着阐释方式的改变而呈现出新的内涵。这种演变，正是近代中西文化碰撞融合的一个缩影。

## 二、中医学身体观研究的意义

### （一）基础意义：全面理解中医理论内涵的需要

中医学体系的有效传承是中医学能够获得长足发展的重要保证。新中国成立以来，以高等中医教育的蓬勃发展为标志，中医现代教育为中医发展输送了一批批人才。可时至今日，大家依然在呼唤真正中医人才的出现，依然在担忧中医学的未来走向和发展。中医发展的路在何方？当类似的问题再次被拿来讨论，不免显得有些敏感和棘手。敏感来自我们不敢轻易推倒过往给自己树立起的中医理论范式"丰碑"，棘手来自我们对自我展开新的反思与批评时的进退矛盾情绪。影响中医学现代发展的因素固然有很多，但最基础的还是要首先保证我们现在所传承的中医理论体系能全面概括和反映传统中医理论的内涵。失去了这种保证，便不能苛求高等中医教育培养出具备优良传统中医思维的中医人才，以担负起发展中医的重任。可以说，有效的传承本身就是一种发展。

遗憾的是，受整体社会文化氛围的影响，现行中医理论体系在筛选与诠释古代文献以建构现行中医理论体系时，常存在误读的情况。这种理解的偏差之所以形成，往往是在西医学理论框架下的溯源的需要、价值的追认和意义的强调。正如梁其姿所讲，以"中西医汇通"方式把传统中医"现代化"的做法如今已成定局。如今的所谓"传统"中医对身体构造、病因解释、药物分析、治疗原则等的了解，基本上已异于 19 世纪以前的传统，而更接近西方生物医学。这样的一个现代中医知识体系到底在哪个意义上仍保留传统的精粹？它在"现代化"或"西化"的过程中所牺牲的部分今天是否仍为大部分医者所了解？[①] 如果连传统中医学的精粹都不能得到有效的传承，中医学未来发展的境况可想而知。所以，通过对中医传统文献的梳理以全面总结和阐释中医理论的特质与传统性，对当今中医学的传承发展而言，显得尤为重要和紧迫。

身体作为医学研究的根本对象，与其他研究领域视野中的身体相比较，更能直接地综合反映身体的内外结构与动态功能变化。而且，就传统中医理论体系的构建而言，"任何令现代人感到陌生的概念，包括气、阴阳、感应、心包、三焦、命门等，都有其身体经验的基础"[②]。因此，透过对身体的研究，透过古代医家的身体观，以了解传统中医理论的建构方式与内涵，既是必由的基础之路，又是一种捷径。详言之，就是要如前文所述，把身体置于具体的社会历史文化背景中，解析参与中医学身体构建的诸多要素。分析这些要素是如何对身体所显现出的整体表现，

---

① 梁其姿：《医疗史与中国"现代性"问题》，余新忠主编：《清以来的疾病、医疗和卫生——以社会文化史为视角的探索》，北京：生活·读书·新知三联书店，2009 年，第 7 页。
② 李建民：《发现古脉——中国古典医学与数术身体观》，第 276 页。

进行筛选、分类与加工，并使之概念化、理论化和系统化。了解近现代以来，以西医为框架对传统中医理论所进行的筛选与重构，甚至是曲解，方能恢复已遗失的传统精华。更要梳理传统中医理论自身在古代的发展演变历史，尝试还原和分析曾经对传统中医理论体系的构建起到重要作用，但在传统医学逐步"经典化"的过程中所消失的部分，如本书所探讨的方技数术之学等。只有如此解析传统中医理论体系的架构，才能真正地做到辨章学术、考镜源流，为中医学的相关研究奠定坚实的基础。这就是中医学身体观研究最根本、最重要的基础性意义。

### （二）现实意义：中医现代化研究的基础

回望近现代中医现代化的历史，需要反思的问题还有很多。例如，现代中医以西医为参照和比较，对古代中医知识进行了筛选、诠释与重构，建构了古代中医的"传统性"。现代中医构建中医"传统性"的初衷和目的，在于努力寻找中西医学的互通，证明中医存在的合理性。现代中医试图构建的"传统性"，但在构建的同时便已有所遗失。现代中医与西医知识体系之间的对话本无可厚非，甚至是特定时期的发展需要，但是，现代中医以西医为参照与对比而建构的中医"传统性"，这种"他者"视角的构建并未真正反映中医的特质所在。

类似问题仍值得具备中西医学知识背景的专家做系统的探讨。没有了对传统中医文献的认真梳理，在不明了自身的前提下便急于借助现代技术来阐释和理解传统中医，常常没有很好的研究切入点,传统与现代的结合也经常沦为机械的拼凑,很难有实质性的突破。因此,立足于古代中医文献的基础性研究,诸如传统中医学身体观的研究,依然是中医现代化研究的前提和基础。这也是中医学身体观研究最终要实现的现实意义。

身体几乎涉及了传统中医理论体系中的所有实质性问题。身体的内外结构与功能变化,是中医学脏腑学说、经络学说、精气血津液学说等讨论的重点;身体与自然、社会的密切联系,不但在病因学说中有直接的体现,而且几乎渗透到了中医理论的每个细节,"人与天地相参"成为基本的论述基调。从这层意义上讲,中医学的现代研究必须要首先明白传统中医学理论体系中身体的内涵和构建方式。只有弄清楚了中医学中身体的建构,有哪些是基于生命活动的事实本身,有哪些仅仅是基于传统文化的类比诠释,两者又是如何渗透影响的,才能明白应该借鉴何种现代科技方法,使传统中医理论以更合乎时代特点的话语系统被现代人所接受,以及不同研究方法的适用范围和局限性,然后才能选择传统与现代科技相结合的切入点和突破点。正如廖育群所讲,中医问题需要"科学研究",但"科学研究"可以是多方面的。"学术研究"作为"科学研究"的一种,只有利用史学方法,才能说清这一知识体系产生、形成、发展的过程,知道其中"伪"的成分,何以"伪";被实践检验"真"的部分,价值何在。破除那些虚幻的吹捧、不知所以然的"中医科学论"或"全面否定论"①。

例如，黄龙祥以经络学说的现代研究为例，探讨了古代经络学说进入现代实验室之前必须要通过的基础研究。他认为一种假说或理论一般由两种不同的成分构成：一种是"描述部分"，它提供事实或规律的客观素材；另一种是"说明部分"，是对前者的理论说明。我们常说传统中医理论有"文化哲学的外壳"，主要指后一种要素。显然，对于哲学的成分是无法进行实证研究的，因此古代经络学说在进入现代实验室之前必须进行的第一道也是最困难的一道工序，就是分离出构成该学说的两种要素，去掉其中没有客观含义的纯粹的理论说明，保留经验事实或规律等客观素材。之所以说这是一道最困难的工作，是因为构成经络学说的哲学成分与经验成分并不是泾渭分明的两层，不能像我们通常所说，可以简单地剥开中医理论的文化哲学外壳，还原其科学内核②。黄龙祥生动地把经验事实比作一颗颗珍珠，把阐释经验事实的理论说明比作串联这些珍珠的链环，"分析中医理论构成的目的在于：将古人发现的经验事实或总结的规律与古人对这些事实和规律的解释严格区分开来。……对于中医理论的实验研究，中医界长期以来在认识上存在一个很大的误区，以为研究的目的在于为中医理论框架——'珍珠链'——寻找科学论据，以证明中医理论的科学性。其实恰恰相反，中医理论实验研

---

① 廖育群：《中医能否如此解读与捍卫》，《科学文化评论》2007 年第 2 期，第 108 页。
② 黄龙祥：《古代经络学说进入现代实验室前必须过"五关"》，《科技导报》2002 年第 2 期，第 23－24 页。

究的目的正是在于更换旧的'珠链',否则我们的研究对于科学的进步而言便毫无意义"。因此,"我们必须清醒地认识到:中医理论研究久攻不破的关键不在实验室这个环节,而在于进入实验室之前的'解读'、'分解'、'提炼'、'转换'诸环节! 也就是说我们必须加强实验室之前的史学研究和理论分析"[1]。

再如,受理学重视易学的影响,金元医家经常把易理作为医理之外的、辅助性的文化阐释,用以更好地说明和论证其医学观点。例如,刘完素认为易、儒、医"其门三,其道一",张从正以《易》之卦象诠释身体器官,李杲以易象喻药理等,本书后续章节还有详论。从理论的建构角度而言,此类比附性文化阐释的作用,与《黄帝内经》《伤寒论》等经典论据、特定历史时期的疾病谱变化等现实依据相比,已属次要。因此,中医现代研究无须借助各种新方法试图去阐释此种说理方式,既是徒劳,又毫无实际意义。即使是对于易理起到直接构建作用的传统中医理论而言,如本书讨论的明代命门学说,对它所涉及的中医学身体观研究,最终也要分清易理所阐释的医学理论得以形成所依据的身体生命现象,与易理这种架构理论的工具的本质性区别,为命门学说的现代研究奠定基础。

### (三) 拓展意义:思想史研究的一个切入点

程千帆在《〈中国思想家评传丛书〉总目提要》的序言中曾简

---

[1]　黄龙祥:《中医现代化的瓶颈与前景——论中医理论能否以及如何有效进入实验室》,《科学文化评论》2004 年第 3 期,第 7、12 页。

要概括了近现代中国思想史的历史，他评价道："中国思想史的研究，如果从明末黄宗羲所撰的《明儒学案》算起，至今已走过了三百多年的历程。然而，当我们对这段思想史的研究历史认真地作一番回顾之后却不难发现，无论是通史类的思想史著作（如钱穆的《中国思想史》、侯外庐的《中国思想通史》等），还是断代的思想史著作（如徐复观的《两汉思想史》、金春峰的《汉代思想史》等），就其研究对象和范围来看，都大多近乎一种哲学史的研究。哲学是时代思想的精华。中国古代哲学家的思想，当然也应该是中国思想史的主要对象，但'主要'并非'唯一'，哲学史也不等于思想史，则也很显然。"①

随着思想史研究的不断自我反思和深入，新的理念与方法不断把思想史研究引入新的视野，思想史研究的思路也一直在拓宽，对传统中医学的研究也被逐步引入思想史研究的广阔领域。例如，匡亚明在其主编的《中国思想家评传丛书》总序中曾明确表明把"各个时期、各个领域和各个学科（包括文、史、哲、经、教、农、工、医、政治等等）有杰出成就的人物中，遴选二百余人作为传主，通过对每个传主的评述，从各个侧面展现那些在不同时期、不同领域中有代表性人物的思想活力和业绩，从而以微见著、由具体到一般地勾勒出这段历史中中国传统思想文化的总体面貌"②。程千帆对匡亚明之中国思想史的研究观念予以高

---

① 南京大学中国思想家研究中心编著：《中国思想家评传丛书总目提要》，南京大学出版社，1999年，第1页。
② 匡亚明：《中国思想家评传丛书·序》，南京大学出版社，1990年，第3页。

度评价，"不能不说是一种创新和突破，其本身也便具有了方法论意义。这个意义就在于，对哲学家思想的研究与对其他领域和学科中具有一定思想体系的杰出人物的思想的研究并重"①。再如，葛兆光认为，"在追溯知识的过程中，思想史可以拓展自己的视野，在更广泛地文献与资料中得到解释思想史的资源。其实这不需要更多的论证和解释，只要思想史家稍稍关注那些知识的生成历史，就可以得到相当多的启发。从医方、药物学、养生术和经脉针灸之说中可以分析古代中国人关于'人'的观念。"②

可见，从传统中医学的角度来认识古代思想史对于生命本身以及天人关系的阐发，越来越被思想史研究所注重。从这层意义上讲，身体观研究作为中医学研究的重点，由身体所体现的时空性、功能性、联系性来了解古代的社会文化思潮，是中医学身体观的一个重要拓展意义。而且，就中医学理论体系本身的建构而言，对生命功能活动和临床经验事实进行理论架构的工具，往往都是同时期在主流思想文化思潮中占据核心位置的学说。因此，透过中医学身体观的构建，我们不但可以看到医学理论本身的发展演变，亦可以洞察整个社会思想的一般状况与不同时期的微妙变化。以本书为例，透过肾与命门，我们既可以了解诸如数术、房中、神仙等当时主流社会思潮的概况和具体细

① 程千帆：《中国思想家评传丛书总目提要·序言》，南京大学中国思想家研究中心编著：《中国思想家评传丛书总目提要》，南京：南京大学出版社，1999年，第4-5页。
② 葛兆光：《中国思想史·导论·思想史的写法》，第32页。

节，又可以通过中医学身体观讨论重点由肾向命门的转变而了解主流思想史的演变。可以说，中医学身体观的研究是思想史研究一个很好的切入点。诚如李清良所言，"身体问题是每一个人、每一个民族与文化的切身问题。人之为人的一个重要特征就是，他是作为身体而存在。身体不止是生理层面的血肉形躯（肉体），更由历史、社会、文化所建构而成的。身体既是人的自我理解的起点，又是人与社会、自然沟通交往的存在支点甚至价值支点。……由身体出发，来探讨一个民族的思想与社会的历史和现状，不止是提供了一个崭新的视野，其本身就是一个至为重要的切入角度"①。

而且，就中国传统文化的身体观研究而言，中医学身体观研究亦是其中不可或缺的重要组成部分。因研究落脚点的差异，传统文化其他领域的身体观研究往往是借身体以喻事，最终还是要借由身体以阐发主流文化思想，而中医学的身体观研究则因为医学本身的特性，对身体的阐发更为直接和深入。所以说，中医学身体观研究可以为整个思想史视野中的身体观研究提供很好的补充和诠释。周与沉概括道："相较于经典思想对心的偏重，医籍更为关注身体。在大、小宇宙互动的医家视域中，身体的运营、养护诸问题，确有非常现实的意义。通过阐释医籍以勘察古人身体认知，是中国身体观研究的一条通衢。一直以来，学

①　李清良：《中国身体观与中国问题——兼评周与沉〈身体：思想与修行〉》，《哲学动态》2006 年第 5 期，第 21 页。

界对古代思想的研究囿于'大传统',经典诠释蔚为大宗,数术、方技之类民间知识中蕴藏的思想资源却注意不够,涉及形而上的论题如天道观、心性论等,就更是如此了;但关注点聚焦于身体感/身体观时,情况有所改观。作为多少显得有些形而下的论题,身体的研究本来就需要民间知识和信仰的支持,医家传统更是非常重要的参照系和资源库。"①以本书第五章所论述的命门学说为例,通过对中医学理论中命门的全面了解,我们可以更好地知晓理学思想对诸如医家群体等大众层面的普遍性影响,明白理学如何渗入到民众思维的诸多细节。

---

① 　周与沉:《身体:思想与修行——以中国经典为中心的跨文化关照》,第 30 页。

# 第三章
## 研究切入点的选择、研究思路与方法

## 一、将肾与命门作为身体观研究切入点的原因

### （一）生殖之要：传统文化与医学的一面镜子

生殖关系到生命的繁衍，生命延续的历史亦是民族的历史。当我们把"生殖"当作一种历史的积淀现象来回顾时，这个现象能折射出一个民族的文化，透过它，我们看到了一个民族对待生命的思维和方式。医学则深深打上了这种思维的烙印，影响着医疗实践的方向和模式。通过"生殖"这一个点，我们可以了解中国的传统文化和医学，以及两者的相互渗透影响。

"生殖"是中国传统文化常用的诠释符号。古人认为，人处

于天地之间,禀天地之灵气,自然会拥有与天地相类似的规律。从这层意义上讲,"生殖"这一人类现象,恰似是宇宙形成、发展、演化的一个比拟和缩影。"生殖"这一人类自身的生命繁衍现象,在传统文化中被赋予了诸多抽象意义,几近于"天地之道",成为和合、和谐的代名词。例如,借助于目录学的帮助,我们发现古代天文历法的著作多托古为"容成",而房中性学的著作亦常托古为"容成"。可见,在古人的思维中性与天文历法之间存在密切的关联性。诚如李约瑟所言:"性问题与历法科学之间还有一种奇怪的联系。有些文献将古代一位著名的性问题专家——容成也视为历法的创始者。"[1]就古代房中类文献的具体内容来看,也可以很鲜明地看到这种联系和比附。例如,《类修要诀》中"交媾法"云:"天门细吸清风气,地户牢关莫出声。"[2]天门、地户是古代天文学名词,在房中术中亦有出现,由此可见古人的思维,房中术的兴起与发展源于对天地自然模式的比拟。江晓原在其讨论古代天学的专著中,阐释了这种现象背后的古代逻辑思维,"上述这类思想,当然很难找到多少科学根据,但它们表明,在古代中国人心目中,历与性之间确实存在着重要联系。其原因,则仍当求之于古人所深信的天人合一、天人感应观念。在这样的宇宙观之中,人的生活很自然地被认为必须与自然界(即'天')之变化相配合。而性生活又尤其如此,因为阴阳

---

[1]　(英)李约瑟:《中国科学技术史》(第 4 卷 天学 第 1、2 分册),北京:科学出版社,1975年,第 525 页。

[2]　(明)胡文焕辑,孙炜华校点:《类修要诀》,上海中医学院出版社,1989 年,第 157 页。

交合，非独男女之间而然，天地万物也赖此才得生息衍化"①。

我们可以传统文化典籍为例进行说明。例如，郭沫若认为，"八卦的根柢我们很鲜明地可以看出是古代生殖器崇拜的孑遗。画一以象男根，分而为二以象女阴，所以由此而演出男女、父母、阴阳、刚柔、天地的观念"②。"八卦的根柢"也就是我们从卦象中所看到的阳爻（—）和阴爻（--）。周予同讲："《易》的———就是最显明的生殖器崇拜时代的符号。"③钱玄同在《答顾颉刚先生书》中也阐释道："我以为原始的易卦，是生殖器崇拜时代的东西。'乾'、'坤'二卦即是两性的生殖器的记号。"④其实，不单乾坤二卦，《易经》六十四卦中也有很多对性爱、生殖的直接描述，以隐喻宇宙规律，这正是《系辞》所要表达的"天地絪缊，万物化醇；男女构精，万物化生"⑤。如第三十一卦咸卦：

咸：亨，利贞。取女吉。

初六，咸其拇。

六二，咸其腓，凶，居吉。

九三，咸其股，执其随，往吝。

九四，贞吉悔亡，憧憧往来，朋从尔思。

九五，咸其脢，无悔。

上六，咸其辅颊舌。

① 江晓原：《天学真原》，沈阳：辽宁教育出版社，1991年，第210页。
② 郭沫若：《中国古代社会研究》，北京：中国华侨出版社，2008年，第21页。
③ 周予同著，朱维铮编：《周予同经学史论著选集》，上海人民出版社，1983年，第86页。
④ 钱玄同：《答顾颉刚先生书》，顾颉刚编：《古史辨》，上海古籍出版社，1982年，第77页。
⑤ 黄寿祺、张善文：《周易译注》，第409页。

取，"娶"的古字。咸，通"感"，感应。这里和以下几个爻辞中的"咸"皆指男女间的感情交流、抚摸等亲昵求欢动作。拇，脚趾。腓，小腿肚子。股，大腿。随，有的学者认为通"脽"，"脽"也就是"尻"，指人的臀部。卦中形象描述了男女性爱前戏的过程。该卦《象辞》则进一步借这种男女求欢之事来阐发天地阴阳交感之道，曰："咸，感也；柔上而刚下，二气感应以相与。止而说，男下女，是以亨，利贞，取女吉也。天地感而万物化生，圣人感人心而天下和平。观其所感，则天地万物之情可见矣。"[1]

再比如第四十四卦姤卦，"姤"通"觏"，"觏"又是"媾"的初文，金文中"觏"字是两条鱼相交的形状，中国传统风俗中喜用"双鱼图"来表达两性和谐、多子多孙的美好愿望。"媾"即指男女交媾。臧守虎认为姤卦"爻辞中的猪、鱼、瓜、羊(角)等多种物象，共同隐喻婚姻中的择偶、乞子、怀孕、生子等"[2]。姤卦卦辞曰："姤：女壮，勿用取女。"实际上便是以婚媾之事来比喻阴阳遇合之道，正如该卦《象辞》所作的概括："姤，遇也，柔遇刚也。……天地相遇，品物咸章也；刚遇中正，天下大行也。姤之时义大矣哉！"[3]

再如，以儒、道两家为例，生殖文化在其中也有明显的体现。儒家文化实际上是一种以家庭血缘关系或者说是以两性生殖而

① 黄寿祺、张善文：《周易译注》，第 181 - 182 页。
② 臧守虎：《〈易经〉读本》，北京：中华书局，2007 年，第 255 页。
③ 黄寿祺、张善文：《周易译注》，第 256 页。

产生的家族谱系为基础而不断拓展的文化,何新在其《诸神的起源》中把儒家的全部宇宙结构归纳于一个阴阳二元交合的生殖模型中,即"天地—万物—男女—夫妇—父子—君臣—上下—礼义"①。傅道彬从生殖崇拜的历史出发,把儒家哲学的结构层次划分为:生殖崇拜的哲学本体——仁孝。生殖崇拜的仪式系统——丧礼、祭祀。生殖崇拜的操作系统——婚姻、子嗣;以生殖崇拜为认识起点,把道家思想演化线索概括为:玄牝之门—天地之根—万物之母—玄德—人之道—天之道②。

生殖作为医学的重要研究核心,自然是传统中医学,尤其是中医妇科学讨论的重点,无需多言。本书要重点讨论的是:既然生殖曾作为当时社会的普遍关注话题,渗入到了传统文化主流经典理论中,那么应当会以一定方式渗透到中医学的"身体"中,影响传统中医学身体理论的构建。可以说,"生殖"从一定程度上讲是中国传统文化与医学交融的缩影。《汉书·艺文志》中把医经、经方、房中、神仙并称为方技之学,其中收入西汉时期房中八家之著作:《容成阴道》二十六卷、《务成子阴道》三十六卷、《尧舜阴道》二十三卷、《汤盘庚阴道》二十卷、《天老杂子阴道》二十五卷、《天一阴道》二十四卷、《黄帝三王养阳方》二十卷、《三家内房有子方》十七卷。尧、舜、汤、盘庚、黄帝等先王之名与房中著作的结合,从一个侧面表达了对"房中—生殖—道"的重视,其与

① 何新:《诸神的起源——中国远古神话与历史》,北京:生活·读书·新知三联书店,1986 年,第 141 页。
② 傅道彬:《中国生殖崇拜文化论》,武汉:湖北人民出版社,1990 年,第 340 页、330 页。

医经类著作亦托名"黄帝"的现象相比照,应该不是一种巧合。两者同属于方技之学,是否同源异流、是否曾彼此借鉴影响,这都是我们从更广阔的角度探讨传统中医学理论构建所不可缺少的研究内容。而在传统中医学理论体系中,生殖与肾、命门密切相关,所以透过肾与命门理论的构建,我们可以了解医学与传统文化的发展变化。

### (二) 摄生之要:大众思维中延续的肾与肾虚文化

葛兆光讲:"真正绵延至今而且时时影响着今天的生活的,在我看来至少还有两种东西:一是几千年来不断增长的知识和技术,……一是几千年来反复思索的问题以及由此形成的观念,多少代人苦苦追寻的宇宙和人生的意义,多少代人费尽心思寻找的有关宇宙、社会、人生问题的观念和方法。……如果说前者属于技术史,那么后者就只能属于思想史。"[1]如果我们能够透过几千年来延续至今依然相对稳定的问题和观念来研究中医学身体观,研究这种身体观念所透露出的传统思想和理念,无疑更有说服力,因为以趋于相对稳定发展延续的思想问题作为研究对象,既能为研究提供方便,又能保证研究结果的独立性和全面性。在中医学的身体观中,延续性如此完好、对今人影响仍然深刻、能够完整渗透进现代人生活观念中的问题和思维,似乎并不明显和多见。

---

[1]　葛兆光:《中国思想史·导论·思想史的写法》,第2页。

与传统中医学中的"身体"有关的各种脏腑知识，伴随着传统文化理念慢慢淡出现代人主流知识结构的脚步，亦慢慢褪去了其传统内涵，越来越向以西医基础生理知识为核心的现代医学靠拢。例如，在传统中医学身体观中，心藏神，心主宰人体的精神意识思维活动。尽管无论是从今天的普遍口语表达，还是从汉字的形象，我们依然可以看到心藏神的传统身体思维，但今天似乎大部分人都会把传统文化中心藏神的内涵归于现代医学中的脑；再如，在传统中医学身体观中，脾主运化，为后天之本，但今天大部分人不会再把脾当作是一种消化器官。但有关于肾虚的民众文化却是一个例外。就现代医学的知识系统而言，传统中医学身体观中的肾藏精理论是毫无"科学"根据可言的，但一提到性功能障碍，一提到精亏，就会联系到肾虚的思维模式，在现代人的思维中还是极为普遍的，"补肾"也成为中国人特有的一道养生风景。而且，更有意思的是，"肾虚"、"补肾"的内涵也在其医学内涵的基础上拓展成为"虚"与"补虚"的代名词。例如，《"文化伟哥"怎能治经济肾虚》一文中讲："能够快速治疗'经济肾虚'的妙方莫过于投资于第三产业，尤其以旅游文化产业最为可取，可谓名利双收。明白了这个道理，就可以理解为什么争抢历史文化名人（包括虚拟的文学角色）现象如此此起彼伏了。"[1]再如，蒋林所著的《爱与忠贞》[2]，初名《补肾记》，小说封面

① 刘海明：《"文化伟哥"怎能治经济肾虚》，《济南日报》2010年5月11日。
② 蒋林：《爱与忠贞》，海口：海南出版社，2010年。

所作的推介是"一瓶肾宝引发的血案，一场中年男子的补肾危机"。小说讲的是主人公陈博徘徊迷失挣扎在婚姻、第三者、权利利害关系之中的故事。"主人公陈博的'肾虚'，或者说他在关键时刻的力不从心，是心理而非生理原因，本质上是心虚"，作者关于肾亏、肾虚、肾宝等的描写，是一种巧妙的象征，"象征中国男人在充满诱惑的裂变时代的萎靡心态——缺乏自信，失去方向，心驰神往的精神家园，却早已在金钱、女色、权力面前丧失殆尽"①。

　　可以说，中国人所言的"肾虚"，其内涵要远远大于医学本身的病理观察，而是在医学内涵的基础上又被赋予了一定文化意义。"文化不仅仅是疾病的表示方式，还是全部人类事实的首要基础。'疾病'是复杂的人类现象，这些现象有深厚的社会历史背景，因此也成为医学、医学实践的意义的组成部分"②。当医学概念中的"肾虚"作为一种文化逐渐渗透到大众思维中时，文化又成为一种反作用力加深了大众对"肾虚"的过度理解和恐惧，以及对"补肾"的过度应用与盲目崇拜。若按照 ICD (International Classification of Diseases of the World Health Organization，世界卫生组织国际疾病分类法)的定义来讲，"肾虚"在中国的大众思维中已逐渐演变为一种"与文化相关的精神障碍"(Mental disorders related to culture)，或者说，是一种"文

① 朱一卉:《透过"肾虚"看"心虚"——读蒋林长篇小说〈爱与忠贞〉》，《青年作家(中外文艺版)》2010 年第 6 期，第 22 页。
② 江开达主编:《精神病学》，北京:人民卫生出版社，2009 年，第 561 页。

化特定性障碍"。具体讲，就是在特殊的文化群体中，表现出与文化相关的一组特殊的精神障碍。它具有如下特点：被特定文化或亚文化范畴所理解接受；病因代表和象征着这一文化的核心含义及行为模式；诊断依据有赖于特定文化的内涵；是否能够成功治疗，也取决于此种特殊文化的参与者；这组精神障碍与其特定的文化或亚文化不仅在症状内容上密切相关，而且在病因和发病机制上直接相关①。因此，若离开了传统中医学身体观与中国传统文化的大背景，"肾虚"便没有了实质性意义。而且，必须看到的是，"在各种文化形式中，只有某些可能强烈持久影响心理活动的文化现象才有可能成为病源性文化，这些文化主要是指流行于某些人群中的文化信念。……文化信念是一种群体现象，这种现象可以强烈地影响群体中的个人，使其心理活动发生改变，文化特定性障碍就是这类心理活动改变的病理性结果"。② 从这层意义上讲，"肾虚"背后的"文化信念"就更加显得重要，很值得探讨，它是我们研究中医学身体观与传统文化的一个重要的切入点。中医学的"身体"中似乎没有其他任何一个脏腑具备如此的"文化信念"。

### （三）变化之要：易于洞悉身体观之演变

　　传统中医学身体观的演变，依据促使演变得以形成的主要

① 蔡焯基：《精神病学》，北京大学医学出版社，2009 年，第 126 页。
② 罗小年、翟书涛：《与文化相关精神障碍的几个问题》，《临床精神医学杂志》2001 年第 3 期，第 185 页。

动力的差别,可以概括为两个大的方面:一是,传统中医学身体观在中国传统社会内部的自我发展与变迁;二是,西学东渐后,尤其是近代时期,传统中医学身体观在东西方文化碰撞的大环境中所作的调整和嬗变。以往的研究中,我们往往把注意力集中于讨论西学对中医的冲击以及传统中医理论体系的逐步解体,对前者的论述则稍显不足,更缺乏系统的研究。不容否认,研究传统理论在与西学比较的过程中所作的自我修整,借以了解我们今天所传承的理论体系离传统的真正距离,具有非常重要的启示意义。但是,若没有对传统中医理论自身发展演变历史的全面了解,恐怕这种"启示意义"也难以促成对传统与经典的还原和重构。出于这种考虑,本书尝试寻找一个切入点可以全面反映以上两个方面的演变,以两条主线来展现中医学身体观演变的内外因素。

纵览中医学身体观的内涵和特点,我们发现几乎"身体"内每一个脏腑所体现的传统身体观内涵,都在西学的冲击下有了较大的偏离,都可以作为研究上述身体观演变的第二个方面的主题和切入点。但相对而言肾脏和与之密切相关的命门,不但能像其他脏腑一样体现传统中医学身体观对西学的回应,而且能够以其自身理论的变化,更好地展现传统中医学身体观自身的发展演变。

详言之,通过肾,可以清晰地看到医学观察重点由外在官窍向体内脏腑的转变,看到传统中医学是如何把传统文化的核心内容与医学相结合,如何把对身体功能的体验归之于体内的脏器，如何使身体成为一个展现时空变化、生命功能演变的整体。通过命门，可以清晰地看到命门的内涵是如何发生了质的改变，以迎合社会文化发展的需要；可以看到遥承汉代的医学知识是如何被注入了新的社会文化因素，而被赋予了新的内涵。透过身体讨论重点由肾向命门的转移，可以清晰地看到文化对身体的重塑，以及医学理论体系的局部修改与整体自洽。以上内容在本书的后续章节中都有详细的论述，在此不再展开讨论。需要特别注意和重点说明的是，肾与命门的变化尽管能够较好地展现中医学身体观之演变，但肾与命门的建构模式不能代表中医学中身体的整个建构方式，其研究思路却能为中医学身体观的全面研究提供有益的启示和借鉴。毕竟有关身体建构的细节，虽然各部有别，但思路却很相似。

## 二、研究思路与方法

现在中医理论体系的诠释研究，存在最大的问题便是常以纯技术的角度来研究中医，而没有把中医学置于具体历史时期的思想氛围中去研究医学思想的具体社会人文背景。中医学身体观的研究亦是如此。如果不以一种更广阔的视角把身体置于具体的社会文化背景中，既无从了解中医学中的身体古人是如何建构起来的，也无从了解这种身体建构所展现的曾风行于当时社会的文化思潮，而前者恰恰是理解中医理论体系中脏腑学说、经络学说等核心内容的关键，后者则是整个中国传统文化身体观研究的重要组成部分。缺乏对这两个方面的理解,既很容易以现代的思维去强解传统中医理论,又很容易影响对整个传统文化中身体意涵的了解。

以往的研究中,我们常常习惯性地把《黄帝内经》作为研究的起点和试图回归的终极。暂不论今天见到的《黄帝内经》是否就是《汉书·艺文志》所著录的《黄帝内经》,暂不论今本《黄帝内经》是否能够代表和反映那个历史时期真实多元的医学面貌,不得不思考的是:今本《黄帝内经》中的理论是如何建构起来的?这些理论建构受到了当时社会思潮怎样的影响? 要知道,《黄帝内经》仅仅是与它同时期的许多医学著作中的一种而已。比较客观、全面、审慎的研究态度,应该是随着考古所见早期医学资料的研究,以及其他相关学科知识的研究,把《黄帝内经》置于具体的社会文化背景中,多角度、多层次,尽可能完整地去阐释《黄帝内经》中的理论是如何建构的,其内涵又是怎样。简言之,就是不要把《黄帝内经》作为研究的终极经典文本,而是尝试把研究的时间更向前溯洄,把研究的视角更向传统文化的其他学科拓展。更有意义的是,我们是否能够透过《黄帝内经》和其他学科文本所反映的当时的社会文化背景,复原当时社会文化思维中的"身体"是什么样子。如果能够透过传统医学和传统文化的其他领域,尝试部分甚至是全部还原古人思维中的"身体",那么对传统中医学和身体观的研究都具有非常重要的意义。李桂民把这种还原历史语境的解读方法,称为中国思想史研究的特色。经典的解读当然要受到解读者自身所处的社会历史条件的影响,但是还原经典文本的历史语境,不仅有助于理解思想和社会的互动,还有助于了解一种思想的学术脉络和变迁因由①。

古人都在想什么?是如何思考问题的?他们思考问题的思维方式,或者是说他们日用而又无需作深层次剖析的思维方式,是受当时怎样的文化影响而形成的?作一个有意思的比拟,如果我们的后人能够了解我们今天社会上所风靡的社会思潮是什么,就很容易明白我们今天是以一种什么样的思维去讲话、写文章,去分析问题、解决问题、创造理论。正是基于这种考虑,本书尝试借鉴目前思想史研究所采用的广阔视野来分析传统中医学身体观的构建。

恰如葛兆光所言:"'思想史'在描述中国历史上的各种学问时更显得从容和适当,因为'思想'这个词语比'哲学'富有包孕性质。"②要知道,以西方哲学为框架来筛选中国传统经典文本而架构起来的中国古代哲学,并不能概括和全面展现古代的真实思想世界。葛兆光认为,古代中国思想史的叙事脉络大体来自三个不同的系谱,分别是"古代中国的'道统'","近代日本'支那哲学史'与现代西方'哲学史'框架下的中国思想清理","20世纪30年代以后逐渐形成的马克思主义哲学史和思想史叙事"③。这三重叙事方式,或多或少经常忽略了古代思想世界具体的历

---

① 李桂民:《论中国思想史研究的特色与学科发展》,《江西社会科学》2008年第1期,第137页。

② 葛兆光:《中国思想史·导论·思想史的写法》,第6页。

③ 葛兆光:《道统、系谱与历史——关于中国思想史脉络的来源与确立》,《文史哲》2006年第3期,第48页。

史环境、政治刺激和社会生活,也使得中国思想史常常出现后设的有意凸现或者无意删削,并且由于脉络化而线索变得很单一。

　　再者,我们以往的中医学与传统文化的相关性研究中,往往局限于中医学与以儒道经典文本所展现的"精英"文化相比照,亦很难展现中医学身体观构建中的其他诸多要素。因为,"精英和经典的思想未必真的在生活世界中起着最重要的作用,尤其是支持着对实际事物与现象的理解、解释与处理的知识与思想,常常并不是这个时代最精英的人写的最经典的著作","在人们生活的实际的世界中,还有一种近乎平均值的知识、思想与信仰,作为底色或基石而存在,这种一般的知识、思想与信仰真正地在人们判断、解释、处理面前世界中起着作用,因此,似乎在精英和经典的思想与普通的社会和生活之间,还有一个'一般知识、思想与信仰的世界'"。① 这种"一般知识、思想与信仰的世界"是思想史研究中一个"更本源的视域","是关于那种先行于形而上者、形而下者的观念层级的视域,也就是那种未被理论化、甚至未被意识到的、类似于所谓'集体无意识'的领域"。② 这恰恰是影响每一个时代性特征明显的大众思维得以形成的基础,也是相应历史时期各个具体学科基础理论体系得以建立的基石。如方光华所论:"无论中国思想还是西方思想,在建立解释自然、社会、人生的知识系统时,总会有一个逻辑起点,有一个

① 葛兆光:《中国思想史·导论·思想史的写法》,第11、13页。
② 黄玉顺:《思想及其历史的生活渊源——论"思想史"及其"对象"问题》,《湖南社会科学》2009年第2期,第14页。

不必论证和思考的终极依据。这个依据往往成为思想最牢固的文化特色,它左右人们的文化信念。只有当这种信念被新的信念所取代或补充之后,文化才会发生变化。"①只有了解了这种一般知识和思想,才能更为全面、清晰、准确地了解中医学中的身体是如何建构起来的。

李零认为古代的官学,其知识可大别为两类:一类是以天文、历算和各种占卜为中心的数术之学,以医药养生为中心的方技之学,还有工艺学和农艺学的知识,主要与现在所说的科学技术和宗教迷信有关;另一类是以礼制法度和各种簿籍档案为中心的政治、经济和军事知识②。基于此,本书既考察了方技之学的另外几个重要分支所反映的当时社会思想风潮,诸如房中、行气、导引等,对肾和命门理论构建的影响;也分析了天文、历算等数术核心之学,对身体时空属性的架构。另外,结合传统文化其他领域的研究理念,尝试透过神话、民俗所展现的早期民族文化思维,来复原古代传统思维对肾与命门理论构建的影响。

从医史研究的角度来看,这种研究方法也称得上是一种"内外史"结合的研究方法,亦即把医史研究的"内史"研究与其他社会文化史等"外史"研究相结合的方法。内外史研究的重点,就是要结合具体社会时期的大众文化氛围、意识形态、主流思潮,以及医家的生活环境、个人经历等相关因素,阐释传统中医学理

---

① 方光华:《再论文化自觉与中国思想史研究》,《西北大学学报(哲学社会科学版)》2005 年第 3 期,第 53 页。
② 李零:《中国方术正考》,北京:中华书局,2006 年,第 11 页。

论体系是如何形成、发展与演变的。遗憾的是,这种研究方法在中国大陆的开展仍显不足,中国台湾地区和日本的"内外史"研究也多是从"外史"窥"内史",研究的深度明显不够。恰如余新忠所言:"内外史的结合仍有相当大的进展空间。虽然目前学医出身的医史学研究者开始关注医学中的社会文化因素,但其旧有技术史的训练和视野仍妨碍他们以相对多样化的方式来呈现历史的复杂性,使其往往就事论事,不能较全面地展现历史上的医疗卫生行为以及其中的社会文化内涵。而大多历史研究者,由于缺乏必要的医学训练,往往采取借疾病、医疗、卫生说事的策略,对疾病、医疗、卫生本身的情况用力甚少。"[①]

　　对于中医学身体观的研究,在思想史的广阔视野中尝试内外史结合的探索,也要避免使中医学身体观研究成为整个传统文化身体观研究的"说事的策略",而必须以展现中医学身体观的医学构建特色为主,并以此为基础来了解其中的社会文化内涵,这种先后主辅关系是不能颠倒的。就本书而言,对于肾与命门的研究,阐发的重点是传统中医学中肾与命门理论是如何构建的,或者说,古人是应用什么方法把观察到的有关于肾与命门的生命现象加以系统化、理论化的,是透过思想史所展现的古代一般知识、精英文化等许多方面,来理解中医学身体观构建的方式与方法,而不是以传统文化的身体观研究为框架,用传统中医

---

① 余新忠主编:《清以来的疾病、医疗和卫生——以社会文化史为视角的探索·前言》,北京:生活·读书·新知三联书店,2009年,第4-5页。

文献中的某些理论来重复说明和验证整个传统文化身体观研究的内涵。

关于研究方法的选择,以传统的文献研究法为主,综合使用哲学、中医学和医疗社会文化史研究的方法,以期对文献进行更加多元的诠释。就具体研究路线而言,本书围绕两条基线进行研究。一条是通过梳理历代中医学文献,展现肾与命门理论的产生、发展及成熟过程;另一条则是通过梳理和肾与命门密切相关的社会文化思想,例如,房中、导引、行气等方技之学,以及阴阳五行等数术之学等,展现传统文化在肾与命门理论形成过程中所起的作用。在以往的研究中,往往囿于上述第一条基线,非常局限。通过前文的论述不难理解,在中医学身体观形成发展的不同历史时期,同时期的大众文化与精英思想都在不同程度上塑造着大众的思维模式,医家的思维模式当然也不例外,这种思维才是中医学身体观得以构建的前提和核心。所以,本书的第二条研究基线正是了解问题核心的关键所在,是本书的特色和重点讨论内容。遗憾的是,这些内容,既往研究常常忽视,甚至是刻意地回避、剔除,以彰显中医学的"科学性"。

# 第四章
## 身体、方术与医学：肾为先天之本的层累建构

## 一、《黄帝内经》之前早期医学的相关论述

### （一）原始生殖崇拜与早期医学对生殖核心的阐发

"生殖"是任何一个民族都非常关注的问题，关注的角度与程度的不同，则形成了不同民族文化的特质。黑格尔认为，"东方所强调和崇敬的往往是自然界的普遍的生命力，不是思想意识的精神性和威力而是生殖方面的创造力。……更具体地说，对自然界普遍的生殖力的看法是用雌雄生殖器的形状来表现和

崇拜的"①。前文曾简要论述过，透过《易经》的卦象、儒道核心思想的建构，可以看到"生殖"是以两性身体交媾模拟宇宙规律的重要方式，是传统文化的一面镜子。如果再把眼光向这些传统经典精英文化之前更遥远的远古聚焦，便可发现古人的原始生殖崇拜，以很直接的方式展现了两性身体的交媾，对两性外生殖器有着直接、原始的表述和关注，甚至是崇拜。而对外生殖器的论述，恰恰是传统中医理论体系中"肾藏精，主人体生殖发育"、"肾开窍于前阴"等理论的前身和基础。

周予同讲："所谓生殖器崇拜，实是原始社会之普遍的信仰。盖原始社会，智识蒙昧，对于宇宙间一切自然力，每每不能求得合理的解释，而遽加以人格化。他们对于这产生生命之生殖力，认为不可思议，因与以最高的地位，而致其崇拜，实很普通而自然。"②古人生殖器崇拜的重点对象，在不同历史时期也有明显的变化。在早期因为认识不到男性在生殖中的作用，因而把生殖单方面地归于女性之作用。正因如此，上古神话中以女性为主体的感生神话特别多。例如，《史记·殷本纪》载："殷契，母曰简狄，有娀氏之女，为帝喾次妃。三人行浴，见玄鸟堕其卵，简狄取吞之，因孕生契。"③考古发现也验证了这种思维，例如，青海柳湾出土的Ⅰ型人像彩陶壶（如图3所示）。该彩陶壶为蛙身纹加塑绘裸体人像，塑绘人像是先捏塑出裸体人像，然后在人像各突出

---

① （德）黑格尔著，朱光潜译：《美学》（第3卷 上）北京：商务印书馆，1979年，第40页。
② 周予同著，朱维铮编：《周予同经学史论著选集》，第85页。
③ （汉）司马迁：《史记》，北京：中华书局，1959年，第91页。

部位之周围黑彩勾勒。头面在壶之颈部。目、口、耳、鼻俱全，披发，眉作"八"字形，小眼，高鼻，硕耳，张口。器腹部即为身躯部位，乳房、脐、下部及四肢袒露。乳房丰满，用黑彩绘成乳头，上肢双手作捧腹状，下肢直立，双足外撇[①]。女性裸露的身体、显现的外生殖器，都在以最直观的方式展现女性在生殖中的核心重要性。

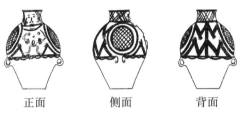

正面　　　　侧面　　　　背面

**图 3　青海柳湾出土的 I 型人像彩陶壶**

也恰恰是因为这个原因，早期医学对女性外生殖器的观察、对女性身体的周期性特点、对胎产等等的观察，都是非常细致的。如马王堆出土的《养生方》《天下至道谈》等早期文献中便有详细的对女性生殖器各部位的称谓，例如：

《养生方》："一曰云石，二曰枯瓠，三曰濯昏，四曰伏□，五曰□□。"[②]

《天下至道谈》："一曰笄光。二曰封纪。三曰调瓠。四曰鼠妇。五曰谷实。六曰麦齿。七曰婴女。八曰反去。九曰何寓。十曰赤缴。十一曰赤珠。十二曰磑石。"[③]

①　青海省文物管理处考古队、中国社会科学院考古研究所：《青海柳湾》（上），北京：文物出版社，1984 年，第 116 页。

②　马继兴：《马王堆古医书考释》，长沙：湖南科学技术出版社，1992 年，第 742 页。

③　马继兴：《马王堆古医书考释》，第 1062 页。

《养生方》帛书的最后还附有一幅女子外阴各部名称图（原图无标题），李零所绘复原图①如下，图中注明了女性外阴各部的名称：付□，赤珠，琴弦，笄光，麦齿，臭鼠，谷实，□□。

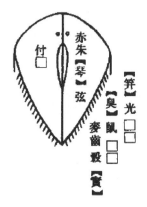

**图4　马王堆帛书《养生方》女子外阴图**

随着认识的深入，古人逐渐意识到了男性在生殖中的作用，出现了明显的对男性外生殖器"男根"的崇拜。这种对男性生殖的崇拜，一直延续在房中、医家类著作中，成为两性交媾的主导。而且，对男女的生殖器崇拜又逐步与自然界中繁衍力很强的动物形象相结合。例如，用鸟来代表男性生殖器，用鱼来代表女性生殖器。考古发现的彩陶器皿上所见的鸟鱼形象②（如图5所示）也验证了这一点，"揭破了鸟纹象征男根的秘密之后，即可知道，母系氏族社会彩陶上鸟鱼纹并存，或者鸟啄鱼、鸟衔鱼的纹

①　李零：《中国方术正考》，第315页。
②　王悦勤、户晓辉：《华夏审美风尚史（第一卷）——俯仰生息》，郑州：河南人民出版社，2000年，第312页。

样,实为男女性结合的象征,都是先民祈求人口繁盛的表现"①。

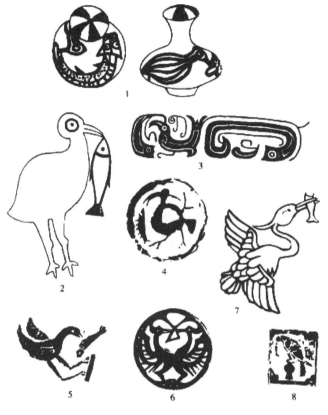

**图5　鸟鱼纹结合图案**

1—陕西宝鸡北首岭出土的细颈彩陶壶上鸟啄鱼纹样；2—河南临汝阎村出土的彩陶缸上鸟衔鱼图；3—西周青铜器上的鸟鱼纹；4—秦汉瓦当上的鸟衔鱼纹；5—汉代画像石上的鸟啄鱼纹；6—晋代金饰品上的鸟衔鱼纹样；7—明代织锦上的鸟衔鱼纹样；8—明代砖刻上的鸟衔鱼纹样。

---

① 　赵国华：《生殖崇拜文化论》，北京：中国社会科学出版社，1990 年，第 259 页。

其后,在认识到男女交合以繁衍生命的基础上,男女交媾之身体被逐步抽象为天地阴阳之和合,成为传统文化诠释宇宙之理时常用的身体例证。上述整个生殖崇拜的进程,龚维英将其概括为如下演变:"图腾信仰→女阴崇拜(尚粘连着图腾)→两性共同体崇拜(日渐脱离图腾制约)→男根崇拜(独立于图腾主义,自成体系)→原始崇拜面目日晦(进入文明社会,融入巫教,只余残响,难再区分)"[①]。

依据认识的发展演变规律可以猜测并判断,对身体外部结构与功能特点的观察和探索,应该是早期身体观的核心。图6是《文物考古与中医学》中所收录的甲骨文中表示人体部位的字[②],从中可以很明显地看到对身体的早期认知主要集中在形体官窍等身体的外部特征。随着认识水平的不断提高和深入,才逐渐由外向内探求更为复杂的身体结构和功能变化。中医学对身体的认知,也呈现出这种明显的特征。

我们还可以马王堆出土的医书为例进行说明。在马王堆医书中撰写年较早的几部都很少提到脏腑名称。据马继兴考证,两部《十一脉灸经》仅有心、肝(均见《足臂》第13、14条)、肾(见《阴阳》第25条)、胃(见《阴阳》第19条)四称,且均未与其相对应的各脉循行径路相配合。在《五十二病方》中也仅提到了五脏之一的"心"字(见第47、48条作"贯尔心"。160条作"心腹")。

---

① 龚维英:《原始崇拜纲要——中华图腾文化与生殖文化》,北京:中国民间文艺出版社,1989年,第230页。

② 陶广正、高春媛:《文物考古与中医学》,北京:中国中医药出版社,2017年,第37页。

在《养生方》中则提到了"心胸"(第69条)及"肠中"(第74条)。至于在《五十二病方》第140条及143条的"肾"字,则纯系指外肾,即阴囊与睾丸而言,与五脏的"肾"字无关。《五十二病方》第101及107条的"脬"字,系指膀胱,也与《黄帝内经》的名词不同①。除了上述马继兴先生的考证,其实尚有其他例证,如《五十二病方》第164条的"肾疽",《养生方》第41条的"牡鼠肾",也均指外肾而言。

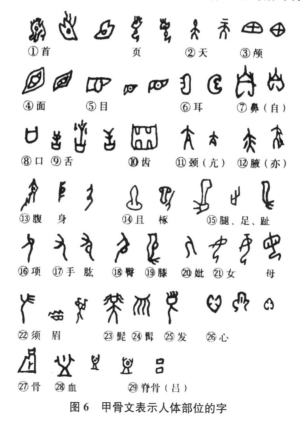

图6 甲骨文表示人体部位的字

---

① 马继兴:《马王堆古医书考释》,第15页。

可见，考古所见《黄帝内经》之前早期医学对后世肾脏理论体系相关问题的讨论，主要集中在与肾密切相关的外生殖器，而缺乏对内在肾脏、以及肾脏与外生殖器关联性的描述。当时的生殖核心是外生殖器，而非后来逐渐把生殖的关键和核心归于内在的肾脏。范行准讲："医生对于生物的生理组织的认识，远不及当时的庖丁。……医家最初的解剖生理知识多从他们那边学来。直到今天还是以动物作为学习这门学科的实习对象。""庖丁也是最初了解内分泌的生理作用的人，所以阉割动物的生殖腺以防生殖的过繁；后来又用于俘虏身上，是即后来'太监'的起源。"[①]有意思的是，对外生殖器及其生殖作用的认识延绵至今都未曾改变，但传统中医理论体系中却把外生殖器对生殖的作用逐步并入内在的脏腑。原因何在？我认为，对生殖核心的关注由外向内的演变，主要源于两种力量的促使。首先，是解剖学认识的深入。从《黄帝内经》中可以依稀看到古代中医学对人体解剖的尝试，对外在形体骨度与内在脏腑位置的大体位置，都有相对准确的了解。其次，源于流行于当时社会的方技数术之学对生命的感知与架构，并起到了决定性的促进作用，后文对此还有详论。

## （二）用药特点与卵生图腾

我们还可以通过总结出土古医学文献中与生殖有关的用药

---

① 范行准：《中国医学史略》，北京：中医古籍出版社，1986年，第7-8页。

特点,来认识早期医学对生殖核心的论述。在马王堆出土的古医籍中,对外生殖器的用药,有两个很鲜明的特点:

首先,是取药物以外用方式来刺激外生殖器,例如,《养生方·十灼》云:

> 取干姜、桂、薰苕、蛇床、××,皆冶之,各等,以蜜
> 若枣脂和丸,大如指端,裹以疏布,入中,热细。①

取用干姜、肉桂、紫葳、蛇床子、枣膏和丸,纳阴中,是取诸药温灼之性(刺激之性),还未发展到后世"温肾阳"等相关概念。

其次,更常用的是采取外用或内服"卵"制剂(以内服为主)来促进男女生殖功能,例如:

> 《养生方》:阴干牡鼠肾,冶。取杂鸟卵,溃,并以涂
> 新布巾中,卧,以抿男女。②

> 《养生方》:麦卵:有恒以旦毁鸡卵入酒中,前饮。
> 明饮二,明饮三。又更饮一,明饮二,明饮三,如此尽四
> 十二卵,令人强益色美。③

> 《养生方》:×春日鸟卵一,毁。投藬糗中,丸之,如
> 大牛虮。食之多善。④

---

① 马继兴:《马王堆古医书考释》,第 676 页。
② 马继兴:《马王堆古医书考释》,第 700 页。
③ 马继兴:《马王堆古医书考释》,第 671 页。
④ 马继兴:《马王堆古医书考释》,第 673 页。

《杂疗方》：内加：取春鸟卵，卵入桑汁中蒸之。×
黍中食之。卵一，歠，勿多食。多食……①

《十问》：接阴将众，继以飞虫，春雀圆子，兴彼鸣
雄，鸣雄有精，诚能服此，玉策复生。②

《十问》：太上势遇，壅彼玉窦，盛乃从之，圆子送
之。若不势遇，置之以醴。诚能服此，可以起死。大成
之起死食鸟精之道。③

这种取卵入药的方式，实际上是原始男性生殖器崇拜时期，
卵生生殖图腾文化在早期医学中的体现。在中国古代神话体系
中，与鸟、鸟卵有关的生殖神话非常多，还被载入经典文籍之中。
例如，《诗经·商颂·玄鸟》云："天命玄鸟，降而生商。"④《史记·
殷本纪》载："殷契，母曰简狄，有娀氏之女，为帝喾次妃。三人行
浴，见玄鸟堕其卵，简狄取吞之，因孕生契。"⑤《艺文类聚》卷一引
徐整《三五历记》曰："天地混沌如鸡子，盘古生其中。万八千岁，
天地开辟，阳清为天，阴浊为地。盘古在其中，一日九变，神于
天，圣于地。"⑥现在不少地方的方言中，还保留着这样的图腾意
味，称男根为"鸟"，睾丸为"卵"。郭沫若讲，这些关于玄鸟的传

① 马继兴：《马王堆古医书考释》，第754页。
② 马继兴：《马王堆古医书考释》，第883页。
③ 马继兴：《马王堆古医书考释》，第885页。
④ 袁梅：《诗经译注》，济南：齐鲁书社，1985年，第1041页。
⑤ （汉）司马迁：《史记》，第91页。
⑥ （唐）欧阳询撰，汪绍楹校：《艺文类聚》（上册），上海古籍出版社，1965年，第2页。

说,"无论是凤或燕子,我相信这传说是生殖器的象征,鸟直到现在都是生殖器的别名,卵是睾丸的别名"①。卵生文化对整个传统文化影响至深,龚维英分析了东夷的鸟图腾文化、华夏族的龙族文化与炎族神话中的羊图腾文化,认为中华图腾文化从一个整体来看,于茫茫远古时,地不分东南西北,族无论夏、夷、苗蛮,几乎全认为人类乃"卵生"之物,宇宙系鸡子分化,故名之"卵生文化"②。

这种卵生文化对于生殖的认识,主要基于对男根与自然界鸟类的相似,以及孵生之卵与男性睾丸的相似。鸟类卵生,《说文解字》释"卵"曰:"凡物无乳者卵生。"男子睾丸的俗称也是"卵"。中医学中也常将男子两个睾丸叫"卵",例如《素问·诊要经终论》中云:"厥阴终者,中热嗌干,善溺、心烦、甚则舌卷,卵上缩而终矣。此十二经之所败也。"体现了古人对男根和睾丸对于生殖核心意义的认识,并为其后传统经典医学理论体系中肾与前阴、精、生殖、性之间的关联性奠定了基础。

---

① 郭沫若著作编辑出版委员会:《郭沫若全集》(历史编 第1卷),北京:人民出版社,1982年,第329页。
② 龚维英:《原始崇拜纲要——中华图腾文化与生殖文化》,第144-150页。

## 二、方技之学知识背景下的肾脏理论还原

### （一）方技是理解中医学身体观构建的关键

1. 连接：文献的断层与思维和技术的延续以及研究文本的
   选择

杨念群讲："从历史学的角度来说，想象力是非常重要的。想象力本身的丰富性、丰富程度可能要远远大于仅仅用自然科学的比较规范性的东西操作所得出的结果。这样我想可能是带有人文色彩的东西与自然科学的东西相区别的重要因素。"①特别是在古代文献断层明显时，这种在已有文献基础上的合理想象，对于最大限度地了解和还原一个事物的构建、演变过程，就显得尤为重要。传统中医学的研究亦是如此。

对于流传于今的《黄帝内经》是否就是《汉书·艺文志》所著录的《黄帝内经》，学界至今仍有争论。廖育群通过对照今本《黄帝内经》与《汉书·艺文志》所载其他医籍的卷数篇幅，认为《汉书·艺文志》载书之"篇"、"卷"计算相等，无"积篇为卷"之例，所以《黄帝内经》仅18卷，亦即18篇之份量，不可能容纳今本《黄帝内经》162篇的内容。而且，今本《黄帝内经》由《素问》《灵枢》

---

① 葛兆光、杨念群、徐杰舜、范可：《研究范式与学科意识的自觉》，《山东大学学报（哲学社会科学版）》2005年第4期，第2页。

两部独立著作组成，《汉书·艺文志》中并无此类现象，进而推断流传至今的《素问》《灵枢》两书必非《汉书·艺文志》所著录的《黄帝内经》十八卷，《素问》《灵枢》两书名在历代正史书目中一直分别使用，称其为《黄帝内经》实只是晋人皇甫谧的一种猜测，唐王冰宗之，再由后世医家口笔传播至今①。在今本《黄帝内经》中，道家、阴阳家的思想有明显体现，阴阳五行学说已颇为系统、成熟。李零认为，中国文化存在着两条基本线索，除了学界关注较多的从百家争鸣到儒家定于一尊这一过程，还存在着另外一条线索，即以数术方技为代表，上承原始思维，下启阴阳家和道家，以及道教文化的线索②。可以想象，今本《黄帝内经》中以阴阳五行等框架建构起来的系统理论，在其构建过程中，必定会受到更为久远的方技数术思想的影响。

《黄帝内经》中所展现的身体，早已是一个融合身体内外诸多要素、极为系统化的身体。若想了解这个身体是如何建构起来的，恐怕并非仅仅通过分析其中已经非常成熟的阴阳学说、五行学说、精气学说等，与经典"精英"式诸子百家之说的关系，所能全部实现的，因为，"思想与学术，有时是一种少数精英知识分子操练的场地。它常常是悬浮在社会与生活的上面的，真正的思想，也许要说是真正在生活与社会支配人们对宇宙的解释的那些知识与思想，它并不全在精英和经典中"③。而且，在战国秦

---

① 　廖育群：《今本〈黄帝内经〉研究》，《自然科学史研究》1988 年第 4 期，第 367 - 368 页。
② 　李零：《中国方术正考》，第 11 - 12 页。
③ 　葛兆光：《中国思想史·导论·思想史的写法》，第 11 - 12 页。

汉墓葬考古所出土的古文献中，占绝大部分的竟然是数术、方技类文献，这类文献作为随葬品在不同地方的不同墓穴中出现，说明并非是墓穴主人一个人的读书喜好，而是当时整个社会的文化思潮。恰如葛兆光所言，"考古发现的大量数术方技文献，促进了对于古代中国一般知识与思想世界的认识，也改变了思想史的注意焦点。……出土文献却有相当大的部分恰恰是'兵书'、'数术'与'方技'，天象星占、择日鬼卜、医方养生、兵家阴阳的知识在古代随葬文献中的数量，表明它实际上在生活世界中占了相当大的分量，也常常是古代思想的知识背景：比如占卜中所依据的阴阳五行的技术操作方法，与古代中国人对大宇宙和小宇宙的观念有关；医药学中的很多知识，也与古代中国人的感觉体验有关；而天象地理之学，更是古代中国思想合理性的基本依据"①。这就说明，我们今天逐步建构起来的以传统经典文化为"单一色"的社会背景，是存在还原偏差的，并不能完全代表那个时期的实际社会情况。我们需要重新思考古代思想世界的真实图景。在那些系统的经典文化思想之前，还应存在一个以方技、数术为主要社会思潮的文化背景。古代医家对身体的构建，不知不觉中也必然会深深地受到这个文化背景的影响。

《汉书·艺文志》将方技类文献分为医经、经方、房中、神仙四类。唐代颜师古云："方技，医药之书。"李零认为，"方技"一词大概与"医方"和"医技"的概念有关，它是以医学做基础，但"方

---

① 葛兆光：《中国思想史·导论·思想史的写法》，第102页。

技"并不等于医学,范围要比医学更广,除实用的医药知识,还包括许多内容复杂的养生术,与古代的神仙家说有不解之缘,仍然带有巫、医不分的原始特点①。医经、经方、房中、神仙共同组成了当时的医药知识系统,因此,只有全面了解它们各自的面貌,才能更为全面地了解当时的医学理论。同时,也只有综合理解它们共同组成的医学理论体系,了解它们之间的相互渗透与影响,才能更好地理解现在以医经、经方为主的狭义传统中医理论体系的形成与内涵。

如果通过现今能够见到的方技类文献了解当时的主要社会文化思想背景,进而与《黄帝内经》中的理论相比较,通过合理的推理与想象,尝试弥补文献间的断层,那么一定会有助于更加全面地分析和了解传统中医理论构建的细节。同时,考古出土古医学文献的陆续发现,也使这种研究思路变得更为稳妥和重要。例如,1973年在长沙马王堆汉墓出土的简帛文献,其中与生命医疗有关的文本,根据整理小组定名共十五种,内容大致与《汉志·方技略》分类相符合,医经:《足臂十一脉灸经》《阴阳十一脉灸经》《脉法》《阴阳脉死候》;经方:《五十二病方》;房中:《养生方》《杂疗方》《胎产书》《十问》《合阴阳》《杂禁方》《天下至道谈》;神仙:《却谷食气》《导引图》。通过这些文献资料,我们完全可以把以《黄帝内经》为基础建构起来的传统中医理论的还原研究推向更早、更广阔的领域。

---

① 李零:《中国方术正考》,第238页。

　　而且,就方技类文献的四个类别来讲,房中、神仙类文献无论从数量还是内容来看,都远比医经、经方文献要丰富得多。这说明,房中、神仙类文献对当时医药体系形成的影响要远比医经、经方类文献大得多。高罗佩讲:"《汉书》以特别的篇幅讨论房中术的事实说明,在汉代,这个题目是被广为传习的。无疑,当时讨论房中术的书要比已著录的多。"①李建民认为,就《汉志》方技四支的排序,医经经方在前,房中神仙在后,不过就上述技术在历史上得志先后可能正好相反。被宋以下人视为不经、误入歧途的房中神仙之学,原本是方技正宗②。也许以今天的社会文化背景为参考,我们很难想象和理解当时房中之术的盛行,甚至是凭想当然地予以否定。但无论是通过对现存古文献的考释,还是通过对出土古文献的解读,都会发现时常被我们误读和批判的房中神仙之学曾经风靡于当时社会。

　　例如,《周礼·地官·媒氏》中有云:"中春之月,令会男女。于是时也,奔者不禁。"③闻一多讲:"高禖之祀,颇涉邪淫。""《周礼·媒氏》'仲春之月,令会男女',与夫《桑中》、《溱洧》等诗所昭示的风俗,也都是祀高禖的故事。这些事实可以证明高禖这祀典,确乎是十足的代表着那以生殖机能为宗教的原始时代的一种礼俗。文明的进步把羞耻心培出来了,虔诚一变而为淫欲,惊

---

① (荷)高罗佩(R. H. van Gulik)著,杨权译:《秘戏图考:附论汉代至清代的中国性生活》,广州:广东人民出版社,2005年,第14页。
② 李建民:《发现古脉——中国古典医学与数术身体观》,第53页。
③ 吕友仁:《周礼译注》,郑州:中州古籍出版社,2004年,第179页。

畏一变而为玩狎,于是那以先姚而兼高禖的高唐,在宋玉的赋中,便不能不堕落成一个奔女了。"①杨金萍认为,所谓"奔着不禁"就是高禖之会男女可以自由性交,目的是迎合春之生机,促使交媾生子②。若缺乏对古代社会文化背景的了解,是很难相信和理解古人对性的认识的。再如,周策纵曾在其《古巫医与"六诗"考》中列"商汤、帝喾、颛顼与巫医传统"一章,通过考证发现,从帝喾阳氏颛顼到殷商,以至于陈、齐、郑、卫和后来逐渐强大的楚国,巫风盛行是可以想见的,而巫风对男女关系一直就比较自由放任,尽管在后世社会中拘于儒家文化的影响以道德、伦理、政治、社会观点评论音乐和诗歌时,常严厉抨击此数国及其诗风③。而且,"巫"作为早期医学技术的实践者和承载者,其职责范围或者说是其思想构成也是多方面的。周策纵对《山海经》与《周礼》中所列举的二十五个巫名(除巫咸、巫彭和巫抵各重出了一次外,实得二十二个),依名字所示的工作性质进行了分类,与医药有关者:巫更、巫咸、巫抵;与性和生殖有关者:巫即、巫姑、巫比、巫祠、巫礼、巫履;与卜筮和天象有关者:巫式、巫目、巫易、巫阳、巫参;与乐舞有关者:巫胎、巫彭、巫凡、巫相、巫环;与魔力有关者:巫真、巫谢、巫罗④。从中可以很鲜明地看出,相比于医药知识,与性和生殖相关的知识与技术显得更为重要。

---

① 闻一多:《神话与诗》,上海人民出版社,2005 年,第 91、94 页。
② 杨金萍:《汉画像石与中医文化》,北京:人民卫生出版社,2010 年,第 16 - 17 页。
③ 周策纵:《古巫医与"六诗"考——中国浪漫文学探源》,上海古籍出版社,2009 年,第 84 页。
④ 周策纵:《古巫医与"六诗"考——中国浪漫文学探源》,第 93 页。

我们还可以马王堆出土的文献为例，进一步说明。在同时期的医经、经方、房中、神仙不同类别的文献中，与身体密切相关的五脏、六腑等脏腑知识，并没有出现在医经、经方类文献中。马继兴注意到，在《胎产书》中虽已分别记有五行的名称，但一字未提到"五脏"、"六府"字样，在《五十二病方》中也未见有将脏腑或经脉名称与病名联系起来①。但是它们却出现在《十问》等房中文献中，如《十问》："食阴之道，虚而五藏"；"口必甘味，至之五藏。""以彻九窍，而实六府。""饮夫天浆，致之五藏。"②这提示我们，传统医学中有关身体理论的构建，其源头并非是我们现代研究所唯一追溯的《黄帝内经》，而是源于曾经风行于当时的房中、神仙等思想。

不少学者早已发现了这种渊源。例如，赵璞珊认为，房中书不仅提到天地、阴阳等自然现象，并又提到人体、气血、形气、精气、血气、五脏、筋脉、九窍、十二节、五谷、五声、五音、七损、八益等许多医学问题。因此，它成为现存出土文物属于医学理论范畴最早书籍之一③。廖育群据《十问》等房中文献分析，脏腑学说的本源似乎并不在早期医学的临床治疗与理论体系之中，而是从以神仙不老为目标的方术中移植而来④。正因如此，我感觉《黄帝内经》中有关肾藏象理论的建构，相比于房中、神仙等对肾

① 马继兴：《马王堆古医书考释》，第 14 - 15 页。
② 马继兴：《马王堆古医书考释》，第 871、873、905、972 页。
③ 赵璞珊：《对中国医学形成的一些看法》，《中华医史杂志》1991 年第 1 期，第 4 页。
④ 廖育群主编：《中国古代科学技术史纲》（医学卷），沈阳：辽宁教育出版社，1996 年，第 152 页。

的感知与讨论，是相对较晚的。《黄帝内经》中所见的脏腑理论，在其形成之初，在一定程度上借鉴了房中、神仙等方技之学的理论。同样，结合动作、呼吸或意念各种技法的房中、导引、行气等方技技术，使肾的相关概念明确化，亦使肾藏象理论逐渐完备。

尽管在《黄帝内经》中已看不到明显的房中、神仙之学对医学的影响，但还是有不少蛛丝马迹可以告诉我们，它们之间曾经的密切相关与互相渗透。例如，《素问·阴阳应象大论》载："帝曰：调此二者奈何？ 岐伯曰：能知七损八益，则二者可调，不知用此，则早衰之节也。"历代医家对其中"七损八益"的解释颇有文采，但难言其关键。若不是因为马王堆汉墓中房中文献《天下至道谈》的出土，恐怕没有人会把医学与房中联系起来。因为，在不同历史时期，受政治、经济等多方面因素的影响，传统文化中不同类别知识体系的"显影"程度是不一样的。房中、神仙等知识在经典文化中越来越呈现一种低度"显影"。受经典文化的影响，我们不敢想象方技文献曾经是风行的社会文化，更不会想象到房中会对医学产生影响。

又如，《素问·刺法论》中云：

> 所有自来肾有久病者，可以寅时面向南，净神不乱思，闭气不息七遍，以引颈咽气顺之，如咽甚硬物。如此七遍后，饵舌下津令无数。

> 欲将入于疫室，先想青气自肝而出，左行于东，化作林木。次想白气自肺而出，右行于西，化作戈甲。次想赤气自心而出，南行于上，化作焰明。次想黑气自肾

而出，北行于下，化作水。次想黄气自脾而出，存于中央，化作土。五气护身之毕，以想头上如北斗之煌煌，然后可入于疫室。

对于《素问》"刺法论"、"本病论"两篇的内容，多数医家认为并非《内经》原文，如清代医家周学海云："二篇义浅笔稚，世皆斥其伪矣，揣其时当出于王启玄之后，刘温舒之前，决非温舒所自作也。时有古义杂出其间，如入疫室者先存想五脏之神，见于巢氏《病源候论》，即其分辨五疫、五疠成于三年，俱卓有精义，必有所受之矣。第篇中仅排次其位，而无所发明其理，注中更引用咒语，尤为鄙俚。故二篇者，纪数之文也，不当以义理绳之。"①周氏虽肯定其为后世伪作，但云见于《诸病源候论》，而且"卓有精义"，猜想其理论"必有所受之"，惜未言其本源。《诸病源候论》在各病候正文之后附有大量养生导引内容，其源正是方技之学。

再如，《黄帝内经》中以胃气言脉较多，把胃气之有无作为判断脉象顺逆之关键，《素问·平人气象论》载：

> 黄帝问曰：平人何如？岐伯对曰：人一呼脉再动，一吸脉亦再动，呼吸定息脉五动，闰以太息，命曰平人。平人者，不病也。……平人之常气禀于胃，胃者平人之常气也，人无胃气曰逆，逆者死。

本篇还论述了四季脉象胃气之强弱对于脏腑辨证的指导意

---

① 郑洪新主编：《周学海医学全书》，北京：中国中医药出版社，1999年，第117页。

义，以冬季为例，"冬胃微石曰平，石多胃少曰肾病，但石无胃曰死，石而有钩曰夏病，钩甚曰今病"。但是在《难经》中却有很大不同，并没有把胃气作为脉之主导，而是把"肾间动气"作为脉之根本，如《难经》第八难云：

> 诸十二经脉者，皆系于生气之原。所谓生气之原者，谓十二经之根本也。谓肾间动气也。此五脏六腑之本，十二经脉之根，呼吸之门，三焦之原。一名守邪之神。故气者，人之根本也，根绝则茎叶枯矣。寸口脉平而死者，生气独绝于内也。

"肾间动气"恰是方技中房中、神仙类文献讨论的重点，李建民也认为"神仙家、房中家的脉论疑近此说"①，后文中还有详细论述。不少医家已经认识到《难经》与《黄帝内经》理论体系之差别，两者或许源出不同。《黄帝内经》并不能代表医学的全貌，透过《难经》，我们可以更全面地了解医学体系之构建与方技的密切关系。

最后还需要着重说明的是，现在能见到的《黄帝内经》之前的房中、神仙类文献数量并不是很多，对于研究方技社会思潮对中医学身体观构建的影响是很大的一个障碍。但是，通过部分比对马王堆出土的文献与后世的"方技类"文献（作者按：《汉书·艺文志》所载"方技略"文献的内容，在其后不同时期的史志目录中常因分类方法的改变，而被归入不同的类别。为了叙述

---

① 李建民：《发现古脉——中国古典医学与数术身体观》，第172页。

的方便，姑且以其最早被收入的类别——方技，来称谓这类文献），我们发现房中、神仙等中国古代的实用书籍，其核心理念与技术并没有太大的实质性的改变。正如李零所言，中国古代的实用书籍内容不断积淀，版本反复淘汰，可是学术传统却未必中断。明代的《素女妙论》，从体系到术语，仍与汉晋隋唐的房中书保持一致。"瓶"虽然是新的，但"酒"却可以是老的。在实用书籍中，这是带有普遍性的现象①。因此，我们可以通过目录学在理清方技类文献发展演变的基础上，尝试借助相对较晚时期的方技类文献资料来了解、甚至是还原早期的房中、神仙思想，以探索它们对中医学身体观构建的影响。

借助于目录学知识可以发现，在汉代和隋唐史志目录中，医籍和服食、行气、导引、房中等方面的内容往往是结合在一起的。而宋代以降，后一方面的内容往往不再像之前那般凸显，这并非是说房中、神仙类文献已散佚殆尽，而是它们往往以相对隐蔽的方式在其他领域，如道教内部流传，尤其是房中类文献。所以，依据上述研究思路，我们完全可以把后世道教以及其他领略中的房中、神仙文献作为研究的文本，用以了解早期方技之学的内涵，及其对中医学身体观构建的影响。本书就采用了这种研究理念及文本选择方法，在研究房中以及与房中、神仙之术密切相关的导引、行气对传统中医学肾藏象理论构建的影响时，就部分

---

① 李零：《中国方术正考》，第 23 页。

应用了延续在道教文献中的有关房中、导引、行气的论述,并与早期的有关文献相结合,尝试复原早期的方技社会思潮风貌,探讨它对中医学身体观构建的影响。

2. 内求:中国人体验身体与宇宙的思维和方式

栗山茂久强调,对于身体的看法不但仰赖于"思考方式",同时也仰赖于各种感官的作用①。同样的感官,在东西方文化背景中却常有着不同体验身体的方式,形成了中西方医学不同的理论体系。

这种体验方式的差异正是源于东西方医学,或言东西方文化,对于身体的不同认识。在中国传统文化中,身体为"气的能量之容器"②,而非静止的肌肉骨骼的堆积。而且,身体处于时空的流动之中,无时无刻不在延续着动态的功能演变。如果把生命进程比喻成一条直线,那么不断变化着的身体好比是这条直线上一个个不同的点,身体亦因此而具备了"流动"的意味。安乐哲(Roger T. Ames)对中西方文化中的身体意象差异进行了分析,认为西方传统中有关身体的主要比喻是"容器"等意象,如牢房(prison-house)、寺院(temple)和机器(machine)。与此相反,中国传统中的身体观念总是倾向于用"过程"(process)来表达,而不是用实体语言(substance language)。人体常常指的是

---

① (日)栗山茂久著,陈信宏、张轩辞译:《身体的语言:古希腊医学和中医之比较》,上海书店出版社,2009年,第6页。
② (日)汤浅泰雄著,卢瑞容译:《"气之身体观"在东亚哲学与科学中的探讨》,杨儒宾主编:《中国古代思想中的气论与身体观》,台北:巨流图书公司,1993年,第76页。

人的过程中的形状和属性①。正是因为中国传统文化中的"身体"作为气的集合体和载体，呈现出这样一种与时迁化的特性，传统中医学很少采用解剖等方式对身体单纯进行静止形态的观察，而是调动各种感官以"内求"的方式来了解身体所展现出的动态变化。这也是中国传统文化中与生命密切相关的各个领域所共有的特征性体验方式，正如梁漱溟在其《东方学术概观》中所作的概括，"生命——生生不息的活生命——唯在反躬体认以得之"②。

所谓"内求"，并非是指凭空想象身体的结构和功能，而是指依托于一定的技术（或言"功法"），使身体内的气机变化更易于被人体所察觉和感知，从而可以进一步透过这种被感官感知的气机变化，来加深对身体结构和功能的理解。"内求"的方法，正是方技之学的核心理论得以形成、应用和在身体中可反复验证所采用的重要方法。例如，方技中的房中所讨论的重点，并非是两性交媾的本身，而是在两性交合的过程中，通过各种"技术"（作者按：其内涵远比今天所讲的以性交姿势为主体的性技巧的内涵丰富得多）来体验体内之"气"在男女两性身体中的和合运行，从而达到以房中促养生的目的。在古人的思维中，人与天地相类，宇宙变化有节全赖气之规律运动，人身生命亦需气机之协调。所以，方技中的神仙之术也融合了多种导引、行气方法，以

---

① （美）安乐哲，陈霞、刘燕译：《古典中国哲学中身体的意义》，《世界哲学》2006 年第 5 期，第 54－55 页。

② 梁漱溟：《东方学术概观》，第 151 页。

达到养生之目的。正如陈乐平所言，人之所以能通过气功术达到去病养身之功效，就是因为"人身大抵同天地也"（元和子语），人身这个小宇宙是与天地这个大宇宙对应合一的，"命系乎气，性系乎神。潜神于心，聚气于身，道在其中矣"（《李清庵太极颂》）①。本书后面的章节中以"术与气"来概括方技之学的这种特点，原因便在于此。

正如前文所言，方技之学曾经是当时社会上的一种普遍知识，对传统中医学的形成起到了重要的促进作用，那么方技之学通过"术与气"的"内求"方式所获得的对于身体结构和功能的认知，必然会影响传统中医学中身体的构建，如罗维前所讲："医学思想从它与修身调摄和房中术这两个分支的边缘来获得意象和实践。"②而且，这也是传统中医理论体系得以建立的一种重要的、有别于现代医学的方式。石田秀实认为，中国古人对身体是抱持着二重的眼光加以了解的，即流动的身体和作为场域的身体。流动的身体，即借着"流动的气"而形成的身体流动性的本质，这是古代可广泛见到的生命论。作为场域的身体，如脏器、皮、骨、脉等，则与近代存在的、机械论的生理学相通③。很显然，对于流动的身体的感知，只能通过对

---

① 陈乐平：《医俗史》，上海文艺出版社，1997年，第96页。
② 罗维前：《合阴阳：西汉养生文献对医学思想发展的影响》，艾兰等主编：《中国古代思维模式与阴阳五行说探源》，南京：江苏古籍出版社，1998年，第405页。
③ （日）石田秀实著，林宜芳译：《由身体生成过程的认识来看中国古代身体观的特质》，杨儒宾主编：《中国古代思想中的气论与身体观》，台北：巨流图书公司，1993年，第184－185页。

"气"的把握，而非解剖的查验。

借助这种方式，传统中医学形成了特色十足的身体理论，尤其以经络学说、脏腑学说最为明显。古代不少医家似乎也注意到了这种现象，通过"内求"方式所获得的对身体的体验来阐释脏腑间的关系。例如，清代医家石寿棠对"肾上连于肺"的阐释，便是借助呼吸吐纳行气过程中所体验到的肺与肾之间的联系，其云：

> 人身肺之真阴，下布于肾而为水，肺之真阳，下纳于肾而为火，所谓地居天中，天包乎地也。两肾中间，名曰命门，为人身之根柢，一阳藏于二阴之中，水火互宅，在卦为坎。肺一呼一吸，与腰间肾气息息相通，经故曰肾上连肺。①

当前中医学界也基本意识到，这种身体认知模式的差异是中医理论特色得以形成的关键要素。例如，廖育群讲："应该承认，中医学的基础理论中有许多内容，确实是通过入静行气的自身体验而得到的。"②全国统编《中医基础理论》第七版教材也讲："人气在体内不断升降出入运动的认识，可能来源于古人在'导引'、'气功'锻炼中对自身之气上下运行的体悟。"③这表明我们越来越以一种更开阔的思路来理解中医学中身体的构建方式，

---

① （清）石寿棠撰，王校华校注：《医原》，南京：江苏科学技术出版社，1983年，第8页。
② 廖育群：《古代解剖知识在中医理论建立中的地位与作用》，《自然科学史研究》1987年第3期，第247页。
③ 孙广仁主编：《中医基础理论》，北京：中国中医药出版社，2002年，第32页。

也无疑与传统中医理论得以产生的真实社会背景相吻合。正是基于这种考虑，本书详细考察了房中、神仙类文献通过行气所获得的对于身体内脏腑功能的感知，对肾与命门理论构建的影响。

"内求"既是中国古人常用的体验自身生命的方式，又是借由身体体验以了解和阐发宇宙之理的中介和桥梁。正如黄俊杰所言，中国思想传统本质是一种体验之学，中国思想家仰观天文，俯察人事，拎成其宇宙论、人生观、社会政治论，莫不"近取诸身，远取诸物"，中国思想系统的诸多面向，皆有其身体之基础。这种体验之学，不仅是一种具有中国文化特色的思维方式，也是一种个人的修养工夫论，更是一种政治学理论①。尤其是宋代以后，受理学思想的影响，通过对自身身体的感知来了解宇宙天理之规律，成为当时的主流认知论。本书后续章节以命门为例对此进行了说明，可以说，社会文化、医学思想藉由身体而实现的融汇，促进了宋明之际对宇宙太极之理的身体感知与理解。正如汤浅泰雄所作的阐释，"气的修炼如果是从生理的层面去掌握的话，就阐明了医学原理；若是从心理的层次来掌握的话，就是根据冥想训练，而认识了在自我无意识根底的无意识领域的机制（machenism）。经由此种实践性的探求，我们应该可以开始认识到从看不见的物理宇宙那一边而来的支配原理。为什么呢？因为我们人本来就是宇宙万物的一部分，体认了内在于人身心

---

① 黄俊杰：《中国思想史中"身体观"研究的新视野》，《现代哲学》2002年第3期，第66页。

之气的作用后，便能了解宇宙万物内部的作用原理（人是一个小宇宙）。"①

3. 内景：游离于形气之间的中医脏腑图

李建民在为栗山茂久《身体的语言》一书所作的导读"身体感的历史"中讲，对身体观历史的研究途径主要包括两个方面："第一，经由文献讨论医学观念的形成与变迁。……第二，从图像入手，藉由身体相关的图解来分析医学传统对身体观看的方式"。② 通过研究古代有关于身体构造的图像，能够更加直观地明白古人对于身体的理解。

传统中医学中有关身体构造的图像，主要包括脏腑图和经络图两大类别。在古代中医文献中，脏腑与经络两者或单独成图，或合绘为一图，形制不一。黄龙祥讲："从文献记载看，最早宋天圣五年王惟一创制针灸铜人时，就有脏腑形象的展示，此后日本、韩国制针灸铜人也多有类似设计。或受此影响，传统的三人明堂图附入脏腑全图一幅。而明中期铜人图中也开始出现脏腑形象，甚至原本无脏腑图的铜人图也增入脏腑图。"③"脏腑图"古代多称为"内景图"，亦有称"存真图"者，例如北宋杨介《存真图》；"经络图"一般无统一称谓，常以每条经络之名称单独命名，

① （日）汤浅泰雄著，卢瑞容译：《"气之身体观"在东亚哲学与科学中的探讨》，杨儒宾主编：《中国古代思想中的气论与身体观》，台北：巨流图书公司，1993年，第74页。
② （日）栗山茂久著，陈信宏、张轩辞译：《身体的语言：古希腊医学和中医之比较》，第1页。
③ 黄龙祥主编：《中国针灸史图鉴》（上），青岛出版社，2003年，第6页。

但亦有统称为"外景图"者,例如朱肱《内外二景图》中,以"内景"称脏腑、以"外景"称经络。限于本书的研究范围,这里重点通过脏腑图来看一下古代医家是以什么作为基础来绘制身体结构的,这些图像表达了他们对于身体理解的重点是什么。更重要的是,在这个基础上,明白我们应该研究哪些对传统中医学中"身体"的形成产生了重要促进作用的因素,以更好地理解中医学身体观的内涵及特点。

"内景"一词盖最早见于《大戴礼记·曾子天圆》,该篇云:

> 天道曰圆,地道曰方,方曰幽而圆曰明;明者吐气者也,是故外景;幽者含气者也,是故内景,故火日外景,而金水内景,吐气者施而含气者化,是以阳施而阴化也。

高明阐释,"景"古通"影"字。外影,它显示万物的影像是在本体之外。内景,就是内影,指它显示万物的影像是在本体之内①。

明代医家张景岳《类经附翼》中云:

> 质诸人身,天地形体也,乾坤情性也,阴阳气血也,左右逢原,纤毫无间,详求其道,无往不然。……以藏象言之,则自初六至上六为阴为藏,初六次命门,六二次肾,六三次肝,六四次脾,六五次心,上六次肺;初九

---

① 高明注译:《大戴礼记今注今译》,台北:台湾商务印书馆,1975年,第207-208页。

至上九为阳为府,初九当膀胱,九二当大肠,九三当小肠,九四当胆,九五当胃,上九当三焦。知乎此,而藏府之阴阳,内景之高下,象在其中矣。①

黄绍祖对此处"内景"之内涵作了阐释,认为其内涵与《大戴礼记·曾子天圆》中"内景"的内涵不同,而是"道家语,《云笈七签》:'阳为外景,为外神也;阴为内景,为内神也。'《传》曰:'灵,神也。'故神即灵也,灵亦神也。儒道二家是均以神释也。此言'内景高下',是指人体内上、中、下六脏六腑紧密相结合,致其中和则健康,偏则疾病生焉,谓其构造生化之神妙也"②。由此可知,"内景"所要表达的重点是脏腑协调而共同表现出来的"生化之神妙",是对脏腑功能的阐释。

对"内景"的这种理解一直延续到清代都未曾发生大的变化,例如清代医家陈修园在其《医学实在易》中专列"内景说",观该篇内容,与明代张景岳所作的"内景赋"很相似,都没有讨论脏腑的解剖形态,而是着重以《黄帝内经》中的相关论述为基础来阐发脏腑的功能。其云:"脏腑内景,各有区处","诸家各立议论,前后迥不相同,然群言淆乱衷于圣,余惟以《内经》为主。"③可见,以《黄帝内经》为基础所确立的、以阐发身体功能为核心和趋向的脏腑学说,成为历代中医"脏

① (明)张介宾著:《类经图翼(附:类经附翼)》,第394页。
② 黄绍祖:《易经与中医学》,台北:中华日报出版部,1990年,第444页。
③ (清)陈修园著,林朗晖校注:《医学实在易》,福州:福建科学技术出版社,1982年,第3-4页。

腑图"或言"内景图"所要表达的重点。

　　不单透过"内景"的含义能让我们理解古人脏腑图所要表达的重点,通过具体的"内景图"能更加直观地了解古人对于身体的认识。由五代道士烟萝子所绘的"内境左侧之图"、"内境右侧之图"、"内境正面之图"、"内境背面之图"等脏腑图(如图 7 所示),是中国现存最早的脏腑图,见于南宋石泰及其门人所编《修真十书》之《杂著捷径》,收入正统《道藏》。

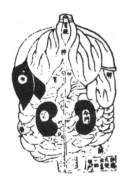 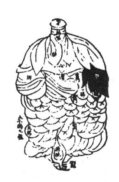 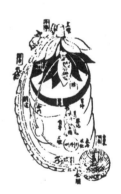

图 7　烟萝子"内境右侧之图"、"内境正面之图"、"内境背面之图"

　　宋代所绘的脏腑图,主要有两种:一种是宋仁宗庆历年间,广西地方官府处死欧希范等五十六名反叛者,对死者进行了解剖,宜州推官吴简与医生、画工观察了这些尸体的内脏器官,并由画工宋景描绘成图谱,名《欧希范五脏图》。此原图已佚,《循经考穴编》①载有《欧希范五脏图》一幅（如图8所示）②，日本医家梶原性全《顿医抄》和《万安方》也收入了一幅《欧希范五脏图》（如图9所示）③。另一种是，宋徽宗崇宁年间，处决反叛者，李夷行对尸体内脏进行了观察，其后杨介根据李夷行的观察，绘制成《存真图》。此图已佚。马继兴通过文献考证，认为，1273年孙焕氏重刊《玄门脉诀内照图》时，有鉴于《欧希范五脏图》中的内脏图像有一定错误，而在1106年顷杨介氏撰绘的人体内脏解剖图谱著作《存真图》一书中均已得到改正。因而将此书中的脏腑图全部按照《存真图》再次加以改正。此本的另一特点则是在图侧注文中引有杨介氏原文④。杨介《存真图》部分图像及文字说明存于元代孙焕重刻的《玄门脉诀内照图》中（如图10所示）⑤。这些图像成为宋代以后医学著作中脏腑图的基础，也正因如此，在后世如《针灸聚英》《医学入门》《针灸大成》《万病回春》《脏腑证治图说人镜经》《三才图会》《福寿丹书》《医略》等明清古籍中所绘脏腑图像，大同小异，无甚发明。限于篇幅，不再一一引载这些古籍脏腑图。

---

① 关于该书之著者及成书年代，范行准在为1959年由上海科学技术出版社出版的《循经考穴编》所作的跋中讲："循经考穴编原分上下两册，不著撰人姓氏。但在下册膺腹部穴图后，背部穴图八髎穴辨及膺腹部穴图辨二篇文末，并有严振识三字，疑本书即严氏所作，惜无序跋，不能考定也。至撰者的时代，可能也是明季人。因本书所引用的书，至明万历而止，所以我姑定它是明季的书。"详见：《循经考穴编》，上海：上海科学技术出版社，1959年，第203页。

② 《循经考穴编》，上海：上海科学技术出版社，1959年，第189页。

③ （日）梶原性全：《覆载万安方》（五），台北：新文丰出版公司，1987年，第557页。

④ 马继兴：《（华佗）内照图源流考》，《马继兴医学文集》，北京：中医古籍出版社，2009年，第76页。

⑤ 黄龙祥主编：《中国针灸史图鉴》（上），第16页。

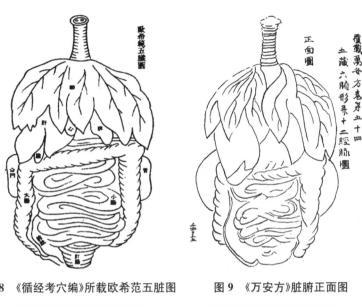

图 8 《循经考穴编》所载欧希范五脏图　　　图 9 《万安方》脏腑正面图

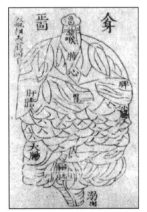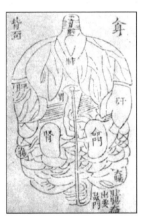

图 10 杨介《存真图》人身正面图、人身背面图

观察中医古籍所载脏腑图,我们可以发现以下规律和特点。首先,各图像基本上都是以烟萝子内境图、欧希范五脏图和杨介存真图为基础而绘制的。即使是要改古人之错的清代医家王清

任,依据"亲见诸脏腑显隐之形"①所绘制的脏腑图(如图 11 所示),与古人相比,虽稍显精致,但亦多是在前人所绘的基础上做了部分修正,恐非完全是依据亲见而绘。实际上,在近代中医受

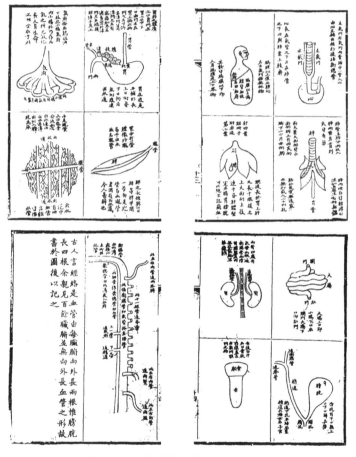

**图 11 《医林改错》王清任所绘脏腑图**

① (清)王清任著,陕西省中医研究院注释:《医林改错注释》,北京:人民卫生出版社,1985 年,第 22 页。

西医解剖影响直接将西医解剖图纳入中医著述之前,历代中医脏腑图大同小异,绘画思路、绘图水平基本一致,与西医解剖完全不可同日而语。例如,近代中医朱沛文认为,"惟西医剖验脏腑,拆影洗涤,有形可据,初学入手较易",当时"西书近行十余种,如合氏(合信)、哈氏(哈来)、海氏(海德兰)等书,尤精覈简明,用以疏证《内经》,而经旨益显。其脑筋、迴管、胆汁、精珠等说,尤能补古未备"①。其中虽提到当时流行的西医数家,但影响最深的则是合信。牛亚华等对比朱沛文所著《华洋脏象约纂》与合信《全体新论》(咸丰元年惠爱医馆藏版),发现《全体新论》共39 个篇目,其中除第三十九"造化"属宗教内容未被引用外,其他 38 个篇目中被引用到的有 36 个篇目,两篇未被引用的篇目第二十七"人身真火论"和第十"眼官妙用论"分别讨论了空气的成分和眼的视物原理,与脏腑结构功能无关。② 另外,《华洋脏象约纂》"凡例"中曰:"集后附刻脏腑官骸图式,皆选自洋医,非弃华从洋,但以绘画工匠,洋人较胜耳。"③陈万成通过对比,认为朱氏所谓"选自洋医",其实十居其九都是来自合信的《全体新论》,《华洋脏象约纂》共有图 123 幅,其中至少有 114 幅是来自《全体新论》④。此亦可作为朱氏受《全体新论》影响的佐证。我们通过图 12 和图 13 的对比便显而易见。

---

① (清)朱沛文:《华洋脏象约纂》,广州:广东科技出版社,2014 年,第 76 页。
② 牛亚华,张伟娜校注:《中西汇通医书二种·导言》,合肥:中国科学技术大学出版社,2014 年,第 19 - 21 页。
③ (清)朱沛文:《华洋脏象约纂》,第 129 页。
④ 陈万成:《〈全体新论〉插图来源的再考察——兼说晚清医疗教育的一段中印因缘》,《自然科学史研究》2011 年第 3 期,第 257 - 277 页。

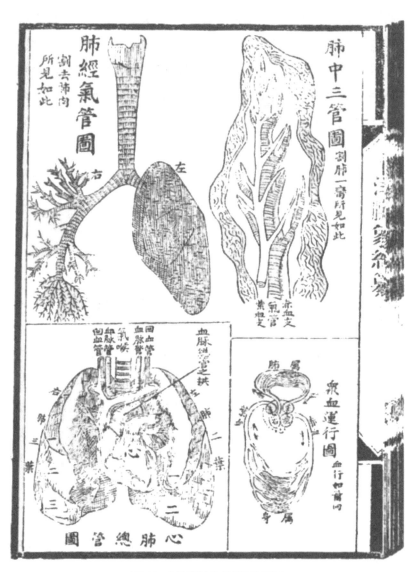

图12 《华洋脏象约纂》脏腑图

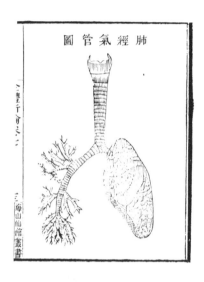
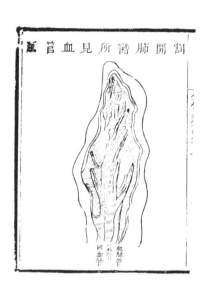
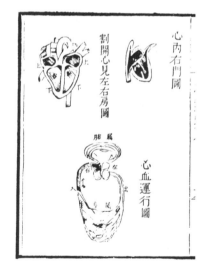
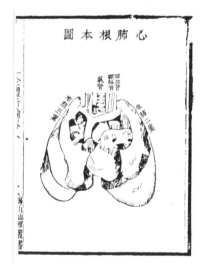

图 13　《全体新论》解剖图

其次，通过诸多脏腑图可以看到，古人对脏腑位置的判断是大致准确的，对心、肾、胃、肠、膀胱等脏腑形态的描绘与解剖所见的粗略形态相比较也是大致相同的。这就说明，古人对身体的观察是基于一定的解剖基础的，这种解剖或源于宰割动物时的有意观察，或源于像古文献所记载的对反叛者戮尸时有意无意的观察，不能认为中医学身体知识的构建没有解剖观察的作用。

再者，最重要的是需要明白，由解剖观察所获得的粗略身体知识，不足以阐发和解释身体所表现出来的复杂的生理功能。所以，古人就逐步把当时主流文化思想中的某些理论，如阴阳、五行、精气学说等等，引入中医学中用以归纳和阐释身体所表现出来的生理病理变化。当这种身体知识作为《黄帝内经》的主体而历代流传时，我们很容易发现，之后的诸多脏腑图的绘制，实际上是根据粗略的解剖观察首先绘制出脏腑的大致位置，然后又根据《黄帝内经》对脏腑功能及其脏腑间联系的阐发，进一步以图像的形式来表述这些经典理论。这也是为什么传统中医脏腑图旁边常注以经典原文阐释的原因所在。

例如，《灵枢·五癃津液别》云：

> 五脏六腑，心为之主，耳为之听，目为之候，肺为之相，肝为之将，脾为之卫，肾为之主外。故五脏六腑之津液，尽上渗于目，心悲气并，则心系急。心系急则肺举，肺举则液上溢。夫心系与肺，不能常举，乍上乍下，故咳而泣出矣。

明代医家张景岳注曰:

> 心为脏腑之主,故五脏之系皆入于心,心之总系复上贯于肺,通于喉,而息由以出。故心悲则系急而肺叶举,液即随之而上溢。然心系与肺本不常举,故有乍上乍下。当其气举而上,则为咳为泣也。凡人之泣甚而继以嗽者,正以气并于上而奔迫于肺耳。[①]

我们从人身正面、侧面图中能够看到古人在心与其余四脏之间以线相连,如《循经考穴编》更直接载有"五脏总系于心之图"(如图14所示)[②],这实际上是对心为五脏六腑之主的图像表达。简言之,图为写意,中医的脏腑图实际上想描绘和表达的是身体各部所展现出来的功能联系。这与中医脏腑图常称为"内景图"的内涵是一致的。或者说,按照古人绘画的思维来看,中医脏腑图是想通过静止的画面来传达"气"在身体中所产生的各种变化。正如葛红兵所言,中国人相信身体虚践,这种虚践来自"神"、"气"、"志"、"精"等等虚体,而不是来自肌肉、骨骼等实体。中国人相信人的自我操控来自气,中国人强调要通过练"神"养气而达到美身的境界,所以我们看到中国古代文人画中的身体都以展现神和气为主题[③]。

---

① (明)张介宾:《类经(附:类经图翼 类经附翼)》,北京:中国中医药出版社,1997年,第248页。
② 《循经考穴编》,第192页。
③ 葛红兵、宋耕:《身体政治》,第28页。

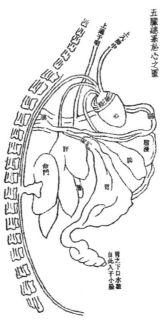

**图 14　《循经考穴编》五脏总系于心之图**

　　既然中医的脏腑图或者说"内景图,是一种身体功能展示图",那么对身体理解的关键就在于通过各种方式获得对身体功能的体验。正如前文所讨论的,古人从房中、神仙等方技之术中体验到了气在身体内的变化,亦即体验到了以气的变化为表达的脏腑功能,可谓是一种"气解剖"——"以气解剖活人自身而非解剖尸体"①。梁漱溟讲:"试翻开古医经一看,便晓得中医原从道家来。中医的理论及其治疗方法、一切措施,无不本于道家对于生命生活的体认",而"道家者起自摄生养生之学也。"②以摄生

① 潘雨廷:《易老与养生》,上海:复旦大学出版社,2001 年,第 201 页。
② 梁漱溟:《东方学术概观》,第 146 页。

养生为主体的方技之学对生命的体验，是传统中医学身体理论得以构建的重要促成因素，中医学中的脏腑经络图像对身体各部功能联系的描绘也得益于方技之学的身体感知。正如刘永明所言，中国传统医学以及受传统医学影响颇大的道教医学，对人体形态结构的认识方法有两种：一种是用刀剖割、用肉眼观察的方法，这种方法与现代医学的人体解剖学性质相同；另一种是独有的、特殊的认识方法，那就是自先秦以来即已流行的行气、导引、内观之术①。

在烟萝子所绘的"内境图"中，除了我们前面引载的"内镜右侧之图""内镜正面之图""内镜背面之图"外，其实还包括道家"内景"色彩十分明显的两幅图："烟萝子首部图"和"烟萝子朝真图"（如图 15 所示）。这也暗示了古人对脏腑的体验离不开方技之学的内求之术。

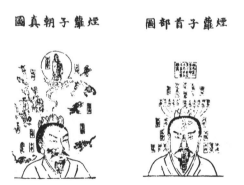

**图 15 烟萝子首部图、朝真图**

---

① 刘永明：《试析道教身神说的医学内涵》，《西北民族大学学报（哲学社会科学版）》2004 年第 2 期，第 29 页。

这种理念在医家所绘脏腑图中也有显现。例如，《针灸大成》所载"脏腑之图"①（如图16所示）中，直接描绘了肾开窍于前阴、上通于脑，很明显是在描绘方技中非常重要的一种顺任督二脉对"气"循环的体验。再如，《性命圭旨》所载"内照图"②（如图17所示），图注曰："脑者髓之海。诸髓皆属之。故上至泥丸，下至尾骶，俱肾主之。""内照图者，指示五脏六腑、二十四椎、任督两脉，使内观者知有下手处。""内照图"是"内观"之依据，泥丸、髓、肾正是内观周天循环之核心，而且，这种体验中特别注重对肾（阴）、脑的阐发，正是方技之学的核心内容之一，在出土的马王堆方技类文献中有鲜明的展现，本书的后续章节还有详细论述。

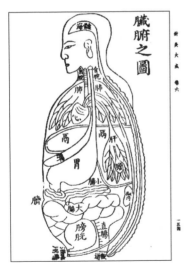 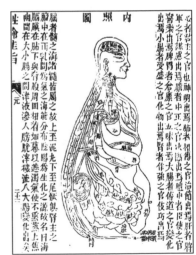

图16 《针灸大成》脏腑之图　　　图17 《性命圭旨》内照图

---

① （明）杨继洲：《针灸大成》，北京：人民卫生出版社，1955年，第154页。
② 《性命圭旨》，北京：中医古籍出版社，1990年，第43－44页。

若以经络为例，就更容易明白古人的这种探求身体的内求方法。李时珍在其《奇经八脉考》中云：

> 丹书论及阳精河车，皆往往以任、冲、督脉、命门、三焦为说，未有专指阴跷者。而紫阳八脉经所载经脉，稍与医家之说不同。然内景隧道，惟返观者能照察之，其言必不谬也。①

很明确地提出了遥承方技之学的道家内景之术对于经络学说构建的促进作用。正如江幼李所讲，经络的发现，"一个重要的原因就是来源于导引行气，或称内炼。内景隧道，惟返观者能照察之。导引行气在我国起源很早，远的如庄子的吐纳导引，老子的专气致柔，更远的如西王母的'善啸'。特别是庄子书中论述的'缘督为经'，更是任督二脉循行于人身的体会"②。

综上所述，方技作为曾经的社会流行文化，尤其是其中的房中、神仙之术，通过一系列技术来体验"气"在人体内的和合状态，以达到养生的目的，在这个过程中所获得的对身体内在结构与功能的感知，成为医家和道家绘制身体结构图时重要的基础。可以说，以"内景图"的直观感悟为切入点，让我们更加感受到探寻方技社会思潮对中医学身体观构建的影响，具有非常重要的意义。

---

① （明）李时珍：《濒湖脉学·奇经八脉考·脉诀考证》，北京：人民卫生出版社，1956年，第82页。
② 江幼李：《道家文化与中医学》，福州：福建科学技术出版社，1997年，第143页。

## （二）从"房中"看肾脏核心理论的构建

前文已述，今天我们所讲的中医学在古代曾经是方技之学的一个组成部分，医经、经方、房中、神仙共同组成当时的医药养生体系，它们拥有共同的知识背景和思维方式。而且，就出土的古文献来看，房中、神仙在当时的影响远比医经、经方大得多。无论今本《黄帝内经》是否就是《汉书·艺文志·方技略》医经类所收载的《黄帝内经》，我们从今本《黄帝内经》中都已看不到如同马王堆所出土的文献那样的古貌。必须要解决的疑问是，《黄帝内经》之前的中医学理论呈现怎样一种面貌。囿于文献的缺失，我们很难找到更多的医学文献进行比较，但是透过房中、神仙类文献所了解到的当时的知识背景和思维方式，我们能够部分推论和还原更为古老的中医学面貌，借之可以了解《黄帝内经》中有关身体理论的构建过程。再者，古代房中、神仙类等方技之学的核心技术并未随着历史的更替而发生大的变化，正如高罗佩在其《秘戏图考》中所假设的一样，"如果著录于《汉书》的房中书能保存下来，它们的内容实际上与引用于《医心方》中的房中书的内容相一致"①。而出土文献的发现，也证明了高氏的推测。因此，我们可以透过后世文献中的房中、神仙类文献，结合马王堆等出土文献，更多地了解房中、神仙之学，这无疑也提

---

① （荷）高罗佩（R. H. van Gulik）著，杨权译：《秘戏图考：附论汉代至清代的中国性生活》，第23页。

供了研究的方便。这正是本书要从房中、神仙等领域探讨中医学身体观构建的一个重要原因。

1. 术与气:房中文献的论述重点

性是人类的本能行为,两性交媾的产生,起源之早无需多言。但以性为基础,有目的地通过一定的技术控制来完成两性交合,简言之就是"房中术",其产生则相对较晚,或源于古代的巫术仪式中通过两性交合以达到沟通天地之目的。例如,时至今日,以两性交合为主题的祈雨活动依然见于某些少数民族。这或许是因为两性交媾中,诸如汗出等性兴奋的表现,被比拟于自然界中雨水的形成。今天我们仍然把"云雨"作为性爱的委婉言辞,也许正是这种原始思维的遗留。再如,男女两性交媾还被作为促进植物生长的仪式,闻一多分析讲:"初民根据其感应魔术原理,以为行夫妇之事,可以助五谷之蕃育。"①英国学者贝尔纳讲:"农业发明后,日常生活的物质基础上的转变,当然对精神方面有重大效应。这效应改由一些新仪式和新神话来表示。新石器时代社会所最关心的是农作物收成。故而对于原来由于女人,为着增多植物和繁殖植物,而举行的一些图腾仪式方面,就更重视,更予以发展。其中最表特征的是用人的交配来激励丰收的那些丰产礼节。在打猎文化时期,只通过雨对动物生活的影响间接察觉雨对植物的影响,但现在雨量对于农作物的影响已成关系生死的要事。用摹仿式的幻术来求雨,成为仪式中另

---

① 闻一多著,李定凯编校:《诗经研究》,成都:巴蜀书社,2002年,第233页。

一主要目的。"①

可以肯定的是，房中的发展走过了漫长的历程，透过马王堆出土的房中类文献，如《养生方》《杂疗方》《胎产书》《十问》《合阴阳》《杂禁方》《天下至道谈》，我们可以看到最迟在汉代，房中已经具备了相当完备的体系，这远比一同出土的其他医经、经方类文献所反映的狭义中医学理论体系要成熟、系统得多。

汉代以后，房中的发展，若仅从史志著录来看，似乎每况愈下，不但数量骤然减少，而且也未像《汉志》一样被单独列为专门类别。例如，《隋志》把其列入子部"五行类"和"医方类"，《旧唐志》和《新唐志》都将其列入子部"医术类"。但实际上，房中术在唐代以后，以相对隐蔽的方式流传于道教内部的若干派别，部分内容散见于道家著作中。房中与流行于当时社会的阴阳、五行、八卦、九宫以及天干地支等相结合②，成为道教神秘的修炼仪式。宋元以降，随着道教内丹术的盛行，房中技术与术语又被内丹修炼中的阴阳、铅汞所"包装"，变得更为隐蔽。明清时期，又有部分内容被民间通俗艳情小说所采用，内容虽大多低俗不堪，但依

---

① （英）J. D. 贝尔纳著，伍况甫等译：《历史上的科学》，北京：科学出版社，1959年，第53－54页。

② 可参阅：葛兆光《黄书、合气及其他——道教过度仪的思想史研究》《〈上清黄书过度仪〉的文献学研究》。整个仪式是仿效宇宙天地的，它复杂地规定了人在仪式中所做的动作，与阴阳、五行（四方）、八卦、九宫以及天干地支等等的配合相应，在整个过度仪式中，男女信仰者的动作始终充满了隐秘的象征意味，仪式过程始终在对应阴阳、五行、八卦、九宫和干支之数。这种对应有时到了煞费苦心甚至不惜繁琐的地步。可是正是这种与宇宙的对应，使本来属于个人性的隐秘的性行为，在宇宙论的背景下合理化，成了公开性的宗教仪式。详见：葛兆光《屈服史及其他：六朝隋唐道教的思想史研究》，北京：生活·读书·新知三联书店，2003年，第57－95页。

然可以看到早期房中术的部分内容。另外,高罗佩在其《秘戏图考》中所收录的明代房中写本《素女妙论》,内容与早期房中书一脉相承,包含了一些重要的解释线索。高罗佩评价道:"此书由《素女经》《洞玄子》等一类古房中书的片断组成,经改写而连缀成篇,不时增补有编者自己的见解。全文以黄帝与素女问答的形式写成。文字带有典型的明代风格。……就我所知,这是保存至今的最完整的房中书真本。"①

史志所著录的房中类文献,在五代之后虽大多亡佚于中国,《千金要方》《外台秘要》中所保留的房中文献仅点滴而已。庆幸的是,因隋唐之际中日的频繁交流,许多已亡佚于中国的古代房中类文献被收入日本医家的著作中,其中又尤以日本永观二年(宋雍熙元年,公元 984 年)由丹波康赖所撰的《医心方》卷二十八"房内"所收最多,使我们可以一窥古代房中文献之面貌。清代末年,长沙叶德辉曾以《医心方》卷二十八为基础,结合孙星衍所辑的《素女方》,辑成《素女经》一卷、《素女方》一卷、《玉房秘诀》一卷(附《玉房指要》)、《洞玄子》一卷,并与所录伯希和藏敦煌写本《天地阴阳交欢大乐赋》,共收入其《双梅景闇丛书》中。马继兴亦把《医心方》所收录的房中文献分为五种:《玉房秘诀》《素女经》《玄女经》《玉房指要》《洞玄子》②。李零曾分析了《医心

---

① (荷)高罗佩(R. H. van Gulik)著,杨权译:《秘戏图考:附论汉代至清代的中国性生活》,第 103 - 104 页。

② 马继兴:《〈医心方〉中的古医学文献初探》,《马继兴医学文集》,北京:中医古籍出版社,2009 年,第 369 - 396 页。

方》的引文特点，称其"转相钞引，甲书套着乙书，而且表示同书引文的'又云'有时会漏去，书题也不都是另起抬头，有时是接钞在别书的引文之后，极易弄混"[①]，因此以上的分类都比较粗疏。李零并在其《中国方术正考》"附录"中把《医心方》卷二十八所引古房中书佚文整理为《素女经》《玄女经》《彭祖经》《子都经》《封君达之书》《玉房秘诀》《玉房指要》《洞玄子》几部分。此做法较为妥当。《抱朴子·释滞》称"房中之法十余家"，"玄、素、子都、容成公、彭祖之属"[②]。《抱朴子·遐览》中所载的《玄女经》《素女经》《彭祖经》《子都经》等房中著作，在《医心方》中都有引用。关于这些著作的年代，经李零考证，《素女经》《玄女经》《彭祖经》至少是东汉就有的古书，其中《素女经》可能出现在前。《玄女经》，从《医心方》引文看，似是《素女经》续篇，故或附于《素女经》内，合称"玄、素之法"。《彭祖经》，据《女几传》，又是在"玄、素之法"的基础上写成。此三书虽未见于《汉志》著录，但《素女经》，据张衡《同声歌》，似与《汉志》房中所录《天老杂子阴道》有一定关系；《彭祖经》是以殷王遣采女问道彭祖的形式写成，与《汉志》房中所录《汤、盘庚阴道》可能有一定关系。《子都经》，至少也是东汉就有的古书。隋唐之际流行的主要是《素女经》《玄女经》和《彭祖经》，当时还出现一种杂钞性质的房中书，也很流行。如《玉房秘诀》，有八卷本、九卷本和十卷本，似不断有续补。《素女经》

---

① 李零：《中国方术正考》，第 308 页。
② 王明：《抱朴子内篇校释》，北京：中华书局，1985 年，第 150 页。

《彭祖经》和《子都经》等许多房中书的佚文就是靠这种古书而保存下来，《医心方》引古房中书多出于《玉房秘诀》[①]。

以上所述的房中文献，尽管前后时间跨度很大，但无论是房中术语还是它们所反映的学术体系，都与马王堆房中文献保持了很好的沿袭性，这也为我们的研究提供了方便和前后互参的价值。

《汉书·艺文志·方技略》云："方技者，皆生生之具，王官之一守也。"[②]房中作为方技的重要组成部分，是古人常用的养生方法，"房中者，情性之极，至道之际。……乐而有节，则和平寿考"[③]。养性命是方技之学所有分支共同的目的。《史记·扁鹊仓公列传》载淳于意师从公乘阳庆学医时，"受其脉书上下经、五色诊、奇咳术、揆度、阴阳外变、药论、石神、接阴阳禁书"[④]。"接阴阳禁书"的主题极有可能便是房中之术，此类文献师徒授受，表明已经成为当时医药知识系统的重要组成部分。以上皆可说明，房中并非是性交的代名词。

作为方技之学的房中，所讨论的重点并非是两性交媾本身，而是在两性交合的过程中，通过各种"技术"（其内涵远比今天所讲的以性交姿势为主体的性技巧的内涵丰富得多）来体验体内之"气"在男女两性身体中的和合运行，从而达到以房中促养生

---

① 李零：《中国方术正考》，第 305 – 306 页。

② （汉）班固著，（唐）颜师古注：《汉书艺文志》，北京：商务印书馆，1955 年，第 72 页。

③ （汉）班固著，（唐）颜师古注：《汉书艺文志》，第 71 页。

④ （汉）司马迁：《史记》，第 2796 页。

的目的。《汉书·艺文志·方技略》著录的房中类文献，其中有《容成阴道》二十六卷。《列仙传》云："容成公者，自称黄帝师，见于周穆王，能善补导之事。取精于玄牝，其要谷神不死，守生养气者也，发白更黑，齿落更生，事与老子同，亦云老子师也。"①该书托名为"容成"所作，本身就说明了房中术与"补导"、"养气"等导引行气之术的密切关联。正如李零所言，古人常常是从方技体系的整体来理解房中术，它与方技各门均有交叉。古代性技巧体系，自古人看来，主要就是一种与行气、导引类似的养生方法②。可以说，术与气，是房中论述中两个不可分割的主题。

"气"既是房中要通过一定的技巧而得以调动发挥其养生功用的对象，又是判断房中实际操作技术是否达到预期效果的判断标准，这是"气"在房中术中的两层内涵。我们可以通过部分房中文献来说明"气"在房中术中的体现。

首先，我们看一下"气"作为房中术养生核心的第一层内涵。例如：

> 尧曰："治之奈何？"舜曰："必爱而喜之，教而谋之，饮而食之，使其题嶵坚强而缓事之。必衔之而勿予，必乐矣而勿泻，材将积，气将蓄，行年百岁，贤于往者。"舜之接阴治气之道。（《十问》第五问）③

① （汉）刘向撰，钱卫语释：《列仙传》，北京：学苑出版社，1998年，第9页。
② 李零：《中国方术正考》，第361页。
③ 马继兴：《马王堆古医书考释》，第920页。

王子乔父问彭祖曰："人气何是为精乎？"彭祖答曰："人气莫如朘精。朘气郁闭，百脉生疾。朘气不成，不能繁生，故寿尽在朘。朘之保爱，兼予成佐。是故道者发明垂手、循臂、摩腹、从阴从阳，必先吐陈，乃吸朘气，与朘通息，与朘饮食。饮食完朘，如养赤子。赤子骄悍数起，慎勿出入，以脩美理，固博内成，何病之有？"

（《十问》第六问）①

两段原文相比较，"饮食"之义实际上是气至外阴以充养之。

黄帝曰：夫阴阳交接，节度为之奈何？素女曰：交接之道，故有形状，男致不衰，女除百病，心意娱乐，气力强。然不知行者，渐以衰损。欲知其道，在于定气、安心、和志。三气皆至，神明统归。

（《医心方·卷二十八·至理》)②

房中养生之道在于"定气"，固摄精气。

洞玄子云：凡欲泄精之时，必须候女快，与精一时同泄。男须浅拔，游于琴弦、麦齿之间。阳锋深浅，如孩儿含乳，即闭目内想，舌柱下腭，蹋脊引头，张鼻歙肩，闭口吸气，精便自上。

（《医心方·卷二十八·施泻》)③

---

① 马继兴：《马王堆古医书考释》，第 925－926 页。
② （日）丹波康赖编撰，沈澍农主编：《医心方校释》，北京：学苑出版社，2001 年，第 1713页。
③ （日）丹波康赖编撰，沈澍农主编：《医心方校释》，第 1736 页。

房中将欲射精之时，通过“闭目内想，舌柱下腭，跼脊引头，张鼻歙肩，闭口吸气”的导引行气方法，使精气内存以养生。

> 凡男女交合之道及补精采气之法、按摩导引之义，返本还元，深根固蒂，得其长久之情。(《素女妙论》)[①]

明言男女交合之道，即房中术的关键，在于使气“返本还元，深根固蒂”。

> 帝问曰：“方外之士，能用药物，短小者令其长大，软弱者令其坚硬，恐遗后患乎？将有补导之益乎？”素女答曰：“两情相合，气运贯通，则短小者自长大，软弱者自坚硬也。”(《素女妙论》)[②]

通过房中术使气至外阴，气运贯通，同样能够起到药物补益之功效。

其次，我们再看一下“气”作为判断房中技术是否成功的第二层内涵。例如：

> 怒而不大者，肤不至也。大而不坚者，筋不至也。坚而不热者，气不至也。(《天下至道谈》)[③]
>
> 黄帝曰：何谓四至？玄女曰：玉茎不怒，和气不至；

---

① (荷)高罗佩(R. H. van Gulik)著，杨权译：《秘戏图考：附论汉代至清代的中国性生活》，第317页。

② (荷)高罗佩(R. H. van Gulik)著，杨权译：《秘戏图考：附论汉代至清代的中国性生活》，第324-325页。

③ 马继兴：《马王堆古医书考释》，第1059页。

怒而不大，肌气不至；大而不坚，骨气不至；坚而不热，神气不至。故怒者，精之明；大者，精之关；坚者，精之户；热者，精之门。四气至而节之以道，开机不妄开，精不泄矣。（《医心方·卷二十八·和志》）[①]

素女答曰：玉茎不强者，阳气未至也；刚强而不动者，肌气未至也；振摇而不怒者，骨气未至也；怒张而不久者，肾气未至也。若一不至而犯之，必有损伤。

（《素女妙论》）[②]

以上是"气"作为判断男性是否达到两性和合状态的标准。

凡将合阴阳之方，握手，出腕阳，循肘旁，抵腋旁，上灶纲，抵领乡，循拯匡，复周环，下缺盆，过醴津，凌勃海，上恒山，入玄门，御交筋，上合精神，乃能久视而与天地侔存。交筋者，玄门中交脉也。为得操循之，使体皆乐痒，悦怿以好。虽欲勿为，作相呴相抱，以恣戏道。戏道：一曰气上面热，徐呴。二曰，乳坚，鼻汗，徐抱。三曰，舌薄而滑，徐屯。四曰，下液股湿，徐操。五曰，嗌干，咽唾，徐撼，此谓五欲之征。征备乃上，上揕而勿内，以致其气。气至，深内而上撅之，以抒其热，因复下反之，毋使其气泄，而女乃大竭。（《合阴阳》）[③]

---

① （日）丹波康赖编撰，沈澍农主编：《医心方校释》，第1724－1725页。

② （荷）高罗佩（R. H. van Gulik）著，杨权译：《秘戏图考：附论汉代至清代的中国性生活》，第327页。

③ 马继兴：《马王堆古医书考释》，第977、983页。

此段描述的是在男性主导下促使女性达到气至的"操循"方法。马继兴认为，此条全文论述合阴阳之前的准备阶段。首先，为从事循行按摩上半身之法。即由手部开始经上肢，至头部，再向下，经躯干部，而终止于小腹下部。而在此过程中兼施用呼气诸法，使精神气力得以蓄积[1]。可参见图 18 所示（此图的绘制参考了李零《中国方术正考》中的"操揥图"[2]）。很明显，这种操循的路线比较规律，而且似乎在身体的不同部位都要触及到一些关键的可以激发气至的关键点，这与后世点按穴位以激发疏通经气的方式极为相似，或许经络学说的形成也部分采纳了房中术中对气的循行的体验。可见，房中术中所讲的操循，并非是漫无目的的两性间的爱抚，而是一种激发体内之气的操作技术。

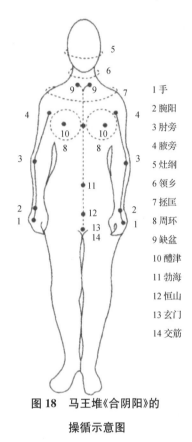

| | |
|---|---|
| 1 | 手 |
| 2 | 腕阳 |
| 3 | 肘旁 |
| 4 | 腋旁 |
| 5 | 灶纲 |
| 6 | 领乡 |
| 7 | 拯匡 |
| 8 | 周环 |
| 9 | 缺盆 |
| 10 | 醴津 |
| 11 | 勃海 |
| 12 | 恒山 |
| 13 | 玄门 |
| 14 | 交筋 |

**图 18　马王堆《合阴阳》的操循示意图**

① 马继兴：《马王堆古医书考释》，第 983 页。
② 李零：《中国方术正考》，第 326 页。

《素女妙论》中也有类似的论述：

> 倦伸欠息，而睡觉朦胧，肺气未到也；门户不润，屈股不开，心气未到也；目不流视，举止不忻，脾气未到也；手扪玉茎而情意不悦，血气未到也；手软足缓，横卧不动，筋气未到也；抚弄两乳，意向无味，骨气未到也；瞬波微动，莺口不开，肝气未到也；举身向人，桃颊不红，肾气未到也；玉关仅润，口中不渴，液气未到也。[①]

以上是"气"作为判断女性是否达到两性和合状态的标准。

### 2. 术气之要：丹田、肾、二阴

"气"在房中术中所展现的两层内涵，尤以前者对身体内脏腑的体验最为直接。房中术借助一定的类似于导引之术的技巧，使"气"按一定路线有规律地循行，以会聚于身体的某个部位，从而达到房中养生的目的。房中作为当时社会方技之学的主流，这种体验身体的方式和思维具有很大的普遍性。前文已述，早期对生殖核心的讨论主要集中在外生殖器，而《黄帝内经》中所见的生殖核心已经归属于肾，如《素问·灵兰秘典论》中云："肾者，作强之官，伎巧出焉。"两者之间有一个明显的知识断层。透过房中术中所展现的内求方法，我们可以部分了解这个断层是一种什么情况，中医学是怎样逐步完成这种由外向内的过渡。

---

[①] （荷）高罗佩(R. H. van Gulik)著，杨权译：《秘戏图考：附论汉代至清代的中国性生活》，第 327 页。

赵国华讲："原始人类将经血看作生命的本源，将气息视同生命，这种崇尚气血的观念直接影响到中医学的理论。对男根勃起的生理机制的不解，导致了初民对气的格外重视。将性欲归于意念，将男根勃起归于气的运行，遂以意念催动气，从而出现了气功。……这是生殖崇拜文化中的一个内容。"①透过房中文献，我们可以很明显地看到这种以"气"来阐释身体性生理机制的传统思维方式。例如：

> ××××天下×××××××××××宗，有气则生，无气则死。是××××××。怒而不大者，肤不至也。大而不坚者，筋不至也。坚而不热者，气不至也。肤不至而用则垂，筋不至而用则避，气不至而用则惰。是以圣人必××之。(《养生方》)②

《玄女经》中则把女性达到性兴奋的生理机制归之于相应的身体之气所主宰，例如：

> 黄帝曰：善哉！女之九气。何以知之？玄女曰：伺其九气以知之。女人大息而咽唾者，肺气来至；鸣而吮人者，心气来至；抱而持人者，脾气来至；阴门滑泽者，肾气来至；殷勤咋人者，骨气来至；足勾人者，筋气来至；抚弄玉茎者，血气来至；持弄男乳者，肉气来至；久

---

① 赵国华：《生殖崇拜文化论》，第 399 页。
② 马继兴：《马王堆古医书考释》，第 739 页。

与交接弄其实以感其意，九气皆至。

（《医心方·卷二十八·九气》）①

很明显，房中文献已经开始尝试用肺、心、脾、肾等脏腑来阐释和归纳房中过程中所显现的身体功能变化，但是这种脏腑知识还较为原始，远没有《黄帝内经》中以五行为框架而建立起来的脏腑理论那么系统，此段房中文献应该更能反映早期的脏腑认识。在《黄帝内经》中，骨已属肾所主，此段文献中则把肾与骨作为独立的、并行的身体结构单元进行论述。但是，由"阴门滑泽者，肾气来至"，肾开窍于前阴的认识，可以判断中医学中肾藏象系统的诸多配属关系中，以房中术等方技之学为基础建立起来的肾与前阴归属关系应该是较早的。

在明代的房中著作《素女妙论》中，有如下论述：

素女答曰：玉茎不强者，阳气未至也；刚强而不动者，肌气未至也；振摇而不怒者，骨气未至也；怒张而不久者，肾气未至也。若一不至而犯之，必有损伤。②

以阳气、肌气、骨气来阐释男性外阴之性反应，一如马王堆出土房中文献那么古老和原始，可见汉代以降房中的发展处于相对稳定和封闭的环境中，变化不大，从中亦可说明"怒张而不久者，肾气未至"所反映的肾与前阴的关联，是房中术中很早就已经形成的一种认识。

---

① （日）丹波康赖编撰，沈澍农主编：《医心方校释》，第1725页。
② （荷）高罗佩（R. H. van Gulik）著，杨权译：《秘戏图考：附论汉代至清代的中国性生活》，第327页。

那么这种早期认识是如何形成的呢？我认为，对肾与前阴的关联，脐下"丹田"是一个重要的中转。

后世所称的脐下"丹田"这个部位，是房中、神仙等方技之术行气过程中所关注的重点。行气中对"丹田"部位的感知和操控技术起源很早，但"丹田"称谓的出现却相对较晚，是模拟外丹术的词语。较早的文献记载，如东汉延熹八年（165）由边韶所作的《老子铭》（后收载于南宋洪适编撰的《隶释》）中载"存想丹田，大一紫房"①；《抱朴子·地真》引《仙经》曰："子欲长生，守一当明。……一有姓字服色，男长九分，女长六分。或在脐下二寸四分下丹田中，或在心下绛宫金阙中丹田也，或在人两眉间，却行一寸为明堂，二寸为洞房，三寸为上丹田也。"②"一"即"丹田"。在早期房中文献中还没有"丹田"的称谓，而是常用"本"、"元"等来代替。例如，《行气铭》是至今出土最早的行气文献，原文刻于一圆柱形十二面体的小型玉器上，罗振玉《三代吉金文存》曾收录此铭文拓片③。关于此铭文的年代，于省吾考证为晚周④，郭沫若考证为战国初年⑤，陈邦怀考证为战国后期⑥。

① （宋）洪适：《隶释·隶续》，北京：中华书局，1985年，第36页。
② 王明：《抱朴子内篇校释》，第323页。
③ 罗振玉：《三代吉金文存》，北京：中华书局，1983年，第2127页。
④ 于省吾：《双剑誃吉金文选》，北京：中华书局，1998年，第385页。
⑤ 郭沫若：《古代文字之辨证的发展》，《郭沫若全集·考古编·第十卷》，北京：科学出版社，1992年，第94页。
⑥ 陈邦怀：《战国行气玉铭考释》，《一得集》，济南：齐鲁书社，1989年，第135页。

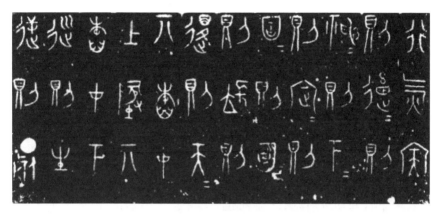

**图 19　行气铭拓片**

铭文内容如下（主要参考于省吾、郭沫若、陈邦怀三家考释）：

　　行气，吞则畜，畜则伸，伸则下，下则定，定则固，固则萌，萌则长，长则复，复则天。天其本在上，地其本在下，顺则生，逆则死。

李零认为，铭文中的"本"便是古行气家对"丹田"的早期表达，铭文中的"天之本"应指上丹田，即泥丸；"地之本"应指下丹田，即脐下的丹田。整个功法应属沿任、督二脉行气的小周天功①。何新认为，"气"通"精"，行气或称作"合气"，乃是秦汉古人关于性交的隐语之一，这实际是一首关于行房之术的韵文②。马

---

①　李零：《中国方术正考》，第 272 页。
②　何新：《诸神的起源——中国远古神话与历史》，第 139 页。

伯英亦认为是房中术行气的铭文，并由之推想"房中养生法在当时之流行"①。

再如，《素女妙论》中"原始篇"所辑素女之论：

> 凡男女交合之道及补精采气之法、按摩导引之义，返本还元，深根固蒂，得其长久之情。②

在早期称谓中除了前面所说的"本"、"元"，相对较晚的医学著作《难经》中则称其为"生气之原"，如《难经》第六十六难所云："脐下肾间动气者，人之生命也，十二经之根本也，故名曰原。"《难经集注》中杨玄操注曰：

> 脐下肾间动气者，丹田也。丹田者，人之根本也，精神之所藏，五气之根元，太子之府也。男子以藏精，女子主月水，以生养子息，合和阴阳之门户也。在脐下三寸，方圆四寸，附著脊脉两肾之根，其中央黄，左青右白，上赤下黑。三寸法三才，四寸法四时，五色法五行。③

类似的表述亦见于《难经》第八难：

> 诸十二经脉者，皆系于生气之原。所谓生气之原

---

① 马伯英：《中国医学文化史》，上海人民出版社，1994 年，第 265－266 页。
② （荷）高罗佩（R. H. van Gulik）著，杨权译：《秘戏图考：附论汉代至清代的中国性生活》，第 317 页。
③ （吴）吕广等注，（明）王九思等辑：《难经集注》，北京：人民卫生出版社，1963 年，第 144 页。

者,谓十二经之根本也,谓肾间动气也。此五脏六腑之
本,十二经脉之根,呼吸之门,三焦之原。

其实,结合《难经》以及杨玄操的注释,我们还可理解房中文
献所透露的有关于丹田的相对隐晦的记载。例如:

> 巫子都曰:令人目明之道,临动欲施时,仰头闭气,
> 大呼嗔目,左右视,缩腹还精气,令入百脉中也。
>
> 　　　　　　　　　(《医心方·卷二十八·治伤》)①
>
> 若知养阴之道,使二气和合,则化为男子。若不为
> 子,转成津液,流入百脉,以阳养阴,百病消除,颜色悦
> 泽,肌好,延年不老,常如少童。
>
> 　　　　　　　　　(《医心方·卷二十八·养阴》)②

两段引文都提到将不射之精气转入百脉之中,结合《难经》
所讲的肾间原气为诸脉之根本,便不难理解,两段引文所表达的
重点实际上就是精聚于丹田,亦即肾间这个位置,才能由本原至
分流而散于百脉之中。

更为重要的是,从《难经》以及杨氏所论,我们很容易明白两
肾之间恰恰是丹田之位置,部位的相近是"肾"与"丹田"两者得
以发生密切关联的根本基础。在房中行气过程中,把对无形丹
田功能的体验,慢慢归于其两侧有形的肾脏的作用,是一种并不
复杂、也很容易产生的推理。这应该是房中文献中以肾气来判
断男女生殖器是否达到和合标准的重要原因。

---

① 　(日)丹波康赖编撰,沈澍农主编:《医心方校释》,第 1737 – 1738 页。
② 　(日)丹波康赖编撰,沈澍农主编:《医心方校释》,第 1717 页。

　　按古人的思维，丹田在房中术中的作用，或者说房中术达到养生目的的关键就在于，首先通过各种技法使"气"聚于丹田，丹田气固则能收摄前阴欲射之精气，正如《素女经》（辑自《医心方·卷二十八·至理》）所云："能动而不施者，所谓还精。还精补益，生道乃著。"①这就是《行气玉佩铭》所讲的"下则定，定则固"；然后，再通过行气的方法使所固摄之精气从丹田沿督脉上行至脑髓，亦即"还精补脑"之法，也就是《行气玉佩铭》所讲的"复则天"。简言之，丹田在房中术中的作用，主要包括控制前阴和收摄精气两个方面。两者又互为增益，控制前阴是为了更好地收摄精气，而在行气过程中通过一定的功法使精气聚于丹田，则能更好地发挥丹田对前阴的控制。这在后世的房中文献中有更直接的描述，例如，唐代法琳《辨正论》中载：

　　　　寻汉安元年，岁在壬午，道士张陵，分别黄书云："男女有和合之法，三五七九交接之道。其道真诀，在于丹田；丹田，玉门也。唯以禁秘为急，不许泄于道路；道路，溺孔也。"②

　　丹田之用在于固精，使精不至于从溺孔而泄。这部分功能恰恰是后世中医学中"肾藏精"的功用。饶宗颐认为，马王堆竹简之《十问》，屡言"玉闭"，当即张陵之"玉门"③。如，《十问》载：

---

① （日）丹波康赖编撰，沈澍农主编：《医心方校释》，第 1712 - 1713.
② 石峻等编：《中国佛教思想资料选编》（第 2 卷 第 3 册）：北京：中华书局，1983 年，第 352 - 353 页。
③ 饶宗颐：《老子想尔注校证》，上海古籍出版社，1991 年，第 143 页。

"长生之稽，慎用玉闭。玉闭时避，神明来积。积必见彰，玉闭坚精。必使玉泉毋倾，则百疾弗婴，故能长生。"①

再如，《备急千金要方》引《仙经》曰：

> 令人长生不老，先与女戏，饮玉浆。玉浆，口中津也。使男女感动，以左手握持，思存丹田，中有赤气，内黄外白，变为日月。徘徊丹田中，俱入泥垣，两半合成一因。闭气深纳勿出入，但上下徐徐咽气，情动欲出，急退之。此非上士有智者不能行也。其丹田在脐下三寸；泥垣者在头中对两目直入内，思作日月想，合径三寸许。两半放形而一，谓日月相者也。②

《类修要诀》引"钱九华山人金锁歌"：

> 鼓橐籥，往来诀，进则呼兮退则吸，舌拄上腭牙紧关，毋令气喘真精泄。……情意秾，莫贪味，守丹田，牢固济。……倒吸小腹须着力，紧撮谷道内中提。内中提，三十六，上关提动下关续，若要夹脊双关透，倒骑意马双辘轳。双辘轳，大关键，铅汞相投成一片。黄河逆转至昆仑，九窍三关都贯串，三十六宫终是春，须臾火发周天遍。③

---

① 马继兴：《马王堆古医书考释》，第 890 页。

② （唐）孙思邈撰，高文柱、沈澍农校注：《备急千金要方》，北京：华夏出版社，2008 年，第 492 页。

③ （明）胡文焕辑，孙炜华校点：《类修要诀》，第 155－156 页。

《类修要诀》"采战六字延生歌诀"：

> 入炉温养意悬悬，一深九浅数为先，进迟退速能收取，益精补髓壮丹田。……精养灵根气养神，元阳不走得其真，丹田养就千金宝，万两黄金莫与人。①

《素女妙论》"四至九到篇"：

> 天地交泰，阴阳会施，先察其情兴，审辨其气候到不到，极抽出插入添炭之妙，固济自己阳匮，香吻相偎，吸阴精而补阳气，引鼻气以填脊髓，含津液以养丹田，令泥丸热气透切，贯通四支，溢益气血，驻颜不老。②

"思存丹田""守丹田"，都非常明确地表述了房中行气之关键在于使精气聚养丹田，精气不外泄，不但能"壮丹田"、"养丹田"，而且使精气逆转至"昆仑"、"泥丸"（脑），进而"贯通四支，溢益气血"，则能发挥房中养生之功用。

丹田与前阴之间的关系，就是这样以"气"为中介而建立的。中医学则又在此基础上，基于肾与丹田的关系，逐步把前阴归属于肾，并把丹田所固摄的精气归之于肾气所主，这应该是《黄帝内经》中肾开窍于前阴得以建立的身体感知基础。在《黄帝内经》中，身体的各部功能都被系统地、简练地归于心肝脾肺肾中，

① （明）胡文焕辑，孙炜华校点：《类修要诀》，第161页。
② （荷）高罗佩（R. H. van Gulik）著，杨权译：《秘戏图考：附论汉代至清代的中国性生活》，第327页。

或者说是把身体内的各种"气化"都归于某一脏所主。把通过房中等方技之术所体验到的丹田之气，以及依赖丹田之气调控的前阴，归于与之相近的肾脏，是最容易联想到的归纳。同时，房中术中对丹田与脑髓精气循环的论述，着重阐发了丹田、前阴、髓、脑之间的联系，这可能是中医学中肾主髓、脑为髓海理论的前身。

明白了这种演变，更有助于我们理解前文所引载的脏腑内景图像。前文所载中医脏腑图，尤其是侧面脏腑图中，对肾与前阴、髓、脑关系的描绘，有如下几个特征值得注意：一是，以"命门"来特指两肾中之右肾时，常旁注其主司精血之功用，而主司精血之功能在早期的方技之学中常被归于"本"、"元"，亦即"丹田"；二是，脊髓上贯于脑，与肾相通；三是，前阴精溺之管道并入脊中与肾脑相通。有的图像则直接把肾与前阴以管道相通，如前《针灸大成》所载"脏腑之图"（如图 16 所示）。清代医家王清任在其所绘肾脏图旁注曰："两傍肾体坚实，内无孔窍，绝不能藏精。"（如图 11 所示）虽然王氏通过解剖认定肾脏绝不会具有藏精的功能，但依然在其新绘脏腑图中把肾脏与精管因"卫总管"而相通（如图 11 所示）。以上三个特征，不排除古人有粗略的解剖和对粗略解剖的错误阐释，但主要是想以图像的形式来表述气由丹田部位上至脑部的循环中诸多脏腑官窍之间的联系，而这正是房中等诸多方技之学共同的行气核心。

另外，除上文所述房中通过"术"来完成"气"在体内的聚集与运行，注重对丹田与前阴的操控，我们还可发现，对后阴的控制也是使精气聚于丹田，以固摄精气防止外泄的关键所在。例如：

《十问》第七问：

> 君必贵夫与身俱生而先身老者，弱者使之强，短者使长，贫者使多量。其事一虚一实，治之有节：一曰垂肢，直脊，挠尻。二曰疏股，动阴，缩州。三曰合睫，毋听，吸气以充脑。四曰含其五味，饮夫泉英。五曰群精皆上，吸其大明。至五而止，精神日怡。①

《天下至道谈》载：

> 旦起起坐，直脊，开尻，翕州，抑下之，曰治气。饮食，垂尻，直脊，翕州，通气焉，曰致沫。……为而耍脊，翕州，抑下之，曰蓄气。……几已，内脊，毋动，翕气，抑下之，静身须之，曰待盈。②

《医心方·卷二十八·治伤》云：

> 调五藏、消食、疗百病之道，临施张腹，以意内气，缩后，精散而还归百脉也，九浅一深，至琴弦、麦齿之间，正气还，邪气散去。③

---

① 马继兴：《马王堆古医书考释》，第 934 - 936 页。
② 马继兴：《马王堆古医书考释》，第 1038 - 1039 页。
③ （日）丹波康赖编撰，沈澍农主编：《医心方校释》，第 1737 - 1738 页。

《医心方·卷二十八·养阴》云：

> 若欲御女取益而精大动者，疾仰头张目，左右上下
> 视，缩下部，闭气，精自止。①

文中所讲的"缩州"、"翕州"、"缩后"、"缩下部"都是指提肛，常配合垂臂、直脊、撅臀等姿势，使气聚丹田，以治气抟精。通过前文对丹田与肾的关系的论述以及医家对房中身体感知的借鉴和改造，可以猜想房中对丹田与后阴的论述，可能是中医学中肾开窍于后阴理论得以形成的重要基础。

综上所述，房中术发挥其养生功用的关键在于气聚于丹田，从而发挥丹田收摄前阴欲泄之精气的功能。在这个过程中对前阴与后阴的控制，以及在行气过程中对与丹田密切相关的肾、脑的感知，反映了当时方技之学的核心，也代表了流行于当时社会的一般知识思潮。这种思维和知识，以及在它所指导下的对身体内在脏腑的感知，既是由原始医学由对外窍的注重向以《黄帝内经》所代表的以内脏为核心的脏腑理论转变的关键，又是传统中医学身体理论得以构建的重要基础。这种转变和基础构建，通过上文所述的肾脏可窥一斑。

3. 还精之法：生殖之精向广义肾精的转变

《抱朴子·释滞》云："房中之法十余家，或以补救伤损，或以攻治众病，或以采阴益阳，或以增年延寿，其大要在于还精补脑

---

① （日）丹波康赖编撰，沈澍农主编：《医心方校释》，第 1734-1735 页。

之一事耳。"①"还精补脑"一词盖最早见于东汉《老子想尔注》"从女不施，思还精补脑"②，但其技术操作却早有记载。例如，前文所引《行气玉佩铭》中的"长则复，复则天"，不少学者便认为是对房中还精补脑术的描述；再如，《十问》第七问中所讲的"吸气以充脑"③。其后的房中文献中对还精补脑的房中养生意义及操作方法则有更为直接的描述，例如：

《备急千金要方》"房中补益"篇云：

> 凡欲施泻者，当闭口张目，闭气，握固两手，左右上下缩鼻取气，又缩下部及吸腹，小偃脊膂，急以左手中两指抑屏翳穴，长吐气并啄齿千遍，则精上补脑，使人长生。④

《医心方·卷二十八·和志》云：

> 凡欲接女，固有经纪。必先和气，玉茎乃起，顺其五常，存感九部。女有五色，审所氏扣，采其溢精，取液于口，精气还化，填满髓脑，避七损之禁，行八益之道，无逆五常，身乃可保。⑤

《医心方·卷二十八·还精》云：

---

① 王明：《抱朴子内篇校释》，第 150 页。
② 饶宗颐：《老子想尔注校证》，第 11 页。
③ 马继兴：《马王堆古医书考释》，第 936 页。
④ （唐）孙思邈撰，高文柱、沈澍农校注：《备急千金要方》，第 492 页。
⑤ （日）丹波康赖编撰，沈澍农主编：《医心方校释》，第 1719 页。

> 还精补脑之道，交接，精大动欲出者，急以左手中
> 央两指却抑阴囊后大孔前，壮事抑之，长吐气，并啄齿
> 数十过，勿闭气也。便施其精，精亦不得出，但从玉茎
> 复还，上入脑中也。[①]

按照古人的认识，两性交媾时，若精泄于外，男女精血相合则繁衍子嗣；若通过房中技术的调节使精不外泄，并能使所固摄之精气由丹田循督脉而上注于脑，则能发挥房中养生之功效，这种方法简称为"还精补脑"。

房中的目的主要分为两个大的方面：一是养生，二是繁衍子嗣。两性交合时，若体内之精泄于外，便是起到生殖之功用，是新生命形成之基础。若精气不泄于外，则能发挥养生之功用。所以，同样的精气，依据是否在两性交合过程中由外阴而泄，便具备了不同的内涵。生殖之精的内涵很局限，仅为孕育新生命之用，但是不泄于外而作房中养生之用时，其内涵又被远远放大，成为培补生命之精华物质。简言之，在房中养生的语境中，生殖之精被赋予了更多的抽象内涵，成为滋养身体之精气。

对"还精补脑"的批判，古人早已有之，毋庸讳言。两性愉悦之际，忍精不射非但不愉悦，硬憋着将射之精，既不会还精补脑，也无益于生殖系统健康。今天我们重新翻阅古代房中文献，自然不是为其中的多多御女、采阴补阳、还精补脑之类翻案，而是抱有同情之理解，试图复原古人的思维，将房中作为了解汉代方

---

① （日）丹波康赖编撰，沈澍农主编：《医心方校释》，第 1734 页。

技之学的窗口。尤其是现存的医经、经方类文献本来就很有限,借助房中文献以了解方技之学的知识背景、思维方式和身体体验,有助于我们更好地理解《黄帝内经》之前早期医学知识的可能面貌,及其向《黄帝内经》经典知识体系的迈进。大而言之,历史研究的魅力就在于,今天看似偶然,甚至是超乎理解的事件,曾经是某些事件的重要因果。房中曾经开花,但未曾结成梦寐以求的果实,但它的思维与知识,却是中医学的重要泉源之一。今天重新回顾与揭示房中与中医的历史关联,并非是要刻意拔高和夸大这种关联,而是本着学术研究应有的历史观,呈现中医学理论体系得以构建的多个侧面。这有助于我们理解中医知识来源的复杂性,以及理论构建的多元化。

言归正传,房中文献中大量的内容都是在讨论采用何种技术操作使精不外泄,以发挥滋润濡养全身之功用。这种技术操作又不能简单地等同于我们今天所讲的性姿势或性技巧,如同前文所叙,而是借助于姿势或技巧以更好地调控体内之气,使气聚丹田而能够固摄精气。在诸多的房中技术操作中,最有代表性的当属"八益"之法,见于《天下至道谈》,其云:

> 八益:一曰治气。二曰致沫。三曰知时。四曰畜气。五曰和沫。六曰积气。七曰待盈,八曰定倾。[1]
>
> 治八益:旦起起坐,直脊,开尻,翕州,抑下之,曰治气。饮食,垂尻,直脊,翕州,通气焉,曰致沫。先戏两

---

乐,交欲为之,曰知时。为而耍脊,翕州,抑下之,曰蓄气。为而勿亟、勿数,出入和治,曰和沫。出卧,令人起之,怒释之,曰积气。几已,内脊,毋动,翕气,抑下之,静身须之,曰待盈。已而洒之,怒而舍之,曰定倾。此谓八益。[①]

马王堆出土文献中,还有部分收录与"八益"之法相类者,如:

> 《天下至道谈》:一曰致气。二曰定脉。三曰治节。四曰劳实。五曰必时。六曰通才。七曰微动。八曰待盈。九曰齐生。十曰息形。此谓十脩。[②]

> 《养生方》:一曰定味,二曰致气,三曰劳实,四曰待盈。[③]

另外,《医心方·卷二十八·八益》中载"八益"之法,亦是对房中补益技术操作的归纳,但内容与马王堆《天下至道谈》有所不同。其云:

> 素女曰:阴阳有七损八益。一益曰固精。令女侧卧张股,男侧卧其中,行二九数,数卒止,令男固精,又治女子漏血。日再行,十五日愈。二益曰安气。令女正卧,高枕,伸张两肌,男跪其股间刺之,行三九数,数

---

① 马继兴:《马王堆古医书考释》,第 1038 – 1039 页。
② 马继兴:《马王堆古医书考释》,第 1049 页。
③ 马继兴:《马王堆古医书考释》,第 743 页。

毕止，令人气和，又治女门寒。日三行，二十日愈。三
益曰利脏。令女侧卧，屈其两股，男横卧，却刺之，行四
九数，数毕止，令人气和，又治女门寒。日四行，二十日
愈。四益曰强骨。令女人侧卧，屈左膝，伸其右胜，男
伏刺之，行五九数，数毕止，令人关节调和，又治女闭
血。日五行，十日愈。五益曰调脉。令女侧卧，屈其右
膝，伸其左胜，男据地刺之，行六九数，数毕止，令人脉
通利，又治女门辟。日六行，廿日愈。六益曰蓄血。男
正偃卧，令女戴尻跪其上，极内之，令女行七九数，数毕
止，令人力强，又治女子月经不利。日七行，十日愈。
七益曰益液。令女人正伏举后，男上往，行八九数，数
毕止，令人骨填。八益曰道体。令女正卧，屈其股，足
迫尻下，男以胜胁刺之，以行九九数，数毕止，令人骨
实，又治女阴臭。日九行，九日愈。①

与"八益"相对的是房中过程中应该避免的七种错误操作，
简称"七损"，见于《天下至道谈》，其云：

七损：一曰闭。二曰泄。三曰竭。四曰勿。五曰
烦。六曰绝。七曰费。②

七损：为之而疾痛，曰内闭。为之出汗，曰外泄。
为之不已，曰竭。臻欲之，而不能，曰勿。为之喘息中

---

① （日）丹波康赖编撰，沈澍农主编：《医心方校释》，第 1732 页。
② 马继兴：《马王堆古医书考释》，第 1037 页。

乱,曰烦。弗欲,强之,曰绝。为之尽疾,曰费。此谓七损。故善用八益,去七损,耳目聪明,身体轻利,阴气益强,延年益寿,居处乐长。①

同样,《医心方·卷二十八·七损》中亦载"七损"之法,但内容与马王堆《天下至道谈》有所不同,其云:

> 素女曰:一损谓绝气。绝气者,心意不欲而强用之,则汗泄气少,令心热目冥冥。……二损谓溢精。溢精者,心意贪爱,阴阳未和而用之,精中道溢。又醉而交接,喘息气乱,则伤肺,令人咳逆上气,消渴,喜怒,或悲惨惨,口干身热而难久立。……三损谓夺脉。夺脉者,阴不坚而强用之,中道强泻,精气竭。及饱食讫交接,伤脾,令人食不化,阴痿无精。……四损谓气泄。气泄者,劳倦汗出未干而交接,令人腹热唇焦。……五损谓机关厥伤。机关厥伤者,适新大小便身体未定而强用之,则伤肝;及卒暴交会,迟疾不理,劳疲筋骨,令人目,痈疽交发,众脉槁绝,久生偏枯,阴痿不起。……六损谓百闭。百闭者,淫佚于女,自用不节,数交失度,竭其精气,用力强泻,精尽不出,百病并生。消渴、目冥冥。……七损谓血竭。血竭者,力作疾行,劳因汗出,因以交合,俱已之时,偃卧,推深没本,暴急剧,病因发,

---

① 马继兴:《马王堆古医书考释》,第 1044 页。

连施不止，血枯气竭，令人皮虚肤急，茎痛囊湿，精变为血。①

马王堆房中术中的用"八益"去"七损"之法，在《黄帝内经》中也有所体现，如《素问·阴阳应象大论》云：

帝曰：调此二者，奈何？岐伯曰：能知七损八益，则二者可调，不知用此，则早衰之节也。年四十，而阴气自半也，起居衰矣。年五十，体重，耳目不聪明矣。年六十，阴痿，气大衰，九窍不利，下虚上实，涕泣俱出矣。

"调此二者"指调"阴阳"，其关键在于明晓房中之"七损八益"。若能够用"八益"而去"七损"，亦即能够通过各种方法收摄欲射之生殖之精，则可以养生延年，防止早衰之变。若不能固养此生殖之精，在生命的不同阶段，如文中所列年四十、五十、六十，会出现不同的精气衰竭的表现。可见，中医学对生殖之精广义内涵的认识与房中术是一致的，并且，把房中对精气外泄的控制作为调控一身阴阳之根本，使房中对生殖之精固而不妄泄的调控原则变得更为原则化和理论化。

同时，我们又看到，《黄帝内经》中往往把肾中精气之盛衰作为判定生命生长壮老已变化的重要评价标准。例如，《素问·上古天真论》云：

女子七岁，肾气盛，齿更发长。二七而天癸至，任

① （日）丹波康赖编撰，沈澍农主编：《医心方校释》，第 1732－1733 页。

脉通，太冲脉盛，月事以时下，故有子。三七，肾气平均，故真牙生而长极。四七，筋骨坚，发长极，身体盛壮。五七，阳明脉衰，面始焦，发始堕。六七，三阳脉衰于上，面皆焦，发始白。七七，任脉虚，太冲脉衰少，天癸竭，地道不通，故形坏而无子也。丈夫八岁，肾气实，发长齿更。二八，肾气盛，天癸至，精气溢泻，阴阳和，故能有子。三八，肾气平均，筋骨劲强，故真牙生而长极。四八，筋骨隆盛，肌肉满壮。五八，肾气衰，发堕齿槁。六八，阳气衰竭于上，面焦，发鬓颁白。七八，肝气衰，筋不能动。八八，天癸竭，精少，肾脏衰，形体皆极，则齿发去。

可见，生殖之精的内涵在传统中医学理论体系中已经融入肾精之中。

结合前文的论述，我们很容易明白这种融入与变化的产生，首先源于房中养生之关键在于调控丹田之气固摄将射之精以还精补脑，欲射之生殖之精亦因此被赋予了广义的精气内涵，成为濡养身体之重要的物质基础。中医学继承了这种认识，把房中补益的原则上升至调补人身阴阳的关键位置。其次，中医学根据丹田与肾在部位与功能方面的相似性，以及医学对生命原动力由丹田向肾的转变，逐步把归属于丹田的生殖之精过渡到了归肾所统摄，并以肾精作为总括，成为生命盛衰变化的物质基础。

这种基于房中的认识转变过程，直至近代依然可从一些医

家的论述之中窥见端倪。例如,徐召南在其《医话积腋》"人始生先成精精成而脑髓生论"一文中讲:

> 考其化生之源,则先精而后髓也,髓即精也,二而一也,髓为生骨之源,精为成人之本。故《经络篇》云:人始生,先成精,精成而脑髓生,髓生则骨成。故又曰:骨为干,干者建立之本也。由是督脉上通于脑,为输精溯洄之道路,灌溉润泽之阳关也。[①]

"督脉上通于脑,为输精溯洄之道路",实际上就是房中术中还精补脑的操作路线。

综合以上所论,可以说,基于房中的还精补脑的认知机理,生殖之精向广义肾精作了初步转变。肾精的内涵,或者说生殖之精内涵的进一步递进和扩大,还有赖于进一步的哲学思辨,这将是后文的论述重点。

## (三) 从"神仙"看肾脏核心理论的构建

### 1. 术与气:导引、行气文献的论述重点

《汉书·艺文志·方技略》云:"神仙者,所以保性命之真,而游求于其外者也。聊以荡意平心,同生死之域,而无怵惕于胸中。"[②]"神仙"与"房中"同为方技之学的重要组成部分,通过各种

---

① 陆拯主编:《近代中医珍本集·医话分册》,杭州:浙江科学技术出版社,1994年,第362页。
② (汉)班固著,(唐)颜师古注:《汉书艺文志》,第72页。

方法以达到"保性命之真"的目的，是古代医药养生知识系统的重要组成部分。前文曾反复论述，神仙与房中曾是整个方技之学的核心，其对整个社会医药养生的影响要比当时的医经、经方大得多。通过了解神仙和房中所反映的当时社会的一般知识和文化思潮，有助于我们还原《黄帝内经》之前中医学发展的原貌，更好地理解中医学身体理论的构建。

《汉书·艺文志·方技略》著录"神仙"著作计有以下几种：

> 《宓戏杂子道》二十篇
>
> 《上圣杂子道》二十六卷
>
> 《道要杂子》十八卷
>
> 《黄帝杂子步引》十二卷
>
> 《黄帝岐伯按摩》十卷
>
> 《黄帝杂子芝菌》十八卷
>
> 《黄帝杂子十九家方》二十一卷
>
> 《泰壹杂子十五家方》二十二卷
>
> 《神农杂子技道》二十三卷
>
> 《泰壹杂子黄冶》三十一卷[1]

"步引"是导引的一种，指在步行基础上兼做导引的动作[2]，包括立式和走式的多种姿势[3]。"按摩"，赵岐《孟子注疏》中云：

---

① （汉）班固著，（唐）颜师古注：《汉书艺文志》，第 71 - 72 页。
② 古健青等编：《中国方术辞典》，广州：中山大学出版社，1991 年，第 532 页。
③ 《中医大辞典》编辑委员会编：《中医大辞典》（针灸、推拿、气功、养生分册），北京：人民卫生出版社，1986 年，第 101 页。

"折枝，按摩，折手节，解罢枝也。"①是以外力施于他体，亦是导引的一种。古人所讲的"导引"并非仅仅一种单纯的肢体动作，而是在肢体屈伸俯仰的基础上，配合呼吸吐纳等行气方法。胡孚琛讲："导引即导气和引体，是一种把吐纳、调息和体操、按摩等运动肢体的动作结合起来的健身术。"②行气"是吐纳、调息、胎息等呼吸功法（包括服气）的总称"③。"导引"与"行气"作为古代重要的养形练气之术，彼此密切相关，互为促进，正如《灵剑子·导引势》所云："凡欲胎息，服气导引为先。开舒筋骨，调理血脉，引气臻圆，使气存至极力而后见焉。"④"芝菌"，张舜徽注曰："芝形如菌而大，旧说服之可以成仙。"⑤是服食的一种方法。《抱朴子·仙药》中云："五芝者，有石芝，有木芝，有草芝，有肉芝，有菌芝。"⑥"黄冶"，属于炼丹术，亦是服食的一种方法。

由以上可见，《汉书·艺文志》所讲的"神仙"，内涵非常丰富，包括导引、行气、服食等多种养生术。即使是后来道教中所讲的"神仙"，李零认为也是来表达一种养生境界，推其源仍是出于方技之学。道教初兴是一种民间运动，传道者除有钱米赈济，还往往假行医治病，甚至"男女合气"以吸引群众，后者也与方技

① （汉）赵岐注，（宋）孙奭疏：《孟子注疏》，上海古籍出版社，1990年，第23页。
② 胡孚琛：《魏晋神仙道教》，北京：人民出版社，1989年，第286页。
③ 胡孚琛：《魏晋神仙道教》，第290页。
④ 吕光荣主编：《中国气功经典——先秦至南北朝部分》（下），北京：人民体育出版社，1990年，第213页。
⑤ 张舜徽：《汉书艺文志通释》，武汉：湖北教育出版社，1990年，第297页。
⑥ 王明：《抱朴子内篇校释》，第197页。

之学有不解之缘①。限于本书的研究范围与关注重点，仅以"神仙"中有关导引、行气的论述为基础，通过探讨"神仙"中导引、行气所反映的当时社会的一般知识和文化思潮，透过肾脏理论的构建来了解中医学身体观的形成过程。

"行气"的内涵，实际上可分为"单独的行气"和"作为辅助而存在的行气"两种类型。单独的行气，是指单纯的呼吸吐纳之术，与"气"之密切关系，自然无需多言，从出土的《行气玉佩铭》中我们可以看到这种呼吸吐纳的行气路线和规律。作为辅助而存在的行气，是指它常常依附于其他不同领域中的特殊技术操作，而被赋予不同的新价值。例如，前文所讲的房中亦融合了行气之法，行气成为房中气聚丹田以收摄精气的关键。再如，马王堆出土文献《却谷食气》中的行气就是作为辅助"却谷"而存在的。"却谷"，又有称"享谷"、"辟谷"、"绝谷"、"断谷"、"止谷"、"休粮"、"绝粮"者，即停食五谷以达到养生的目的，因为在古人的思维中，"欲得长生，肠中当清；欲得不死，肠中无滓"②。"却谷"，并不是什么也不吃，而是常食用石韦、枣、松、柏类、白术等替代品，并配合行气之法。《却谷食气》云：

> 却谷者食石韦，朔日食质，日加一节，旬五而止；旬
> 六始匡，日去一节，至晦而复质，与月进退。为首重、足
> 轻、体疹，则呴吹之，视利止。③

---

① 李零：《中国方术正考》，第 14 - 15 页。
② 王明：《抱朴子内篇校释》，第 266 页。
③ 马继兴：《马王堆古医书考释》，第 822 页。

当却谷者出现头重、脚轻、皮疹等表现时，就应该采用"呴吹"的行气方式进行辅助和补益。

另外，"行气"的内涵，还经常被作为"导引"中的一部分而体现，例如《庄子·外篇·刻意》云："吹呴呼吸，吐故纳新，熊经鸟申，为寿而已矣。此导引之士，养形之人，彭祖寿考者之所好也。"①把"吹呴呼吸"行气之术与"熊经鸟伸"一起作为"导引之士"、"养形之人"的所好。所以说，早期的"行气"可能仅仅是"导引"中必不可少的一部分，是后来才慢慢分化出来的。这就说明，"行气"往往是通过"术"来体验和控制"气"的，亦即是"术与气"的结合。

"导引"的起源很早，从古代文献记载来看，如《素问·移精变气论》称"往古人居禽兽之间，动作以避寒，阴居以避暑"，《吕氏春秋·古乐》载"昔陶唐氏之始，阴多滞伏而湛积，水道壅塞，不行其原，民气郁阏而滞著，筋骨瑟缩不达，故作为舞而宣导之"②。早期的导引或许仅仅是为了驱寒而采取的相对被动的动作，后来才逐渐作为一种目的性很强的养生之术或治疗手段，例如，《史记·扁鹊仓公列传》载："臣闻上古之时，医有俞跗，治病不以汤液醪醴，镵石挢引，案扤毒熨。"司马贞《史记索隐》注释"挢"曰："为按摩之法，矢挢引身，如熊顾鸟伸也。"注释"扤"曰："按摩而玩弄身体使调也。"③就是以导引的手段来达到祛病养生

---

① 陈鼓应：《庄子今注今译》，第 394 页。
② （汉）高诱注：《吕氏春秋》，第 51 页。
③ （汉）司马迁：《史记》，第 2788－2789 页。

的目的。而且，随着导引的发展，逐渐形成了系统规律的术势，至迟在马王堆帛书《导引图》（图 20）中我们已经能够看到这种非常成熟、系统的导引术势了。

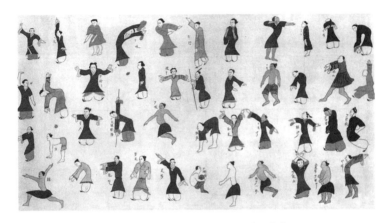

**图 20　马王堆帛书《导引图》**（复原图）

以上图势中的一部分可见文字旁注，如"鹤唳"、"龙登"、"沐猴讙"、"熊经"、"鹞"等，表明古代导引术势多是模仿动物姿势而创造的，其意正合《庄子·外篇·刻意》所云"熊经鸟伸"。其它导引文献中，亦可见到这种动物仿生导引术势，例如，张家山汉简《引书》载：

举脪交股，更上更下三十，曰交股。伸脪诎屈指三十，曰尺蠖。

兔沃者，反错手背而挥头。

旋伸者，错手，挤而后挥。

回周者，错两手而俯仰，并挥之。

龙兴者,屈前膝,伸后,错两手,据膝而仰。

蛇垔者,反错手背,啮而垔头。

虎引者,前一足,危挢一臂而僵。

引阴者,反错挢手而俯,极之。

引阳者,前错两手而仰,极之。

复鹿者,挢两手,负而俯,极之。

虎偃者,并两臂,后挥肩上左右。

甬莫者,并两手,左右上下挥之。

度狼者,两手各抚披下,旋膺。

武指者,前左足,右手前指,伸臂。

引背痛,熊经十,前据十,跨足,前后俯,手附地,十而已。

兔沃三十,虎顾三十,又复偃卧如前,二十而休;又起,危坐,兔沃四十,虎顾四十,复偃卧如前,三十而休;因起,兔沃五十,虎顾五十而已。[①]

再如,《抱朴子·杂应》云:

能龙导虎引,熊经龟咽,燕飞蛇屈鸟伸,天俛地仰,令赤黄之景,不去洞房,猿据兔惊,千二百至,则聪不损也。[②]

---

① 高大伦:《张家山汉简〈引书〉研究》,成都:巴蜀书社,1995 年,第 98、103、105、107、112、115、131、141 页。
② 王明:《抱朴子内篇校释》,第 274 页。

导引之关键，实即通过肢体动作以调动体内之气，正如《诸病源候论》所云："引之者，引此旧身内恶邪伏气，随引而出，故名导引。"①上文所引述的导引姿势亦并非仅仅肢体动作，而是动作与气息相结合，即"术与气"相结合。正因如此，对肢体导引动作与行气的讨论，古代文献常放在一起进行论述，例如，张家山汉简《引书》云：

> 闭息以利交筋，堂落以利恒脉，蛇甄以利距脑，兔沃以利首輴，周脉循膝理以利踵首，厕比以利耳，阳见以利目，启口以仰以利鼻，吒而勿发以利口，抚心举颐以利喉咽，臬栗以利柑项，虎顾以利项尼，引倍以利肩锦，支落以利腋下，鸡伸以利肩婢，反摇以腹心，反旋以利两肱，熊经以利膜背，复据以利腰，禹步以利股间，前厥以利股膝，反掔以利足蹄，跌指以利足气，敦踵以利胸中。②

他如，《金匮要略》云："四肢才觉重滞，即导引、吐纳、针灸、膏摩，勿令九窍闭塞。"《抱朴子·别旨》云："夫导引不在于立名，象物粉绘，表形著图，但无名状也。或伸屈，或俯仰，或行卧，或倚立，或蹙躇，或徐步，或吟，或息，皆导引也。"③《云笈七签》所载"宁先生导引养生法"，则直接把仿生导引术势称为"某某行气"，

---

①　南京中医学院校释：《诸病源候论校释》，北京：人民卫生出版社，1982年，第1512页。

②　高大伦：《张家山汉简〈引书〉研究》，第163－164页。

③　（晋）葛洪：《抱朴子》，上海古籍出版社，1990年，第160页。

如"蛤蟆行气"、"龟鳖行气"、"雁行气"、"龙行气"等[①]。

另外,这些仿生导引术势亦可见于房中术或武术。中国传统武术注重形气并修,也从一个侧面说明古人对导引的认识从不孤立地认为是一种单纯的肢体动作,不是单纯的"术",而是术与气的结合。在房中术中,仿生性姿势亦是作为激发气至的重要手段,术与气经常是一并进行讨论的,前文房中部分已有部分论述。再如,马王堆《合阴阳》所谓"十节"就是指十种仿照动物的导引术势,即:"一曰虎游。二曰蝉伏。三曰尺蠖。四曰麋陪。五曰蝗蹶。六曰猿踞。七曰蟾蜍。八曰兔骛。九曰蜻蛉。十曰鱼嘬。"[②]

综上所述,导引、行气作为方技之学的重要组成部分,两者或许源于古人应对自然条件而采取的积极措施。导引的内涵相对比较丰富,既包含了肢体的伸缩俯仰运动,又包括了肢体运动基础上而做的行气。其后,一部分行气又慢慢从导引的基础上分离出来,以相对独立的呼吸吐纳形式而存在,但大部分依然作为房中、导引等技术操作的伴随物而出现。两者的关系及发展演变过程,恰如高大伦所绘图表[③](图21)所示。可以说,导引与行气,体现了技术与气机之间的互动与促进,是一种"术与气"的结合。

---

① (宋)张君房纂辑,蒋力生等校注:《云笈七签》,北京:华夏出版社,1996年,第191页。

② 马继兴:《马王堆古医书考释》,第991页。

③ 高大伦:《张家山汉简〈引书〉研究》,第24页。

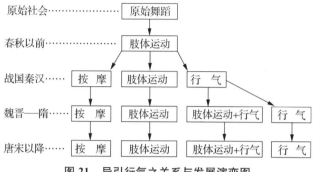

**图 21　导引行气之关系与发展演变图**

### 2. 术气之要：丹田与肾

导引、行气是神仙之学的核心，也是与房中并列的重要养生方法，对当时的社会产生了巨大的影响。正如前文所述，透过马王堆出土的房中、神仙等养生类文献，我们可以看到，它们对身体脏腑的论述以及阴阳五行学说的运用远远比《黄帝内经》要早得多。可以说，后世医家以《黄帝内经》为基础而逐步建立起来的传统中医学身体理论，其源或者说其发展的早期面貌，正是以房中、神仙等文献为基础而建立起来的当时的养生知识。正如罗维前所讲，"把其语言、概念和意象带入医术之中的并不仅是房中术，而且其他的养生方法也做出了同样的贡献；尤其是描述呼吸调摄的文献对身体内气循环学说的发展做出了巨大贡献"[1]。廖育群所绘"重构的两汉医学发展图像"[2]（如图 22 所示），图中已注意到"养形之术"的意义，惜未能详细阐发。

---

[1]　罗维前：《合阴阳：西汉养生文献对医学思想发展的影响》，艾兰等主编：《中国古代思维模式与阴阳五行说探源》，南京：江苏古籍出版社，1998 年，第 407 页。

[2]　廖育群：《两汉医学史的重构》，《科学文化评论》2005 年第 4 期，第 59 页。

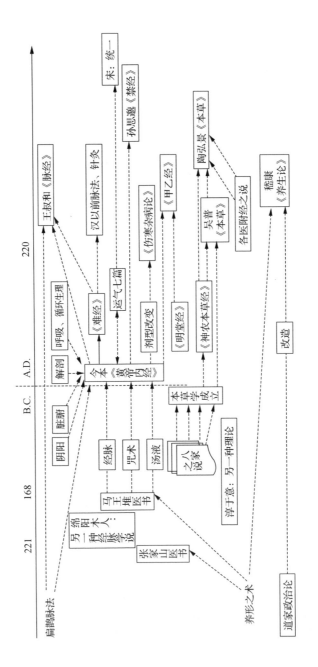

图22　重构的两汉医学发展图像

保守地讲,《黄帝内经》中身体理论的构建,一定受到了之前以房中、神仙为代表的社会思潮和知识结构的影响,即使在《黄帝内经》之后中医学发展的不同时期,导引、行气都曾经渗透到中医学中,成为中医学治疗体系的重要组成部分。例如,在《诸病源候论》中我们可以见到大量养生方导引法内容,与出土江陵张家山《引书》有很大的相似。再如,《庄子·内篇·刻意》载"吹呴呼吸"①之法,《引书》多有发挥应用,如:

> 伸左足,右手据右膝,左手抚左股,而引左之股三;又引右股三;□,因呴之三十,去卧,据则精呼之二十,精呴之三十,吹三十,端偃,吸精气而咽之,小腹,以力引阴,三而已。②

至陶弘景《养性延命录》引《服气经》发展为六字行气诀,并与病证之治疗相结合,其云:

> 纳气有一,吐气有六。纳气一者,谓吸也。吐气有六者,谓吹、呼、唏、呵、嘘、呬,皆出气也。凡人之息,一呼一吸,元有此数。欲为长息吐气之法,时寒可吹,时温可呼;委曲治病,吹以去风,呼以去热,唏以去烦,呵以下气,嘘以散滞,呬以解极。③

---

① 陈鼓应:《庄子今注今译》,第 394 页。
② 高大伦:《张家山汉简〈引书〉研究》,第 139 页。
③ 丁光迪校注:《太清导引养生经 养性延命录》,北京:中国中医药出版社,1993 年,第 96 - 97 页。

在《备急千金要方》中我们又看到了六气与脏腑辨证的结合,以肾脏病证治为例,其云:

> 肾脏病者,体冷阴衰,面目恶瘘。相法:肾色黑。
> 梦见黑衣及兽物捉刀杖相怖。用呬气出。[1]

这说明导引行气的发展不但本身一直未曾中断,而且在医学中亦有着明显的渗透。正因为如此,直至明清,我们依然可以发现并洞悉这种发展与渗透。例如《杂病源流犀烛》所引《保生秘要》对于脏腑病证的治疗,依然保留了导引行气的治疗方法,如"因欲火积滞,外肾复感冷气,故作胀痛,不可胜言,注意从外肾提气至内肾,右运二七遍,即从内肾想一火,提至顶门,略凝,而后行吹吸之法"[2]。再如,《寿世传真》所载"六字行功各效验歌"有云:"吹属肾兮外主耳,腰膝酸疼阳道痿,微微吐气以吹之,不用求方需药理。"[3]

这正是本书此章节欲透过房中、神仙所反映的社会思潮来理解中医学身体观构建和演变的原因。通过前文对房中文献的论述,我们了解到房中术气结合以养生的过程中,对丹田、二阴的感知,促进了中医学身体理论中肾藏象知识的形成。其实,透过"神仙"中的导引、行气论述,可发现大致相同的规律和结论。

首先,我们看一下以行气为代表的方技之学对于丹田的体

---

① (唐)孙思邈撰,高文柱、沈澍农校注:《备急千金要方》,第486页。
② (清)沈金鳌撰,李占永、李晓林校注:《杂病源流犀烛》,北京:中国中医药出版社,1994年,第107页。
③ (清)徐文弼编,吴林鹏点校:《寿世传真》,北京:中医古籍出版社,1986年,第16页。

验，以及这种体验为其后中医学肾脏理论构建所作的铺垫。

前文所引《行气玉佩铭》实际上就是以肾间丹田、脑和任督二脉为核心的小周天循环。马王堆出土文献《十问》中可见到类似的论述，如《十问》第四问云：

> 朝息之治，其出也务合于天，其入也揍彼润满，如藏于渊，则陈气日尽，而新气日盈，则形有云光。以精为充，故能久长。[1]

呼气要"合于天"，义即合于脑，吸气"藏于渊"，即藏于丹田。《养性延命录·服气疗病篇》亦云：

> 故行气之法，少食自节，动其形，和其气血，因轻而止之，勿过失，突复而还之，其状若咽。正体端形，心意专一，固守中外，上下俱闭，神周形骸，调畅四溢，修守关元，满而足实，因之而众邪自出。[2]

丁光迪阐释，"心意专一，固守中外"，即是虚其上；"修守关元，满而足实"，即是实其下。上虚则清静无为，不受内外杂念所干扰；下实则丹田充实，能够神周形骸，调畅四溢，经脉气血调和，扶正以逐邪，这就"因之而众邪自出"。正惟如此，在吐纳行气中，反复强调要纳气归肾，充实丹田元气。因为下丹田是五脏六腑之本、十二经脉之根、呼吸之门、三焦之原、守邪

① 马继兴：《马王堆古医书考释》，第908.
② 丁光迪校注：《太清导引养生经 养性延命录》，第95页。

之神，所以丹田充实，则元气充足；元气充足，则自能延年益寿，辟却百病①。

而且，随着道家内丹术的逐步发展和成熟，对丹田的论述变得愈加重要和明显。李零讲："内丹术的技术本身，像行气、导引、房中术当然都起源甚早，并不晚于炼丹术，而肯定早于炼丹术。但其概念术语是模仿外丹，必须出现于外丹术形成之后。……对于研究内丹术的起源，我以为丹田学说的提出是一种关键。"②我们可以部分文献为例进行说明。

《嵩山太无先生气经》载：

> 行气诀曰：下丹田后脊二穴，通脊脉，上达泥丸。泥丸，脑宫也。每三咽连则存下丹田中，所纳得元气，以意引之，令入二穴，因想见两条白气，夹脊双引，直上入泥丸，薰蒸诸宫，森然遍下毛发、面部、颈项、两臂及手指，一时而入胸。中丹田心也，灌注五脏，却历下丹田至三里，遍尻经膝腜，下达涌泉足心也。③

《类修要诀》载"李真人长生一十六字妙诀"云：

> 一呼一吸，谓之一息。气既上升，随又似前汩然有声咽下。鼻吸清气，送至丹田，稍存一存。又自下部如

---

① 丁光迪：《诸病源候论养生方导引法研究》，北京：人民卫生出版社，1993年，第10页。
② 李零：《中国方术正考》，第300页。
③ 《嵩山太无先生气经》卷上，涵芬楼本，第5B-6A页。

前轻轻提上，与脐相接而上，所谓气气归脐，寿与天齐矣。①

《针灸大成》云：

> 要知任督二脉一功，元将四门外闭，两目内观。默想黍米之珠，权作黄庭之主。却乃徐徐咽气一口，缓缓纳入丹田。②

如同前文以房中术为例来说明丹田与肾的关系一样，行气过程中对身体内在结构和功能的体会，为医家对肾的论述奠定了基础。我们依然可以透过后世医家的论述来还原和了解古人对丹田与肾关联性的认识，例如，《万氏家传养生四要》云："夫真精真气真脉也，其原皆出于肾，故曰元丹。经所谓水乡铅者是也。"③内丹与肾之关联性由此可见一斑。

《延年却病笺》云：

> 上丹田为性根，下丹田为命蒂。白玉蟾真人曰：人生在母腹中，其脐蒂与母脐蒂相连，母呼亦呼，母吸亦吸。及乎降诞，剪去脐蒂，然后各自呼吸。而受父母一点凡气，则栖于下丹田中，而寄体于肾。下丹田者，又名玄关，前对脐，后对肾，居脐肾中间，其连如环，广一

---

① （明）胡文焕辑，孙炜华校点：《类修要诀》，第 189－190 页。
② （明）杨继洲著，黑龙江省祖国医药研究所校释：《针灸大成校释》，北京：人民卫生出版社，1984 年，第 968 页。
③ （明）万全著，罗田县卫生局校注：《万氏家传养生四要》，武汉：湖北科学技术出版社，1984 年，第 35 页。

寸三分。周围有八窍,前后二窍,以应乾坤,上通泥丸,下彻涌泉;旁六窍以应坎离震巽兑艮六卦,以通六腑。一身之气,皆萃于此,如水之朝东,辐之辏毂也。故下丹田为命之基。[①]

下丹田之部位不但与肾密切相关,而且,更关键的是,禀受自父母的先天之气,栖于下丹田中,而寄体于肾,以有形之肾统无形丹田之功用,这正是中医学把方技之学对丹田的论述慢慢过渡到肾脏的原因和方法。

《理瀹骈文》云:

脑为上丹田,藏气;心为中丹田,藏神;脐下三寸为下丹田,藏精之府也。背后有三关,脑后曰玉枕关,夹脊曰辘轳关,水火之际曰尾闾关。人诸髓皆属脑,故上自脑,下至尾骶骨,皆精气升降往来之道路也。[②]

吴氏论丹田为藏精之府,而且,人诸髓上自脑,下至尾骶骨,为精气升降往来之道路,很明显就是源于内丹行气的体悟。又云:

肾生气,一曰肾纳气,脐下丹田,实为生气之原,五脏六腑之本,十二经脉之根,呼吸之门,三焦之原,谓肾

---

① (明)高濂:《延年却病笺》,成都:巴蜀书社,1986年,第64页。
② (清)吴尚先著,步如一等校注:《理瀹骈文》,北京:中国中医药出版社,1995年,第212页。

间动气也。凡人病剧，候脐下动气，未绝者犹可生。

按：治气须肺与肾兼治，贴膏在膻中、脐下二处。[1]

言"肾生气"，而"脐下丹田，实为生气之原"，可见肾与丹田之密切联系。治气治肾需贴膏在脐下，亦从治疗角度说明了肾与脐下丹田的密切联系。

《血证论》云：

> 盖人身之气，生于脐下丹田气海之中，脐下者肾与膀胱，水所归宿之地也。此水不自化为气，又赖鼻间吸入天阳，从肺管引心火下入于脐之下，蒸其水，使化为气。如《易》之坎卦，一阳生于水中，而为生气之根。[2]

唐容川依据脐下丹田与肾和膀胱部位的密切相关性来阐发气与水之关系。可见，依据丹田与肾在位置上的密切联系来诠释医理的认知模式，一直延续在医家的思维之中。这也从侧面验证了前文我们所作的判断，即中医学对肾理论的构建广泛借鉴了方技之学以内求方式对丹田的感知与理解。

又，《理瀹骈文》云：

> 凡治阴虚火炎咳嗽者，二六时中，常以舌抵上腭，令华池之水充满，以意目力送至丹田，口复一口，此真水补真阴法，可代肾气丸。[3]

① （清）吴尚先著，步如一等校注：《理瀹骈文》，第187页。
② （清）唐宗海著，欧阳兵等点校：《血证论》，天津科学技术出版社，2003年，第1页。
③ （清）吴尚先著，步如一等校注：《理瀹骈文》，第195页。

行气过程中含漱津液并送至丹田,有滋养肾阴之功用,可代替肾气丸,亦表明了在医家思维中肾与丹田之密切联系。含漱津液咽之丹田以滋肾的历代表述很多,例如:

《灵剑子·服气第三》云:

> 初可三十六咽,一干一湿,存心中之气,以意送之,归脐下气海之中。夹之日月,左肾为日,右肾为月,此乃两畔同升合为一。①

气与津归于脐下气海(丹田),与两肾合而为一,丹田与肾是行气之关键。

《诸病源候论》之"虚劳口燥候"中有云:

> 东向坐,仰头不息五通,以舌撩口中漱满二七,咽。愈口干。若引肾水,发醴泉,来至咽喉。醴泉甘美,能除口苦,恒香洁,食甘味和正。久行不已,味如甘露,无有饥渴。②

"消渴病诸候"中云:

> 引肾,去消渴,利阴阳。……引肾者,引水来咽喉,润上部,去消渴枯槁病。利阴阳者,饶气力也。③

无论是治疗虚劳口燥还是消渴病所致的口干咽燥,其行气重点在于引气入丹田,并引肾水上至咽喉。至明代,《本草纲目》

① 吕光荣主编:《中国气功经典——先秦至南北朝部分》(下),第200页。
② 南京中医学院校释:《诸病源候论校释》,第1441页。
③ 南京中医学院校释:《诸病源候论校释》,第1449页。

载有"口津唾"，李中梓《内经知要》有云：

> 肾为水脏，以肺金为母。肺金主气，咽气者，母来
> 顾子之法也。咽津者，同类相亲之道也。人生于寅，寅
> 为阳旺之会。阳极于午，午为向明之方。神不乱思者，
> 心似太虚，静定凝一也。闭气不息者，止其呼吸，气极
> 则微微吐出，不令闻声。七遍者，阳数也。引颈者，伸
> 之使直，气易下也。如咽甚硬物者，极力咽之，汩汩有
> 声，以意用力送至丹田气海。气为水母，气足则精自旺
> 也。饵舌下津者，为命门在两肾之间，上通心肺，开窍
> 于舌下，以生津。故古人制活字，从水从舌者，言舌水
> 可以活人也。舌字从千从口，言千口水成活也。津与
> 肾水，原是一家，咽归下极，重来相会，既济之道也。[①]

李中梓以中医之脏腑知识来阐释行气咽津的养生机理，肾
水上至于口而为津，咽津下至于丹田以滋肾水，为"同类相亲之
道"，丹田与肾紧密相关。这种思维的源头，正是方技之学对于
身体内在功能与结构的亲身体验。如前文所言，这种体验为后
来中医学以五脏统辖内在功能奠定了基础。以肾而言，方技之
学对于丹田功能的体验，在中医学身体观的构建过程中被逐步
归之于肾。

其次，我们再看一下以导引为代表的方技之学对于丹田的
体验，以及这种体验为其后中医学肾脏理论构建所作的铺垫。

---

① （明）李中梓：《内经知要》，北京：人民卫生出版社，1963 年，第 8 页。

前文已叙，导引并非仅仅是一种肢体的俯仰伸缩运动，而是常常与行气相结合。可以说，导引所做的肢体动作就是为了更好地激发和辅助气在身体内的规律运行和蓄积，以达到养生的目的，亦即术与气相结合。在早期的导引文献中，尽管还没有出现"丹田"的称谓，但从其所描述的操作来看，后世所称的"丹田"部位，是导引技术操作的关键和重点。例如，《引书》云：

> 益阴气，恒坐跨股，勿相悔食，左手据地，右手把饭，垂到口，咽吸饭气，极，因饭之，据其股，折腰，伸小腹，力极之，勿歇咽，又复之，三而已。

> □□上□，敦踵，壹敦左，壹敦右，三百而已。伸左足，右手据右膝，左手抚左股，而引左之股三，又引右股三，□，因呴之三十，去卧，据则精呼之三十，精呴之三十，吹三十，端偃，吸精气而咽之，小腹，以力引阴，三而已。

> 引阴，端坐，张两股，左手承下，右手抚上，折腰，伸小腹，力引尻。[1]

上述导引术势的关键在于折腰、伸小腹、缩二阴，其目的都是为了吸精气而咽之，使精气内聚于丹田，这与前面我们所讲的房中导引术势的目的是一致的。精气内聚于丹田，则丹田能够固摄精气以滋养生命。

---

[1]　高大伦：《张家山汉简〈引书〉研究》，第134、139、145页。

在后世的导引文献中我们能够看到对丹田的普遍广泛论述,例如胡文焕《类修要诀》所收载的"逍遥子导引诀"中对"火起得长安"、"梦失封金柜"、"形衰守玉关"、"凝抱固丹田"等导引术势的阐释,强调导引过程中需要使气"降入丹田"、"咽气纳于丹田"、"固守丹田"、"存想元神入于丹田"等。在此仅以"梦失封金柜"为代表略作说明,其云:

> 欲动则火炽,火炽则神疲,神疲则精滑而梦失也。窈寐时调息思神,以左手搓脐二七,右手亦然。复以两手搓胁腹,摆摇七次,咽气纳于丹田,握固良久乃止,屈足侧卧,永无走失。①

导引辅助行气,术气结合以使气聚于丹田,丹田完固则能防止精滑梦遗。

再如,影响很大的八段锦功法,明代高濂《延年却病笺》曾绘有导引图势,以"摩肾堂图势"和"左右辘轳图势"为例,如图 23 和图 24 所示。图注分别阐明了功法要点。

"摩肾堂"的功法要点为:"两手摩肾堂三十六,以数多更妙。上法闭气,搓手令热后,摩肾堂如数毕,仍收手握固,再闭气,想用心火下烧丹田"。

"左右辘轳"的功法要点为:"两肩并摆撼至三十六数,想火自丹田透双关入脑户,鼻引清气,后伸两脚"。

---

① (明)胡文焕辑,孙炜华校点:《类修要诀》,第 152 - 153 页。

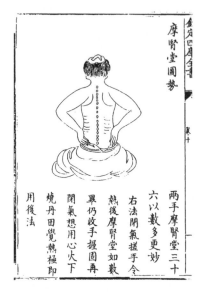 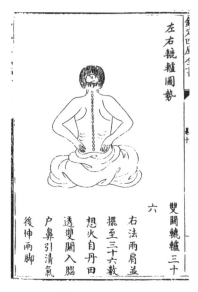

**图23 《延年却病笺》所载摩肾堂图势    图24 《延年却病笺》所载左右辘轳图势**

　　除了上述对丹田的广泛论述,最为重要的是可以看到导引培补丹田之气实即培补肾气的论述。例如,《寿世传真》对"肾功"的记载如下:

　　一用一手兜裹外肾两子,一手擦脐下丹田,左右换手,各八十一遍。诀云:一擦一兜,左右换手,九九之数,真阳不走。一临睡时坐于床,垂足,解衣,闭息,舌抵上腭,目视顶门,提缩谷道如忍大便状,两手摩擦两肾腧穴,各一百二十。能生精、固阳,除腰疼,稀小便。[1]

――――――――――

[1] (清)徐文弼编,吴林鹏点校:《寿世传真》,第6-7页。

"闭息,舌抵上腭,目视顶门,提缩谷道如忍大便状"等使精气固摄于丹田的导引术势,成为具有"能生精、固阳,除腰疼,稀小便"作用的"肾功"。

不少文献还从临床辨治的角度揭示了这种现象,如宋代俞琰《席上腐谈》载病案一则,案云:

> 木渎酒肆,吴其姓者,病精滑不禁,百药不可疗。予授以一术极简易,但胁腹缩尾闾,闭光瞑目,头若带石,即引气自背后直入泥丸,而后咽归丹田,不问遍数,行住坐卧皆为之。仍教以服既效方保真丸,彼亦不服,但行此术。不半年后见之,疾已愈,而颜如桃矣。[1]

该案后被《名医类案》所引,列入卷五"遗精"条中,案云:

> 木渎吴姓者,病精滑,百药勿疗。或授以一术,但以胁腹缩尾闾,闭光瞑目,头若石压之状。即引气自背后直入泥丸,而后咽归丹田,不计遍数。行住坐卧皆为之。仍服保真丸。及半载,颜色悦泽,病不复作矣。[2]

《名医类案》转引该案时,将"仍教以服既效方保真丸,彼亦不服,但行此术",径改为"仍服保真丸"。这番改动更是证明了,在医家看来,行气温丹田、保真丸补肾,殊途同归,从一个侧面说

① (宋)俞琰:《席上腐谈》,北京:中华书局,1985年,第13页。
② (明)江瓘:《名医类案》,北京:人民卫生出版社,1957年,第155页。

明了丹田与肾的密切相关性。追溯这种认识的渊源,正是方技之学对丹田收摄精气的身体体验,这种体验为中医学肾脏理论的构建奠定了基础。

在中医理论体系中,肾藏精、主水,上述病案是以导引之法治疗肾不藏精,尚有以类似导引之法治疗肾不主水而致多尿之症的医案,亦可作为上述观点之佐证。如明代何良俊《四友斋丛说》载一案云:

> 陈书林云:余司药市,仓部轮差诸君请米受筹,乡人张成之为司农丞,监史同坐。时冬严寒,余一二刻间两起便溺。问曰:何频数若此? 答曰:天寒自应如是。张云:某不问冬夏,只早晚两次。余谂之曰:有导引之术乎? 曰:然。余曰:旦夕当北面因暇叩请。荷其口授曰:某先为李文定公家婿,妻弟少年遇人有所得,遂教小诀。临卧时,坐于床,垂足,解衣闭气,舌拄上腭,目视顶门,乃提缩谷道,以手摩擦两肾腧穴,各一百二十次,以多为妙,毕即卧。如是三十年,极得力。归禀老人,老人行之旬日,云真是奇妙。亦与亲旧中笃信者数人言之,皆得效。①

另外,从部分导引行气文献的论述中我们还能看到一些很有意思的现象,或许能够从另外一个角度帮助我们理解传统中医学中身体理论的建构方式。例如,清末《却病坐运法则》对导引术势进行描述的体例很特别,如:

---

① (明)何良俊:《四友斋丛说》,北京:中华书局,1959年,第294页。

擦提尾间:坐,先以左手兜起外肾,呵右掌,速移尾间后擦之。如房中有侍从,令其相助,左右相替,一呵一擦。乘其擦时,闭目,卷舌,竖肩,提肛。引足少阴肾经,接足少阳胆经,如火热气从尾间上升夹脊、泥丸,经络开通。学者先欲发龙烟、聚龙气、摩龙顶,乘君火飞扬、胆经炽盛,方得虎箭冲关。

双摩肾堂:端坐,两手搓热后,速反背摩擦精门。引足太阳膀胱经,接足少阴肾经,此两肾之后,乃足太阳膀胱经,锻炼精关之要路。

撼摇天柱:坐,舌抵上腭,口目微闭。将头左摇二三十次,两眼左视;头右摇二三十次,两眼右视。然后,将头用力一点,紧缩谷道。一提,吸其气自然上顶,如电之速。接手少阴心经,此驾河车,提肾水,上天门,下重楼,贯五脏也。[①]

以上有关导引功法的论述,都提到了经络循行的问题,亦从一个侧面说明了中医经络建构的身体体验,在很大程度上得益于导引、行气等内练功法的感知。经络与脏腑同为传统中医学身体知识的核心,两者理论系统的构建方式必定有某些相似。所以,肾藏象理论的构建也有类似的形式和基础,乃至整个中医学身体观的构建亦不能抛却这种身体感知。

---

① 该书现存仅有 1911 年手抄本,转引自李经纬、朱建平编著:《中国传统健身养生图说》,北京:中国书店,1990 年,第 281 - 282 页。

### 3. 收缩后阴:丹田、后阴、肾

导引行气的诸多操作方法中,收缩后阴是非常重要的操作,是使气聚于丹田以发挥固摄精气作用的关键。如张家山汉简《引书》"折腰,伸小腹,力引尻"之法,与房中《十问》和《天下至道谈》中的"缩州"、"翕州"、"缩后"、"缩下部"都是指提肛,常配合垂臂、直脊、撅臀等姿势,注重通过收缩后阴以固摄前后阴,使精气固于丹田而不妄泄。

导引行气类文献自身的演变呈现一个很鲜明的特点,就是理论术语可能发生部分变化,但是技术操作未曾有大的变动,这也为我们通过后世的导引行气文献以了解早期方技之学的概貌提供了可能和方便。在后世的导引行气文献中,可以看到更为明显的收缩后阴的描述。

文献不胜枚举,仅以《类修要诀》"散精诀"为例,其云:

> 精回通夹脊,一气撞三关。竦肩撮谷道,仰目视泥丸。双手分开阖,辘轳九转还。拍顶轻三下,精化如云烟。此是还元道,非人誓莫传。[1]

又,该书对所载"李真人长生一十六字妙诀",即"一吸便提,气气归脐。一提便咽,水火相见",其注释有云:

> 先须漱及三五次,舌搅上下腭,仍以舌抵上腭,满口津生,连津咽下,汩然有声,随于鼻中吸清气一口,以

———————

[1] (明)胡文焕辑,孙炜华校点:《类修要诀》,第157.

意会及心目，寂地直送至腹脐下一寸三分丹田、元海之中，略存一存，谓之一吸。随用下部轻轻如忍便状，以意力提起，使归脐，连及夹脊、双关、肾门，一路提上，直至后顶玉枕关，透入泥丸顶内，其升而上之，亦不觉气之上出，谓之一呼。①

所述实际上就是以任督二脉为主路线的"小周天"循环，详细功法在明清文献中有大量表述。例如，清代医家尤乘《寿世青编》卷上"调息"节中列有"小周天法"，后清代医家汪昂《勿药元诠》全文辑录并列"小周天"一节。《寿世青编》中云：

> 先将身心澄定，面东趺坐，平坐亦可，但前膝不可低，肾子不可着物。呼吸和平，以手作三昧印，掐无名指，右掌加左掌上，按于脐下，叩齿三十六通，以集心神。赤龙搅海，内外三十六遍。赤龙，舌也。内外，齿内外也。双目随舌转运，舌抵上腭，静心数息，三百六十周天毕，待神水满，漱津数遍，用四字诀 摄提谷道，舌抵上腭，目闭上视，鼻吸莫呼，从任脉撮过谷道，到尾闾，以意运送，徐徐上夹脊中关，渐渐速些，闭目上视，鼻吸莫呼，撞过玉枕 颈上脑后骨，将目往前一忍，直转昆仑 头顶，倒下鹊桥 舌，分津送下重楼，入离宫 心也，而至气海 脐下穴也，略定一定，复用前法，连行三次，口中之津，分三次咽下，所谓天河水逆流也。静坐片时，将手左右擦丹田一百八下，

---

① （明）胡文焕辑，孙炜华校点：《类修要诀》，第190页。

连脐抱住，放手时将衣被脐腹间围住，勿令风入 上所谓养得丹田暖暖热，此是神仙真妙法。次将大指背擦热，拭目十四遍，去心火。擦鼻三十六遍，润肺。擦耳十四遍，补肾。擦面十四遍，健脾。两手掩耳鸣天鼓，徐徐将手往上，即朝天揖，如是者三，徐徐呼出浊气四五口，鼻收清气，两手抱肩，移筋换骨数遍。擦玉枕关二十四下，擦腰眼 即肾堂一百八下，擦足心 即涌泉各一百八下。[①]

实则是在小周天功法的基础上，又辅以清心火、润肺、补肾、健脾等调补五脏之功法。

明代医家杨继洲在其《针灸大成》"督脉经穴歌"中云：

要知任督二脉一功，元将四门外闭，两目内观。默想黍米之珠，权作黄庭之主。却乃徐徐咽气一口，缓缓纳入丹田。冲起命门，引督脉过尾闾，而上升泥丸；追动性元，引任脉降重楼，而下返气海。二脉上下，旋转如圆；前降后升，络绎不绝。心如止水，身似空壶，即将谷道轻提，鼻息渐闭。倘或气急，徐徐咽之；若乃神昏，勤加注想。意倦放参。久而行之，关窍自开，脉络流通，百病不作。广成子曰：丹灶河车休矻矻。此之谓也。督任原是通真路，丹经设作许多言，予今指出玄机理，但愿人人寿万年。[②]

---

① （清）尤乘：《寿世青编》，北京：中国书店，1985年，第20页。
② （明）杨继洲著，黑龙江省祖国医药研究所校释：《针灸大成校释》，第968页。

引丹道之言入医家之说,导引行气与中医脏腑经络理论构建之间的密切关联不言而喻。李时珍《奇经八脉考》中曾言"内景隧道,惟返观者能照察之",上述杨继洲之言可谓佐证。

从以上论述可知,导引行气的关键技术实即后世内丹养生家所言之"小周天"循环,亦即以任督二脉为主体循环路线,下启丹田、上至泥丸(脑)的精气循环。收缩"谷道"(肛门),如忍大便之状,既能保证固存于丹田的精气不由前阴而妄泄于外,更能使所固摄之精气循督脉由丹田上至泥丸,以发挥濡养全身之功效。正如前文反复阐释和论证的,基于丹田与肾两者在部位上的相近,医家在方技之学对丹田功能所作阐释的基础上,逐步以有形之肾脏统辖无形之丹田,而建构起了以五脏为内在核心的身体观。

## 三、水崇拜与肾藏精主水

### (一) 水生万物:水崇拜与生殖

自然界植物的生长有赖于水的滋润,水之充足是保证农作物丰收,乃至万物生命延续的重要前提和保障。先民通过对自然和生命的观察,必然会对水的这种自然力量产生膜拜,由此便形成了水崇拜最为初始的内涵。在水崇拜初始内涵的基础上进一步引申,人类把自身的生殖繁衍也归于水的作用。先民对于人类自身生命繁衍机制的认识,经历了漫长的过程。在认识到生育是男女两性交合的原因之前,先民只能凭借"相似律"的原始思维方式,根据自然界一些比较直观的生命现象来推测人类自身生殖繁衍的原因。水对于自然界植物的促生、哺育作用,很自然会让先民把人类自身生命的诞生也归于水之作用。正如向柏松所言,"水崇拜的原始文化内涵主要表现在祈求风调雨顺、农作物丰收和祈求人的生殖繁衍。两者之所以能统一在水崇拜中,是因为农作物的生长和人类的繁衍具有相似性,而原始人类思维的特征之一就是根据相似性来确立事物的同一性"[①]。这并非是盲目地猜测,我们可以通过流传至今的、较好保存了上古原始思想的各民族神话传说,来了解先民思维中水崇拜与人类生殖之间的密切联系。

茅盾认为,神话是各民族在上古时代生活和思想的产物,其中有初民的宇宙观、宗教思想和道德标准[②]。通过对神话的解读来了解远古时期的社会文化概况,是思想史研究的重要方法。考古发现往往是以最直观的实物信息给思想史研究以新的启示,承载着原始文化思维的神话则如同是无形的文物,向我们诉说着思想的历史。

古代文献中有不少受水而生的神话记载,例如,《山海经·海外西经》载:

> 女子国在巫咸北,两女子居,水周之。一曰居一

---

① 向柏松:《中国水崇拜》,上海:上海三联书店,1999 年,第 20 页。
② 茅盾:《中国神话研究初探》,南京:江苏文艺出版社,2009 年,第 3 页。

门中。

> 郭璞注：有黄池，妇人入浴，出即怀姓矣。[1]

《史记·殷本纪》载：

> 殷契，母曰简狄，有娀氏之女，为帝喾次妃。三人行浴，见玄鸟坠其卵，简狄取吞之，因孕生契。[2]

《华阳国志·南中志·永昌郡》载：

> 永昌郡，古哀牢国。哀牢，山名也。其先有一妇人，名曰沙壶，依哀牢山下居，以捕鱼自给。忽于水中触一沈木，遂感而有娠。度十月，产子男十人。[3]

向柏松统计《诗经》中有关水边的恋歌以及与水边婚恋有关的歌，共计17首，认为"作为一部只有305首的我国最早的诗歌总集，有如此众多的诗篇描写或涉及的婚恋择偶场面均以水为背景，绝非偶然，这是以水生殖崇拜为底蕴的婚俗在《诗经》中的反映。男女选择水边来交际恋爱，借水来发展爱情，是青年男女对婚姻的一种寄托，是他们祈愿婚姻美满、生子繁衍的曲折表达"[4]。除了水，《诗经》中与水相类的事物，例如"露"，也常常表达了与性密切相关的内涵。周策纵通过考证认为，"露"在

---

[1]　（晋）郭璞注，谭承耕校点：《山海经》，长沙：岳麓书社，1992年，第120页。
[2]　（汉）司马迁：《史记》，第91页。
[3]　（晋）常璩撰，刘琳校注：《华阳国志校注》，成都：巴蜀书社，1984年，第424页。
[4]　向柏松：《中国水崇拜》，第13－14页。

《诗经》里往往有男女幽会野合的隐义①。

　　流传至今的很多少数民族神话传说中，亦有大量水与生殖的描述。例如，鄂西叙事诗《黑暗传》记载盘古是由昆仑山雪水流到海洋，聚会天地精华而形成的，传中讲：

　　　　说的是远古那根痕，无天无地又无日月星，一片黑暗和混沌，天地茫茫无一人。乾坤暗暗如鸡蛋，迷迷蒙蒙几千层。盘古生在混沌内，无父无母自长成。那时有座昆仑山，天心地胆在中心。一山长成五龙形，五个嘴唇往下伸，五个嘴唇流血水，一齐流到海洋内，聚会天精与地灵，结个胞胎水上存，长成盘古一个人。②

　　彝族典籍《夷僰榷濮》认为"人祖来自水，我祖水中生"③。《壮族文学史》中载：

　　　　天地形成后，布洛陀一心"要把大地采打扮，要把万物造出来"。但地上只有他和姆六甲，再无人相帮，事情不好办。于是，他找姆六甲商量要造人。姆六甲听说要造人，不觉羞红了脸，笑而不答。布洛陀见她老不说话，便发气跑到东海去，找老弟龙王商量，久久不回。姆六甲感到孤独寂寞，日夜想念布洛陀，天天登山

---

①　周策纵：《古巫医与"六诗"考——中国浪漫文学探源》，第 24 页。
②　中国少数民族文学学会编：《神话新探》，贵阳：贵州人民出版社，1986 年，第 229 页。
③　云南省少数民族古籍整理出版规划办公室编：《夷僰榷濮》，昆明：云南民族出版社，1986 年，第 15 页。

望归。布洛陀离开姆六甲久了,心里也很想念她。当
他在东海远远望见姆六甲站在山顶上翘首盼他时,不
禁思情激荡,便含着一口水,使劲地朝着她喷过来。不
料,这口水一喷,竟"变成七彩虹,彩虹跨万里,横挂在
天空,一头出自布的嘴,一头连着姆的身",姆六甲怀
孕了。①

纳西族阿布流构山东北坡的一个岩洞内,有一个天然形成
的钟乳石柱,摩梭称"久木鲁",意为生孩子的石头。"久木鲁"上
边的凹坑内积有不少水,当地居民把这种积水叫"合吉",即祭祀
的水,与精液"达吉"一词意义相通。当地妇女为了生育,要到洞
内的水池子里洗澡,还要在"久木鲁"处喝"哈吉"②。

《中国各民族宗教与神话大词典》中记载,布依族把在高山
之巅长年积水不干的怪异石井视为崇拜的对象,称其为"仙井",
认为喝了这种井的水能添丁添子③。《中国少数民族神话选》中
记载了一则名为"独头娃娃"的拉祜族神话传说,讲的是拉祜族
的山寨里的一个寡妇,口渴时饮用了巨象脚踩出来的一个坑里
渗出来的水,便怀孕生下独头娃娃的故事④。

① 欧阳若修编著:《壮族文学史》,南宁:广西人民出版社,1986年,第55页。
② 严汝娴、宋兆麟:《永宁纳西族的母系制》,昆明:云南人民出版社,1983年,第204-206页。
③ 《中国各民族宗教与神话大词典》编审委员会编:《中国各民族宗教与神话大词典》,北京:学苑出版社,1990年,第39页。
④ 谷德明编:《中国少数民族神话选》,兰州:西北民族学院研究所,1984年,第439-444页。

以上所述远古先民思维中水崇拜与人类自身生殖之间的密切关系,即使是在后来相对比较成熟、系统的中国传统文化典籍中也有直接体现,如《管子·水地》云:"人,水也。男女精气合而水流形。"[①]在中医学的早期医学文献中也有类似的体现,如马王堆帛书《胎产书》中记载胎儿在母体内前四个月分别为:"一月名曰流行","二月始膏","三月始脂","四月而水授之,乃始成血"[②],其形态皆类于水。正因为水对于自然和人类的繁衍培育作用,使得水伴随传统文化的发展,被逐步赋予了越来越重要的内涵,成为古代传统文化宇宙观中常见的论述主题和阐发重点。

### (二) 水几于道:水崇拜与古代宇宙生成论

生命的形成与演变,以及在这个过程中生命与自然社会之间的关系,是传统文化一贯的讨论重点。水对于万物的哺育,以及人类自身的生殖,昭示着生命的流变,在传统文化经典化的进程中都被赋予了"本体"的抽象意义。正如前文第一章所述,"生殖"如同是传统文化的一面镜子,在传统文化典籍中常被比拟为天地阴阳交感之道。原始的水崇拜也被用以说明宇宙之生化繁衍,水逐渐成为宇宙天理之终极,内涵几近于古人所言之"道"。例如,《老子》尚水,常以水喻道,如《老子》第八章云:"上善若水。

---

① 黎翔凤撰,梁运华整理:《管子校注》,第815页。
② 马继兴:《马王堆古医书考释》,第781-792页。

水善利万物而不争，处众人之所恶，故几于道。"①又如，《老子》第六章云："谷神不死，是谓玄牝。玄牝之门，是谓天地根。绵绵若存，用之不勤。"②关于文中"谷神"之内涵，据韩东育考证，除了王弼本将"谷神"写作"谷神"外，其他诸如河上公本、帛书甲、乙本等，则均将"谷神"写作"浴神"。"玄牝"当解作"具有生殖功能的水"。"用之不勤"即"用之不尽"。而"取之不尽，用之不竭"，若从具体事物来看，则刚好是"水"的特征③。

我们还可以郭店楚简《太一生水》为例进行说明，其云：

> 太一生水，水反辅太一，是以成天。天反辅太一，是以成地。天地〔复相辅〕也，是以成神明。神明复相辅也，是以成阴阳。阴阳复相辅也，是以成四时。四时复相辅也，是以成仓热。仓热复相辅也，是以成湿燥。湿燥复相辅也，成岁而止。故岁者，湿燥之所生也。湿燥者，仓热之所生也。仓热者，【四时之所生也】。四时者，阴阳之所生【也】。阴阳者，神明之所生也。神明者，天地之所生也。天地者，太一之所生也。是故太一藏于水，行于时，周而又〔始，以己为〕万物母；一缺一盈，以纪为万物经。此天之所不能杀，地之所不能埋，

---

① 陈鼓应：《老子注译及评介》，第89页。
② 陈鼓应：《老子注译及评介》，第85页。
③ 韩东育：《〈郭店楚墓竹简·太一生水〉与〈老子〉的几个问题》，《社会科学》1999年第2期，第28、33页。

阴阳之所不能成。君子知此之谓〔□，不知者谓□。
■〕。①

关于"太一"之内涵，很多学者做了大量考证。钱宝琮讲："读汉人的作品，常常遇到'太一'两字，……有时解作'天地未分，混沌之元气'和《易·系辞传》中的'太极'差不多。有时当一个固有名词用：或是玉皇大帝的古名；或是北极附近的星名；或是太古的皇帝，又是仙人；或是一种星占术的书名。"②李零认为，从文献记载看，"太一"有三种含义。作为哲学上的终极概念，它是"道"的别名（也叫"大""一""太极"等）；作为天文学上的星官，它是天极所在，斗、岁（太岁）游行的中心；作为祭祀崇拜的对象，它是天神中的至尊③。而且，至少是在先秦时代，"太一"就已经是一种兼有星、神和终极物三重含义的概念。作为宇宙本体和原始创造力的"道"和"太极"，天象中的极星，以及天神中的至尊者，不仅在战国时代是一种共时的现象，而且它们在发生原理上也是属于可以互换互释的相关现象④。

葛兆光认为，中国古代天文学、神话学、哲学及巫术的四个

① 可参阅：荆门市博物馆编：《郭店楚墓竹简》，北京：文物出版社，1998 年，第 125 页；李零：《郭店楚简校读记》，北京：北京大学出版社，2002 年，第 32 - 33 页。对释文中的古体、异体字多以通行字代替，通假字也按读法转写。缺字补释括以□号，脱字补释括以【】号，□表示缺文，■表示墨钉。
② 钱宝琮：《太一考》，中国科学院自然科学史研究所编：《钱宝琮科学史论文选集》，北京：科学出版社，1983 年，第 207 页。
③ 李零：《读郭店楚简〈太一生水〉》，陈鼓应主编：《道家文化研究》（第 17 辑），北京：生活·读书·新知三联书店，1999 年，第 320 页。
④ 李零：《中国方术续考》，北京：东方出版社，2000 年，第 237 页。

根本性概念北极、太一、道与太极，在语义上互通。这种互通来源于感觉上的相似性，这种相似性之所以在中国古代人心目中产生，乃是由于它们的确有一个共同的渊源，即它们都出自古人对天象的观察、想象、体验及模拟。这一奇特的文化现象在中国古代的发生与整合，使中国古代的科学、宗教、哲学乃至巫术等各个本来差异甚大的领域竟有了一个和谐秩序与内在逻辑，并强有力地影响了中国古代思维模式①。正是基于"太一"之内涵具备了北极与道等宇宙之本原的意义，《太一生水》着重阐发的是一种以"太一"为本原的宇宙生成谱系。

在这个谱系中，太一生成了水，又相继生成了天地、神明、阴阳、四时、仓热（寒热）、湿燥。在《太一生水》的宇宙生成论中比较有特色的是，太一与水之关系并非简单的生成关系或母子关系，而是"太一生水，水反辅太一"，"太一藏于水"方能为万物之母。也就是说，太一在生成天地、阴阳、四时等宇宙基本构成因素的过程中，离不开出于其自身且又包藏自身的中间环节——水。为什么太一要先生出水，然后再生天、生地，而不直接生天地？水何以有如此重要的先于天地的位置？

庞朴认为，"这里面，大概有一个历史演化的痕迹。就是说，这个宇宙论，可能是脱胎于此前的水生论；而'太一'这个绝对

---

① 葛兆光：《众妙之门——北极与太一、道、太极》，《中国文化》1990 年第 3 期，第 46 页。

物,则是后来加上去的"①。这种"水生论"可上溯至原始的水崇拜,如李泽厚所言:"'太一生水'很可能是先民对巫舞致雨的客观理性化的提升理解。……巫舞致雨对先民及万物的生命、生存和生活具有如此决定性的巨大意义,因之用致雨的种种力量来解说宇宙的生成和变化,说它生天生地,成神明成阴阳成四时,而乃相当自然或理所当然的事情。"②而又近承于《老子》尚水思想的"水生万物"说。可以说,"太一生水"是"水生万物"说进一步思辨化和理论化的产物。《太一生水》所描绘的宇宙生成模式,可以说是迄今所见最早的相对具有多要素、多层次系统结构的宇宙生成图式。

在之前的《老子》中我们看到了"水几于道"的尚水倾向,在《管子·水地》中有水为"万物之本原"③的表述,但都没有形成以水或道为本原而衍生万物的详细宇宙生成模式。《太一生水》所描绘的宇宙生成模式,既使宇宙之生成由本及流变得更为清晰而又富有层次,而且使"水"的内涵亦因此变得更为抽象化和玄理化,逐渐褪去了水的实物形态色彩,与无形之"道"的内涵相近。艾兰考察了"太一""水"与郭店《老子》之间的关联性,认为"道作为以水为原型的抽象概念,被名作太一。太一是北极星与北极星之神,是一个作为水之来源的宇宙现象,而水则是此后万

---

① 庞朴:《一种有机的宇宙生成图式——介绍楚简〈太一生水〉》,陈鼓应主编:《道家文化研究》(第17辑),北京:生活·读书·新知三联书店,1999年,第303-304页。
② 李泽厚:《初读郭店竹简纪要》,陈鼓应主编:《道家文化研究》(第17辑),北京:生活·读书·新知三联书店,1999年,第418页。
③ 黎翔凤撰,梁运华整理:《管子校注》,第831页。

物的本源。道是这种相同思想的形而上的表述。《太一生水》为此提供了一个理论阐释"①。道、太一、水之间的关系也变得更为接近,正如罗炽所言:"道、太一、水之关系实际是三而一、一而三的关系。太一(道)就藏于气(水)中,以气之运化为其存在方式。此气即道之体现,其运化有其固有规律,周而复始,盈虚消长,循环无穷,以成天地万物,故为万物之经,万物之母"②。

古人对宇宙时空之本原和演变规律的崇拜,渗透进古人日常生活中的方方面面,生活中的任何事物只有以一定方式和谐地处于宇宙时空之中,并按照时空之规律来确定自身之位置和发展方向,才能取得更为长久的发展。"水"由具体的实物与无形之本原"太一"的结合,使与"水"相关的事物亦具备了初始、本原等更高一级的内涵。这种文化思潮渗透到中医学中,便使与水相关的脏腑在整个身体中亦具有了更为重要的本原意义,这正是本书后文要讨论的肾与水之关系。

## (三) 精水相类:肾藏精与肾主水

### 1. 生殖之精内涵的递进与扩大

前文曾详细论述了以房中、导引、行气为代表的方技之学对身体本原"丹田"其部位及功用的感知和体认。基于丹田与肾在

---

① 艾兰:《太一·水·郭店〈老子〉》,武汉大学中国文化研究院编:《郭店楚简国际学术研讨会论文集》,武汉:湖北人民出版社,2000 年,第 531 页。
② 罗炽:《〈太一生水〉辨》,《湖北大学学报(哲学社会科学版)》2004 年第 6 期,第 662 页。

部位上的密切相关性，以及中医学以五脏统摄身体各部的身体建构模式，医家受方技社会思潮的影响，逐步把无形之丹田对于精气的统摄作用，归属于有形之肾脏。于是，中医学理论体系中的肾脏便具有了仅从解剖形态意义上很难以确立和阐释的固摄精气的作用。而且，房中养生之关键在于调控丹田之气来固摄将射之精以还精补脑，欲射之生殖之精亦因此而被赋予了广义的精气内涵，成为濡养身体的重要的物质基础。中医学继承了这种认识，不但把房中术中以"七损八益"为代表的房中补益原则上升至调补人身阴阳平衡的关键位置，而且根据丹田与肾在部位与功能方面的相似性，以及医学对生命原动力由丹田向肾的转变，逐步把狭义的生殖之精赋予了更广阔的内涵，并以"肾精"作为总括，成为生命得以延续发展的重要物质基础。

生殖之精内涵的扩大，除上述原因之外，还有另外一个重要原因便是"精水相类"。详言之，由前阴所泄生殖之精，不但其性状与水相似，而且其繁育生命的功能与中国传统文化中"水"的内涵相一致。正如前文所述，由"水崇拜"向"水几于道"发展的过程中，"水"的内涵变得更为本原化、终极化和玄理化，"生殖之精"的内涵亦随之而变得更为抽象、递进和扩大。

这种变化在《黄帝内经》中可见端倪，《素问·上古天真论》有云：

> 昔在黄帝，生而神灵，弱而能言，幼而徇齐，长而敦敏，成而登天。乃问于天师曰：余闻上古之人，春秋皆度百岁，而动作不衰；今时之人，年半百而动作皆衰者，

时世异耶？人将失之耶？岐伯对曰:上古之人,其知道者,法于阴阳,和于术数,食饮有节,起居有常,不妄作劳,故能形与神俱,而尽终其天年,度百岁乃去。今时之人不然也,以酒为浆,以妄为常,醉以入房,以欲竭其精,以耗散其真,不知持满,不时御神,务快其心,逆于生乐,起居无节,故半百而衰也。

在这段表述中,黄帝问天师岐伯长寿养生之道,岐伯之回答则主要以房中养生而应对。岐伯讲,今时之人房劳过度使生殖之精妄泄,肾精耗竭,故半百而衰。言外之意,若不妄泄生殖之精,则精气充盈而能养生。《素问·金匮真言论》称"夫精者,身之本也",生殖之精为何具备了如此大的作用,具备了和"精"相类的内涵？该篇还讲"肾者主水,受五脏六腑之精而藏之",《素问·六节藏象论》亦称肾为"精之处也"。同时我们看到《黄帝内经》中讲各脏均可藏精,如《素问·金匮真言论》有"藏精于肝"、"藏精于心"、"藏精于脾"、"藏精于肺"、"藏精于肾"的表述。若不是肾所主之"水"具备了万物本原的内涵,那么肾不可能凌驾于其他脏腑之上而受藏其精。也正是因为这个原因,肾所藏之生殖之精成为黄帝岐伯对话中关乎长寿之重点。

2. 肾藏精向肾主水的过渡及肾主水的初始内涵

"肾主水"是肾脏的一个重要功能。在《黄帝内经》中对于"肾主水"之论述多放置于讨论脏腑五行归属的大语境中,例如:

北方黑色,入通于肾,开窍于二阴,藏精于肾,故病在膝。其味咸,其类水,其畜彘,其谷豆,其应四时,上为辰星。是以知病之在骨也。其音羽,其数六,其臭腐。

(《素问·金匮真言论》)

北方生寒,寒生水,水生咸,咸生肾,肾生骨髓,髓生肝,肾主耳。其在天为寒,在地为水,在体为骨,在脏为肾,在色为黑,在音为羽,在声为呻,在变动为栗,在窍为耳,在味为咸,在志为恐。(《素问·阴阳应象大论》)

冬脉者,肾也。北方水也,万物之所以含藏也。

(《素问·玉机真藏论》)

北方生寒,寒生水,水生咸,咸生肾,肾生骨髓,髓生肝。其在天为寒,在地为水,在体为骨,在气为坚,在脏为肾。其性为凛,其德为寒,其用为藏,其色为黑,其化为肃,其虫鳞,其政为静,其令霰雪,其变凝冽,其眚冰雹,其味为咸,其志为恐。(《素问·五运行大论》)

这就表明《黄帝内经》中"肾主水"理论的形成,或者说"肾主水"理论最终所被赋予的核心内涵,主要源于五行数术的比附和概括,后续章节对此还有详论,暂不赘述。但是《素问·上古天真论》中对"肾主水"的一段表述却并非如此,带给我们新的启示和思考。其文曰:

肾者主水,受五脏六腑之精而藏之,故五脏盛,乃能泻。今五脏皆衰,筋骨解堕,天癸尽矣,故发鬓白,身体重,行步不正,而无子耳。

　　肾受藏五脏之精气，若五脏精气充盈，则肾有所禀受，肾精方能泄于外，阴阳和合而使人"有子"。若五脏精气亏虚，肾无所受藏，肾精耗竭则"无子"。而这一切得以发生的原因和机制在于"肾者主水"，或者说，"肾者主水"是对男女交合过程中肾精促使生命繁衍的概括和总结。相比于以阴阳五行为代表的成熟数术思想来归纳和阐释"肾主水"的内涵，"肾主水"的这种内涵是更为早期和原始的内涵，是"肾主水"以数术为标准所确立起来的最终内涵的原始形态和基础。

　　这种内涵得以形成的原因主要包括两个方面：首先，在先民还没有充分了解男女两性交合以繁衍生命的机制时，只能依据水崇拜的原始思维模式，根据人与大自然的相似律，把人类生命之繁衍归于水之作用；同时，男女两性交媾达到性兴奋时彼此由前阴所分泌的液体在性状上与水相类，受水崇拜思维模式的影响，也很容易将其赋予一定的生殖内涵。其次，正如前文所论，随着认识的深入，以房中为代表的方技之学不但认识到了男女两性交合孕育生命的机制，而且把生殖之精归于丹田所固摄。而后，中医学受方技社会思潮的影响，逐步把生殖的功能由丹田归于肾，同时，原始的水崇拜也逐渐褪去了其原始的古朴风貌，形成了传统文化中"水为万物之本原"、"水几于道"等经典理论。肾统摄生殖之精，生殖之精其内涵又与理论化的"水"相一致。当这两种认识结合在一起时，就形成了肾主水的原始内涵。可以说，肾主水的初始内涵实际上是对肾精主生殖的另一种表达。

与《素问·上古天真论》此段相类的表述还可见于《黄帝内经》其他篇章,如《素问·解精微论》云:

> 是以悲哀则泣下,泣下水所由生。水宗者积水也,积水者至阴也,至阴者肾之精也,宗精之水所以不出者,是精持之也,辅之裹之,故水不行也。

水为至阴,至阴又为肾精,而且精能持水、辅水、裹水,那就表明此"水"与"精"相类。《针灸甲乙经》引载此文作:"众精者,积水也;积水者,至阴也;至阴者,肾之精也。"[①]很明显,表明了精水之类同。其后,历代医家对此文的注释亦多持类似观点,精水并称,如吴昆注曰:"宗精,肾之精液。五液以肾为宗,故肾精谓之宗精。"[②]张志聪注曰:"肾藏之精水,由宗脉而上通于心,上注于目,故曰:目者宗脉之所聚也。如志不悲则精持于下,辅之裹之,水精不出于宗脉,故水不行于上也。此言精水之在下,必动其肾志而后上行。"[③]高士宗注曰:"肾精为水之本,故曰至阴者,肾之精也。流行之水,则外出,宗精之水,则不出,故曰宗精之水,所以不出者,是精持之而不出也。持之者,乃辅之裹之,故水脏而不行也。"[④]尽管《素问·解精微论》此段表述不是像"上古天真论"一样来讨论水与精之生殖功能,但是这段表述得以建立的

---

① (晋)皇甫谧编撰,山东中医学院校释:《针灸甲乙经校释》,北京:人民卫生出版社,1979年,第1406页。

② (明)吴昆著,郭君双主编:《吴昆医学全书》,北京:中国中医药出版社,1999年,第431页。

③ (清)张志聪:《黄帝内经集注》,杭州:浙江古籍出版社,2002年,第674页。

④ (清)高士宗:《黄帝素问直解》,北京:科学技术文献出版社,1998年,第690页。

基础便是水与精基于生殖这一点而逐步建构起来的相似性，如果没有这种相似，那么肾精与水不可能放在一起相提并论。

类似的观点在后世医家的论述中还有隐约的体现和反映，例如，《养生类纂》引《集仙传》云：

> 肾者能生元阳，为真气；其泄为精，是为北方壬癸之水，水为命，命系于阴也，此之谓性命焉。[①]

肾"其泄为精"，具有生殖功能，而此精同时又为"水"，可见精水相类。

《明医杂著》云：

> 小儿无补肾法，盖禀父精而生，此天一生水，化生之源，肾之根也。[②]

小儿禀"父精"而生，是强调此"精"之生殖功能，同时"父精"为天一之"水"，精与水相类。

《万氏家传养生四要》云：

> 精者五脏之真精也。经云：肾者主受五脏六腑之精而藏之，故五脏盛乃能泻，谓之天癸者，天一所生之水也。[③]

---

① （宋）周守忠纂集，韩靖华校点：《养生类纂》，上海中医学院出版社，1989年，第17页。
② （明）王纶著，（明）薛己注，王新华点校：《明医杂著》，南京：江苏科学技术出版社，1985年，第178页。
③ （明）万全著，罗田县卫生局校注：《万氏家传养生四要》，第35页。

天癸为男女两性性成熟时所分泌的一种能够促进生殖机能的物质，而其为天一所生之"水"，可见精水因生殖而相类。

《血证论》云：

> 肾又为先天，主藏精气，女子主天癸，男子主精，水足则精血多，水虚则精血竭。[①]

肾所藏精气，女子主天癸，男子主精，都是在强调肾之精气的生殖功能，同时，唐氏又论"水足则精血多，水虚则精血竭"，很明显此精水互换的论述是基于两者在生殖上的类似性。

3. 肾主水内涵的扩大和肾与膀胱脏腑相关的形成

在《黄帝内经》中我们可以看到，肾脏在以阴阳五行为代表的数术思想中被逐步赋予阴中之"至阴"、在五行"属水"等特性。例如，《素问·水热穴论》云：

> 黄帝问曰：少阴何以主肾，肾何以主水？岐伯对曰：肾者至阴也，至阴者盛水也。
>
> 帝曰：诸水皆生于肾乎？岐伯曰：肾者牝藏也，地气上者属于肾，而生水液也，故曰至阴。

再如，《素问·五运行大论》云：

> 北方生寒，寒生水，水生咸，咸生肾，肾生骨髓，髓生肝。其在天为寒，在地为水，在体为骨，在气为坚，在脏为肾。

---

① （清）唐宗海著，欧阳兵等点校：《血证论》，第11页。

正如前文所述,"水"在传统文化中被逐步赋予了类似于"道"的本原内涵,与"水"相关之事物亦因此而被赋予了更为抽象的、广泛的内涵,"肾主水"之内涵也因而有了更大的拓展空间。

例如,《素问·五常政大论》云:

> 静顺之纪,藏而勿害,治而善下,五化咸整,其气明,其性下,其用沃衍,其化凝坚,其类水,其政流演,其候凝肃,其令寒,其脏肾,肾其畏湿,其主二阴,其谷豆,其果栗,其实濡,其应冬,其虫鳞,其畜彘,其色黑,其养骨髓,其病厥,其味咸,其音羽,其物濡,其数六。

天一生水,地六成之,肾其数为六,所主之水具有高度的本原意义。

所以,肾所主之"水"的内涵亦突破了水与生殖的关系,而具有了更多抽象意义。肾主水的内涵逐渐扩大,几乎一切与水形态相似或性质相类的事物都为肾所统。例如,《素问·逆调论》云:

> 帝曰:人有身寒,阳火不能热,厚衣不能温,然不冻栗,是为何病? 岐伯曰:是人者,素肾气胜,以水为事,太阳气衰,肾脂枯不长,一水不能胜两火。肾者水也,而生于骨,肾不生,则髓不能满,故寒甚至骨也。所以不能冻栗者,肝一阳也,心二阳也,肾孤脏也,一水不能胜二火,故不能冻栗,病名曰骨痹,是人当挛节也。

本段论述中,"一水不能胜二火"之"水"代指"阴","肾者水也,……肾不生,则髓不能满","水"之内涵又与"髓"相近。

该篇又云:

> 夫不得卧,卧则喘者,是水气之客也。夫水者,循津液而流也,肾者水脏主津液,主卧与喘也。

肾主水,故一切津液属肾所主,与津液代谢失常密切相关的疾病,如津液停聚所致之喘不得卧诸证,亦为肾所主。

《素问·方盛衰论》云:

> 肾气虚,则使人梦见舟船溺人,得其时则梦伏水中,若有畏恐。

之所以肾气虚会梦到"舟船溺人"、"伏水中"等与水相关的梦境,很明显是源于肾主水而作的推论,这也从一个侧面说明肾所主之水内涵的抽象和丰富。

又,《释名·释形体》有云:

> 肾,引也,肾属水,主引水气灌注诸脉也。

后世医书多有引用此说者,如《难经集注》《万病回春》等。从文字学的角度说明了古人对肾主水之内涵的认识,肾属水而引水气灌注诸脉,此"水"之内涵与脉中之血与津液相类。

再如,《万氏家传痘疹心法》"肾主痘中之水论"有云:

> 肾主液,五液之变,在乎水也。此一脏之中,统体一五行也。既曰肝为水泡,以泪出如水,泪则肾之液

也；肺为脓泡，以涕出稠浊，涕则肾之液也；心为斑，以
血色赤而小，血则肾之液也（在内为血，在外为汗）。夫
五脏之液，皆本于肾如此。[①]

痘中之水亦类于"水"，亦属肾所主。

由以上论述可以明确，肾主水之内涵并不等同于肾主尿液。
《诸病源候论》有云：

膀胱与肾为表里，俱主水。水入小肠，下于胞，行
于阴为溲便也。肾气通于阴，阴，水液下流之道也。[②]

《黄帝内经》明言膀胱为州都之官，"津液藏焉"，藏于膀胱中
的是津液，而非尿液。津液由小肠经下焦直接渗入膀胱里面的
胞中，后由前阴而泄方能称之为尿液。《福寿丹书》所载"脏腑正
面图"[③]（如图 25 所示）对膀胱和胞的描绘，可帮助我们理解上述
理论。可见，这个过程与肾之关联性并不大。所谓肾主水内涵
的体现，并不是为了说明津液由肾而入膀胱，而是为了说明"肾
气通于阴，阴，水液下流之道也"。因此，可以说，在传统中医理
论体系中，尿液作为津液代谢的一种产物，其性状与水相类，可
以归于肾所统摄。但是，并不能说肾主水之内涵就是肾主尿液。
把肾主水的内涵局限于肾与尿液之间的关系，实际上是近现代

---

① （明）万全著，罗田县万密斋医院校注：《万氏家传痘疹心法》，武汉：湖北科学技术出
版社，1985 年，第 13 页。
② 南京中医学院校释：《诸病源候论校释》，第 464 页。
③ （明）龚居中著，广诗等点校：《福寿丹书》，北京：中医古籍出版社，1994 年，第 218
页。

中医基础理论范式以西医理论为框架来筛选、架构和诠释传统中医文献时的一种比附和误读。

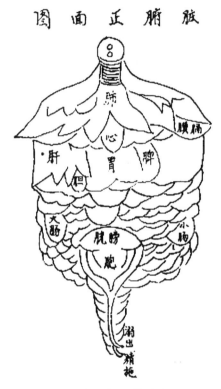

**图 25　《福寿丹书》所载脏腑正面图**

另外,我们再看一下肾与膀胱脏腑相关的问题。肾与膀胱为什么会脏腑相表里而紧密相连呢? 现在多从尿液的生成与排泄进行讨论,亦即以西医生理学中的泌尿系统为参照,而重新架构起了肾与膀胱之间的联系。肾与膀胱的解剖部位相近,但是古人并没有发现肾与尿液的直接联系,或者说没有像西医学一

样发现肾与膀胱、尿液三者之
间的直接解剖联系。以图为
例,图 26 是清代医家钱一桂
《医略》中所绘的膀胱图①,图注
有云膀胱"无上口,随气渗入",
即古人根本未曾发现肾、膀胱、
输尿管的解剖关联。

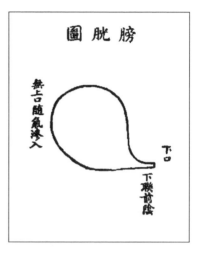

图 26　《医略》膀胱图

　　我们可以古人的相关论述
为例进行说明,例如,《素问·
经脉别论》云:

　　　　饮入于胃,游溢精气,上输于脾,脾气散精,上归于
　　　　肺,通调水道,下输膀胱,水精四布,五经并行。

　　这是《黄帝内经》中对津液代谢整个过程的论述,可见下输
于膀胱之津液是源于肺之通调水道,而非如西医生理学所言之
肾脏。

　　又如,《灵枢·营卫生会》云:

　　　　黄帝曰:愿闻下焦之所出。岐伯答曰:下焦者,别
　　　　回肠,注于膀胱而渗入焉。故水谷者,常并居于胃中,
　　　　成糟粕,而俱下于大肠,而成下焦,渗而俱下,济泌别
　　　　汁,循下焦而渗入膀胱焉。

_____

① 　(清)钱一桂:《医略》,北京:中医古籍出版社,1985 年,第 309 页。

类似的论述还见于《灵枢·五癃津液别》，其云：

> 阴阳气道不通，四海闭塞，三焦不泻，津液不化，水
> 谷并行肠胃之中，别于回肠，留于下焦，不得渗膀胱，则
> 下焦胀，水溢则为水胀，此津液五别之逆顺也。

津液是由小肠循下焦而直接渗入膀胱，亦非由肾而来。后世医籍中的诸多膀胱图，便是依据《黄帝内经》的上述相关表述绘制而成，由《针灸大成》所载"膀胱腑图"①（图 27）可窥一斑。

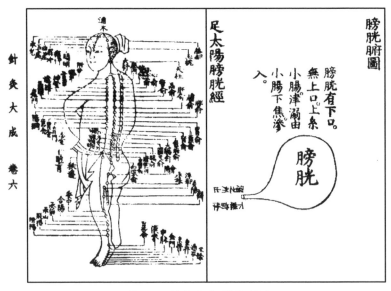

**图 27 《针灸大成》膀胱腑图**

这样的观点一致延续在后世医家的论述中，例如，张景岳《类经图翼》"内景赋"中有云：

---

　　又如六腑，阳明胃先。熟腐水谷，胃脘通咽。上口
称为贲门，谷气从而散宣。输脾经而达肺，诚脏腑之大
源。历幽门之下口，联小肠而盘旋。再小肠之下际，有
阑门者在焉。此泌别之关隘，分清浊于后前。大肠接
其右，导渣秽于大便；膀胱无上窍，由渗泄而通泉。[1]

　　张景岳的这段论述，可以与《循经考穴编》所载"阑门水谷泌
别之图"[2]（如图 28 所示）和"脏腑内景之图"[3]（如图 29 所示）相
参，一目了然。

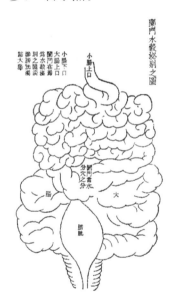

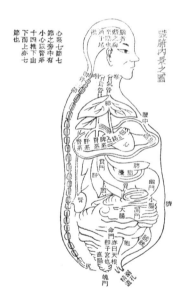

图 28　《循经考穴编》阑门 　　图 29　《循经考穴编》脏腑内景之图
　　　　 水谷泌别之图

①　(明)张介宾：《类经图翼(附：类经附翼)》，第 130 页。
②　《循经考穴编》，第 188 页。
③　《循经考穴编》，第 186 页。

即使是曾"亲见脏腑"的清代医家王清任，虽对古代脏腑知识多有批判和新论，但依然讲津液沁入膀胱之中，其云：

> 脾中有一管，体象玲珑，易于出水，故名珑管。脾之长短与胃等，脾中间一管，即是珑管。……水由珑管分流两边出水道，由出水道渗出，沁入膀胱为尿。①

不但如此，部分古代医家还认为膀胱有上窍而无下窍，尿液之排泄全赖气化，而且气化所依赖之脏腑，肾亦不是关键，而是其他脏腑。就更不用是通过解剖发现膀胱与肾有管道相通了。

例如，《医学入门》云：

> （膀胱）有上窍而无下窍，得气海之气施化，则溲便注泻；气海之气不足，则秘隐不通。②

该书阐释"气海"曰：

> 膻中名气海，在两乳之间，为气之海也，气所居焉，能分布阴阳。③

《人身通考》有类似表述，其云：

> 膀胱以虚受水，为津液之府，有上窍而无下窍。得气海之气施化，则溲便注泻；气海之气不足，则秘隐不通。④

尿液之排泄主要依赖于气海之气化作用。

---

① （清）王清任著，陕西省中医研究院注释：《医林改错注释》，第 23 页。
② （明）李梴著，金嫣莉等校注：《医学入门》，北京：中国中医药出版社，1995 年，第 69 页。
③ （明）李梴著，金嫣莉等校注：《医学入门》，第 3 页。
④ （清）周振武著，杨维益点校：《人身通考》，北京：人民卫生出版社，1994 年，第 47 页。

《杂病源流犀烛》云：

> 膀胱藏溺，气化则出，而主气化者，肺也。①

膀胱所藏尿液之排泄依赖肺之气化。

《类证治裁》云：

> 经云：膀胱者，州都之官，津液藏焉，气化则能出矣。三焦者，决渎之官，水道出焉。是知膀胱主藏溺，必待三焦气化，乃能出水也。②

> 闭者，小便不通。癃者，小便不利。遗溺者，小便不禁。虽膀胱见症，实肝与督脉三焦主病也。经云：膀胱之胞薄以濡，得酸则蜷缩，约而不通，水道不行。又云：膀胱不利为癃，不约为遗溺，此但主膀胱言之也。夫膀胱仅主藏溺。主出溺者，三焦之气化耳。故经云：三焦下腧，并太阳正脉，入络膀胱，约下焦，实则闭癃，虚则遗溺。又云：肝脉过阴器，其病闭癃。又云：女子督脉入系廷孔，男子循茎下至篡。病不得前后，此闭癃遗溺，所由兼责诸经也。③

林氏认为三焦以及肝脏之气化是尿液由膀胱而排出之关键。

---

① （清）沈金鳌撰，李占永、李晓林校注：《杂病源流犀烛》，第109页。
② （清）林佩琴著，孔立校注：《类证治裁》，北京：中国中医药出版社，1997年，第480页。
③ （清）林佩琴著，孔立校注：《类证治裁》，第485页。

所以说，肾与膀胱脏腑表里关系得以确立的根本原因，或者说决定性因素，并不在于肾与膀胱围绕尿液而发生的解剖学上的关联，而是源于以津液（水）为中转而发生的，膀胱为津液之府，如《素问·灵兰秘典论》所言"膀胱者，州都之官，津液藏焉"，而肾主水，一切津液又为肾所主，所以肾与膀胱密切相关。正如《灵枢·本输》所云："肾合膀胱，膀胱者，津液之腑也。"《备急千金要方》中对这个问题谈得也很直接，其云："凡肾脏象水，与膀胱合为腑。"①加之肾与膀胱部位相近，这又使肾与膀胱基于水之中转而建立的密切相关性，变得更为自然，两者脏腑表里关系的确立更为贴切。这与其他脏腑表里关系中肝胆、脾胃关系的确立是很相似的。

## 四、数术的身体

所谓"数术之学"，实际上就是古人对于宇宙天地之道或言规律的认识。"数术"，或称"术数"，李零认为，其内涵大概与"象数"的概念有关。"象"是形于外者，指表象或象征；"数"是涵于内者，指数理关系和逻辑关系。它既包括研究实际天象历数的天文历算之学，也包括用各种神秘方法因象求义、见数推理的占卜之术。虽然按现代人的理解，占卜和天文历算完全是两类东西，但在古人的理解中，它们却是属于同一个体系，因为在他们

---

① （唐）孙思邈撰，高文柱、沈澍农校注：《备急千金要方》，第 344 页。

看来,前者和后者同样都是沟通天人的技术手段①。

在古人的思维中,天地所呈现出来的自然规律是人类需要遵奉的根本原则和终极原理,恰如《老子》所言:"人法地,地法天,天法道,道法自然。"②或者说,生命这个"小宇宙"的运行必须与天地"大宇宙"的运行规律相一致,才能保证生命的正常与和谐。这就是探讨人体生命的"方技之学"与研究宇宙自然规律的"数术之学",两者之间的密切关联所在。古人常将数术与方技之学放在一起进行讨论,如阮孝绪《七录》将数术与方技并称为"术技录"。正因如此,无论是以房中、导引、行气为代表的方技之学,还是医学本身,对于身体的体验以及观察生命所获得的感性认识,都有赖于数术思想进行归纳,使之体系化、系统化和理论化。可以说,我们所见到的以《黄帝内经》为代表的中医学之所以具有相对整齐的、系统的理论面貌,数术所起到的架构作用是非常关键的。正如李建民所言:"所谓阴阳家,不只包括一般人所熟悉的邹衍遗说,而主要是早在这之前就活跃的祝宗卜史在天文历数、仪式操演与龟筮占卜所提炼的'四时、八位、十二度、二十四节'等所谓数度之学。……晚周以下,中国古典医学的经验、技术演变到'医经'复杂的体系,尚需一跃,这一跃变的历史动力之一是阴阳数术之学的介入。"③

---

① 　李零:《中国方术正考》,第 26 页。
② 　陈鼓应:《老子注译及评介》,第 163 页。
③ 　李建民:《发现古脉——中国古典医学与数术身体观》,第 55 页。

### （一）天人相合：身体与早期的数术时空观

李零讲，研究天道的数术之学，与研究生命的方技之学，都有自己的学术传统、知识体系和概念术语。但是在中国近代化的过程中，这种学术传统、知识体系和概念术语却往往被淘汰、替换，甚至是全盘西化，惟一得以幸存的只有中医[①]。透过传统中医文献，可以看到身体知识依据数术时空观而作的分类、架构与诠释。在《黄帝内经》中，我们见到的大多数身体知识都依据已经较为成熟的阴阳五行学说等经典思想，对其进行系统化地理论加工。但《黄帝内经》非一时一人之作，其中尚有不少内容反映了更为早期的医学面貌，透过这些相对早期的医学论述，并结合出土古医籍文献，可以了解早期更为原始的数术思想对身体知识的加工方式和过程。

数术之学所讨论的诸多天地之理中，最核心与根本的是关于宇宙时间和空间的规律，它是中国古代思想的基础和起点。在古人的思维中，只有与时空观念相合才能确定自身的合理性。医学所要讨论的身体构造与功能，自然也要合于宇宙时空规律。不但身体构造需要与天地自然相类，身体功能也必须与天地规律相谐，才能保证生命的正常运行。例如，云梦睡虎地秦简《日书》甲种所载"人字图"[②]（如图 30 所示）与马王堆出土的帛画"人

---

① 李零：《中国方术正考》，第 15 页。

② 睡虎地秦墓竹简整理小组编：《睡虎地秦墓竹简》，北京：文物出版社，1990 年，第 348 页。

字图"①（如图31所示），用时间标识小儿之身体，用很直观的方式告诉我们早期医学身体与时空之合和对于生命延续的重要意义。睡虎地秦简所绘"人字图"，人形身体周围标注有春夏秋冬四时以及十二地支代表的十二辰，十二辰按照左升右降的顺序排列于身体的不同部位。图注曰：

> 人字，其日在首，富难胜殹（也），夹颈者贵，在奎者富，在掖（腋）者爱，在手者巧盗，在足下者贱，在外者奔亡。女子以巳字，不复字。

注文的意思是，依据小儿出生时日，对照当日日支所在的部位，以预测小儿今后的命运。"女子以巳字，不复字"，可能是说女子若于巳日生子，则此后终生不孕。

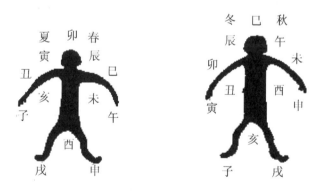

**图30　睡虎地秦墓竹简《日书》甲种人字图（复原图）**

---

① 马王堆出土的帛画"人字图"与《胎产书》、"禹藏埋胞图"共为一卷帛书，该图为两人形图，图形残损，又无文字说明，以其大略图形与云梦睡虎地秦简《日书》甲种所绘"人字图"相比较，后方认定为"人字图"。可参阅：国家文物局古文献研究室编：《马王堆汉墓帛书》，北京：文物出版社，1985年，第113页。

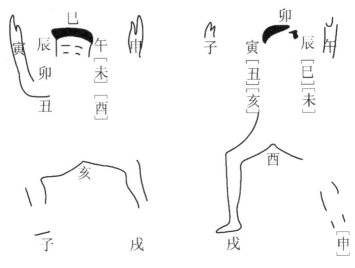

**图31 马王堆帛书人字图**

　　"人字图"以今日的眼光来看，不免显得机械、迷信，甚至是不可理喻，但它至少表明了古人把生命之孕育与成长放置于时间的流变中，以祈求天人和谐的原始思维。这种原始思维进一步发展的产物，就是以相对更为具体和系统的理论来比附人的身体与天地相类，这在《黄帝内经》中依然有不少遗留。

　　例如，《灵枢·邪客》云：

　　　　黄帝问于伯高曰：愿闻人之肢节，以应天地奈何？

　　伯高答曰：天圆地方，人头圆足方以应之；天有日月，人有两目；地有九州，人有九窍；天有风雨，人有喜怒；天有雷电，人有声音；天有四时，人有四肢；天有五音，人有五脏；天有六律，人有六腑；天有冬夏，人有寒热；天有十日，人有手十指；辰有十二，人有足十指，茎垂以应之，女子不足二节，以抱人形；天有阴阳，人有夫妻；岁有三百六十五日，人有三百六十五节；地有高山，人有肩膝；地有深谷，人有腋腘；地有十二经水，人有十二经脉；地有泉脉，人有卫气；地有草蓂，人有毫毛；天有昼夜，人有卧起；天有列星，人有牙齿；地有小山，人有小节；地有山石，人有高骨；地有林木，人有募筋；地有聚邑，人有䐃肉；岁有十二月，人有十二节；地有四时不生草，人有无子。此人与天地相应者也。

房中作为早期方技之学的代表，很多著作的托名与数术类著作相同，前文已有论述，说明了房中与天文历法等数术思想之间的密切联系。房中文献对女性性器官的称谓，也有部分借用了数术之学的术语。

例如，明代《素女妙论》"浅深篇"中有云：

女子阴中有八名，又名"八谷"：一曰琴弦，其深一寸；二曰菱齿，其深二寸；三曰妥豀，其深三寸；四曰玄珠，其深四寸；五曰谷实，其深五寸；六曰愈阙，其深六寸；七曰昆户，其深七寸；八曰北极，其深八寸。

交会之要，切忌太深，深则伤于五脏。若至谷实则伤肝，其病眼昏眵泪，四肢不遂；至愈阙则伤肺，其病恶心哕逆，痰喘昏晕；至昆户则伤脾，面黄腹胀，烦懑冷痫；至北极则伤肾，腰脚痿软，骨蒸潮热。[①]

李零考察了《素女妙论》与马王堆出土房中文献以及《医心方》卷二十八所引房内文献对女性阴中不同部位的称谓，通过相互比照认为，《素女妙论》中的这些论述，无论早晚，皆与马王堆房中书保持着术语和体系上的沿袭性[②]。马王堆房中书中称"北极"所指部位为"中极"，如《合阴阳》中云："当此之时，中极气张，精神入藏，乃生神明。"[③]《医心方》卷二十八所引房中文献亦称"中极"，如《医心方·卷二十八·九法》曰："第二曰虎步，令女俯俛，尻仰首伏，男跪其后，抱其腹，乃内玉茎，刺其中极，务令深密，进退相薄，行五八之数，其度自得，女阴闭张，精液外溢，毕而休息，百病不发，男益盛。"[④]

图 32 为李零根据房中文献论述所绘的女性生殖器示意图[⑤]，图中 1 指阴蒂，马王堆房中书、《医心方》卷二十八所引房内文献、《素女妙论》分别称之为"赤朱（珠）"、"赤珠"、"红毵"；图中2-9，由浅入深，即《素女妙论·浅深篇》所论的"八谷"，图中9指示的部位就是阴中深八寸之"北极"。

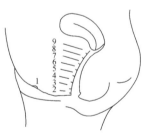

图 32　女性生殖器示意图

---

① （荷）高罗佩（R. H. van Gulik）著，杨权译：《秘戏图考：附论汉代至清代的中国性生活》，第 320 页。

② 李零：《中国方术正考》，第 333 页。

③ 马继兴：《马王堆古医书考释》，第 1000 页。

④ （日）丹波康赖编撰，沈澍农主编：《医心方校释》，第 1726 页。

⑤ 李零：《中国方术正考》，第 334 页。

女子阴道最深之处名为"北极"，位置紧接孕育新生命之胞宫，而"北极"正是古代星历中格外予以重点讨论的宇宙之中心，是衍生宇宙万物之源，自然会被赋予神圣的本原意义。随着医学的发展，肾的位置逐步突出而被赋予了先天之本的内涵，正是因为这个原因，《素女妙论》强调男女交会时太深则伤五脏，至"北极"最深之处则伤肾。肾与北极之类比，正是数术向医学身体理论渗透的一个缩影。

"北极"作为宇宙的中心，其本身所体现的核心性、唯一性和终极性，与传统文化中太一、道、太极的内涵相一致。葛兆光分析了古人将北极、太一、道、太极做横向比附而互相系连的思维，对北极在天体中独特位置与功能的体验，一旦生成神学崇拜，自然要产生以"太一"为首的神祇系统与宇宙生成神话；一旦进入哲理思考，自然要形成"道"的命名与"道生一，一生二，二生三，三生万物"之类的哲学思想；一旦渗入占筮，则很自然地要与四时八方等对应的九宫八卦二十八宿等挂钩，成为中心概念。这一包容了古代中国所有原初性、终极性、广袤性根本概念的思想，被推衍到更多的文化领域里去，在各个方面留下了它的痕迹。可以说，北极及其与太一、道、太极一体化的思想正是中国文化的一个源头①。

下面我们再以与"北极"内涵相类的"太一"为例，通过出土

---

① 葛兆光：《众妙之门——北极与太一、道、太极》，《中国文化》1990年第3期，第61-62页。

的郭店楚简《太一生水》所体现的宇宙时空观,来看一下早期数术思想对医学身体观的影响。郭店楚简《太一生水》释文前文已有引述,不少学者将其与湖北荆门漳河车桥战国墓出土的"兵避太岁"戈、湖南长沙马王堆汉墓帛书"避兵图"、郭店楚简《老子》相比较,复原了先民原始的宇宙生成观念。例如,江林昌认为在史前时期到原史时期,先民们的宇宙生成观大致有如下几层具体含义:(1)宇宙产生前:浑沌一团,"有物混成"、"中央帝浑沌"。(2)宇宙神:原型为太阳神;哲学术语为"道"、"易"、"太一",人格化为"羲和"、"夸父"、"嘘"、"噎"等等;动物图腾化则为"龙蛇"与"凤鸟"等等。(3)太阳东升西落,循环运行:"太一藏于水"、"行于时"、"太一将行"。(4)宇宙产生:"成天地","成阴阳","成四时","成岁而止"。(5)宇宙产生后的天地特征:"天不足于西北,地不足于东南。"[①]

《太一生水》中"太一"与"水"共同作用,作为本原,继而生成天地与四时;而且,天地已有西北东南四方的清晰区分。在宇宙时空认识中,对整个传统文化影响最大的主要是天地自然演变中以季节更替为表现的四时和凸显空间格局的四方,它不但是早期星占历算之学的核心,也是后世经典理论的基础和前身。葛兆光讲:"早期中国最重要的知识就是星占历算、祭祀仪轨、医疗方技之学,星占历算之学是把握宇宙的知识,祭祀仪轨之学是

---

① 江林昌:《考古所见中国古代宇宙生成论以及相关的哲学思想》,《学术研究》2005年第10期,第84页。

整顿人间秩序的知识,医疗方技之学是洞察人类自身的知识,而正是在这些知识中发生了数术、礼乐、方技类学问,产生了后来影响至深的阴阳、黄老、儒法等等思想。"[1]之后,由四时衍化出的阴阳,由四方而逐步建构起来的五行,形成了传统文化的主流思想。很多学者已早有论述,例如,李零讲,过去在中国思想史的研究上,人们总是习惯于把阴阳五行学说看作一种晚出的支流:推其源,不过是邹衍一派的怪迂之谈;述其流,也无非是盛极汉代的荒唐迷信。这种看法既缘于古史背景的模糊和有关史料的缺乏,也与汉代以后人们对历史认识的"逆溯误差"有关。现在,以我们对考古发现的认识来看,阴阳五行学说在战国秦汉之际臻于极盛,虽然遇有新的思想契机,也包含了许多添枝加叶,整齐化和系统化的工作,但它绝不是邹衍一派的怪迂之谈所能涵盖,而是取材远古,以原始思维作背景,从非常古老的源头顺流直下[2]。常正光认为,阴阳五行学说早在古代传说时期就已经以原始方术的形态蕴育于世,殷商时期便以"帝方"的祭祀活动记录于甲骨卜辞之中,表现出方术的初生面貌,经过春秋时期的发展与完善,到战国时期,方术便以阴阳五行说为主导风靡于世。到秦汉时期,由于五行说的广泛传播并与皇权结合,其地位便随之被无比拔高[3]。尽管随着时间的推演和传统文化逐步经典化

---

[1]　葛兆光:《中国思想史·导论·思想史的写法》,第 27 - 28 页。
[2]　李零:《中国方术正考》,第 139 - 140 页。
[3]　常正光:《阴阳五行学说与殷代方术》,艾兰等主编:《中国古代思维模式与阴阳五行说探源》,南京:江苏古籍出版社,1998 年,第 245 页。

的倾向，像星占历算这样一些早期"原生态"的知识已经被逐渐边缘化和模糊化，但是它们所反映的时空认识却仍然延续在古人的日常生活与思维中。

早期数术之学非常注重以各种方式来模拟天地所呈现出的时空规律，形成了以"式占"为代表的占卜体系，来表达时空结构和预测时空规律。所谓"式占"，就是用模拟宇宙天地结构的式盘（或称"占盘"）来进行占卜。式占的起源很早，据考古所见，至少在战国初期就已经风靡于当时的社会。例如，湖北随县战国初曾侯乙墓中出土的一个衣箱盖上，围绕北斗标有二十八星宿的名称位置，旁边画有青龙、白虎图像，这很可能是目前发现最早的式图[①]。李学勤认为，《太一生水》所述四时成岁的框架，正是中国古代数术的基本要素之一，"太一藏于水，行于时"这两句只有作数术解释，才能够讲通。"行于时"是太一的周行，"藏于水"是太一从五行属水的北方始。太一常居北极，在一定意义上也可说是"藏于水"。"太一生水"的年代下限即公元前 300 年左右，太一周行的理论不会太复杂。当时说"太一藏于水，行于时"，只意味着太一常居北极，始于北方，周行四时。这正是后世所谓太一行九宫数术的雏形[②]。

---

① 可参阅：随县擂鼓墩一号墓考古发掘队：《湖北随县曾侯乙墓发掘简报》，《文物》1979 年第 7 期，第 10 页。严敦杰：《式盘综述》，《考古学报》1985 年第 4 期，第 448 页。
② 李学勤：《〈太一生水〉的数术解释》，陈鼓应主编，《道家文化研究》（第 17 辑），北京：生活·读书·新知三联书店，1999 年，第 298－300 页。

　　太一行九宫的数术模型实际上就是古代式盘中的一种，其运作机制古代文献中有详细记载，如《易纬乾凿度》云：

　　　　太一者，北辰之神名也，居其所曰太一，常行于八卦日辰之间，曰天一，或曰太一。出入所游，息于紫宫之内外，其星因以为名焉。故星经曰：天一、太一，主气之神。行，犹待也。四正四维，以八卦神所居，故亦名之曰宫。天一下行，犹天子出巡狩，省方岳之事，每率则复。太一下行八卦之宫，每四乃还于中央，中央者北神之所居，故因谓之九宫。天数大分，以阳出，以阴入，阳起于子，阴起于午，是以太一下九宫，从坎宫始。坎，中男，始亦言无适也。自此而从于坤宫，坤，母也。又自此而从震宫，震，长男也。又自此而从巽宫，巽，长女也。所行者半矣，还息于中央之宫，既又自此而从乾宫，乾，父也。自此而从兑宫，兑，少女也。又自此从于艮宫，艮，少男也。又自此从于离宫，离，中女也。行则周矣。[①]

　　其形制得到了考古发现式盘实物的证实，例如图 33 所示安徽阜阳双古堆 M1 出土的西汉初期[②]"太乙九宫占盘"[③]。

---

① （日）安居香山、中村璋八辑：《纬书集成》（上册），石家庄：河北人民出版社，1994 年，第 32 页。
② 殷涤非根据该式盘地盘背面所刻的篆文"第三七年辛酉日中冬至"三行十字，考证"七年"当为文帝七年，即公元前 173 年。详见：殷涤非：《西汉汝阴侯墓的占盘和天文仪器》，《考古》1978 年第 5 期，339－340 页。
③ 安徽省文物工作队、阜阳地区博物馆、阜阳县文化局：《阜阳双古堆西汉汝阴侯墓发掘简报》，《文物》1978 年第 8 期，第 25 页。

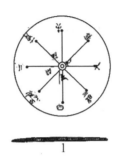

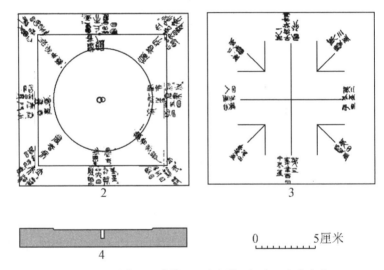

图 33　安徽阜阳双古堆 M1 出土的西汉太乙九宫占盘

1—天盘　2—地盘　3—地盘背面　4—剖面

此式盘是由天盘和地盘两部分构成，天盘形圆、地盘形方，以模拟天圆地方之象，这与先秦至两汉时期广为流行于社会上的"盖天说"相一致。天盘用四条两两正交的直线把盘面八等分，在每条直线两端分别刻有"一君"对"九百姓"，"二"对"八"，

"三相"对"七将"，"四"对"六"。我们可把其变化为下图：

| 四 | 九<br>百姓 | 二 |
|---|---|---|
| 三<br>相 | （五）<br>吏 | 七<br>将 |
| 八 | 一<br>君 | 六 |

**图 34　太乙九宫占盘天盘九宫示意图**

注：天盘实物中心未刻有"五"，乃据文理推断而加。天盘中央刻有四个字，其中"招"、"摇"、"吏"三字比较容易辨认，另一字有识为"也"者①，有识为"中""央"两字之合书者②。"招摇"是北斗勺端附近的星名，汉人以之为斗枢。"吏"居中央，其社会位置亦正好介于君与百姓之间。君一位北，像人君坐北面南。百姓位南，像臣民北事君主。相位于东，将位于西，左文右武。与社会政治秩序相类。

实际上，就是按照九宫数分注在各条直线两端。天盘的中央，亦即九宫的中宫，便是"北极"，或称"太一"，所居之处。地盘的正面以冬至、夏至、春分、秋分居于四正，分别与天盘之"一君"、"九百姓"、"三相"、"七将"相对应。立春、立夏、立秋、立冬

---

① 安徽省文物工作队、阜阳地区博物馆、阜阳县文化局：《阜阳双古堆西汉汝阴侯墓发掘简报》，《文物》1978 年第 8 期，第 16 页。

② 严敦杰：《关于西汉初期的式盘和占盘》，《考古》1978 年第 5 期，第 336 页。

分居于四隅，分别与天盘之八、四、二、六相对应。《灵枢·九宫八风》有与之一致的论述，其云：

> 太一在冬至之日有变，占在君；太一在春分之日有变，占在相；太一在中宫之日有变，占在吏；太一在秋分之日有变，占在将；太一在夏至之日有变，占在百姓。

如此，则宇宙之时间与空间概念就紧密结合在一起了。另外，天盘与地盘上的文字，按天盘、地盘框内、框外的次序，按顺时针方向，文曰：

> 一君·当者有忧·冬至冬至叶蛰卌六日废明日；八·当者病·立春立春天溜卌六日废明日；三相·当者有喜·春分春〔分〕苍门卌六日废明日；四·当者有儆·立夏立〔夏〕阴洛卌五日明日；九百姓·当者显·夏至夏至上天卌六日废明日；二·当者死·立秋立〔秋〕玄委卌六日废明日；七将·当者有盗争·秋分秋分仓果卌五日明日；六·当者有患·立冬立冬新洛卌五日明日。①

《黄帝内经》中也有类似对数术思想的引述，例如《灵枢·九宫八风》有云：

① 释文主要参考：安徽省文物工作队、阜阳地区博物馆、阜阳县文化局：《阜阳双古堆西汉汝阴侯墓发掘简报》，《文物》1978年第8期，第16页；(日)山田庆儿：《古代东亚哲学与科技文化——山田庆儿论文集》，沈阳：辽宁教育出版社，1996年，第268-269页。

太一常以冬至之日,居叶蛰之宫四十六日,明日居天
留四十六日,明日居仓门四十六日,明日居阴洛四十五日,
明日居上天四十六日,明日居玄委四十六日,明日居仓果
四十六日,明日居新洛四十五日,明日复居叶蛰之宫,曰冬
至矣。太一日游,以冬至之日,居叶蛰之宫,数所在日,从
一处至九日,复返于一。常如是无已,终而复始。

| 立夏<br>阴洛 | 夏至<br>上天 | 立秋<br>玄委 |
|---|---|---|
| 春分<br>仓门 | 招摇 | 秋分<br>仓果 |
| 立春<br>天留 | 冬至<br>叶蛰 | 立冬<br>新洛 |

**图 35　太一行九宫示意图**

透过《灵枢·九宫八风》相对清晰的论述,我们基本上可以
读懂太乙九宫占盘上的文字所要表达的太一行九宫的内涵。重
要的是,医学引述这种数术知识,并非是在单纯地阐发数术思想
的内涵,而是在引述的基础上,把当时上至君王下至黎民,观象
以知吉凶,上能占验国政大事、下能指导百姓日常生活的数术社
会思潮,与医学对身体的认知相结合,强调身体需要在宇宙时空
变化的不同阶段,采取积极措施以避免自然界邪气之侵扰,防止
疾病的产生。这在《黄帝内经》中亦有着明显体现,《灵枢·九宫

八风》云：

> 是故太一入徙立于中宫，乃朝八风，以占吉凶也。
> 风从南方来，名曰大弱风，其伤人也，内舍于心，外在于
> 脉，其气主为热。风从西南方来，名曰谋风，其伤人也，
> 内舍于脾，外在于肌，其气主为弱。风从西方来，名曰
> 刚风，其伤人也，内舍于肺，外在于皮肤，其气主为燥。
> 风从西北方来，名曰折风，其伤人也，内舍于小肠，外在
> 于手太阳脉，脉绝则溢，脉闭则结不通，善暴死。风从
> 北方来，名曰大刚风，其伤人也，内舍于肾，外在于骨与
> 肩背之膂筋，其气主为寒也。风从东北方来，名曰凶
> 风，其伤人也，内舍于大肠，外在于两胁腋骨下及肢节；
> 风从东方来，名曰婴儿风，其伤人也，内舍于肝，外在于
> 筋纽，其气主为身湿。风从东南方来，名曰弱风，其伤
> 人也，内舍于胃，外在肌肉，其气主体重。

山田庆儿分析和评价了《黄帝内经》中这种把数术与身体相结合的思潮，认为："使八风或九方与身体的部分、器官、症候相对应的原理，是根据空间分割的分类。空间在此一方面是被分割成内外，另一方面则是八方。若于外的八方中加入'内'，则成为九方。……因此若要将丰富的经验性知识，在不损害其具体性的前提下加以体系化，这个简单的划分原理无论如何会失败，至少是不能满足客观的需要。但是，将杂多的经验性知识依据某种原理加以整理，作为追求理论化的开端，又是具有一定积极

| 东南<br>弱风<br>胃、肌肉 | 南<br>大弱风<br>心、脉 | 西南<br>谋风<br>脾、肌 |
|---|---|---|
| 东<br>婴儿风<br>肝、筋纽 | 中央 | 西<br>刚风<br>肺、皮肤 |
| 东北<br>凶风<br>大肠、两胁腋骨下及肢节 | 北<br>大刚风<br>肾、骨与肩背之膂筋 | 西北<br>折风<br>小肠、手太阳脉 |

**图 36　《灵枢·九宫八风》八风侵袭身体示意图**

意义的。中国的医学理论，自然有若干的脉络，而其中之一，就是沿着这条划分的途径形成的。"①山田庆儿把九宫八风说作为《黄帝内经》众多学派中少师派的主要学术观点和立场。退一步讲，即使是九宫八风说与少师派之间的确切关系还有待进一步的文献证实，我们依然可以说《灵枢·九宫八风》所代表的身体知识，以及身体与时空的比附和同类归属，与《黄帝内经》中的其他篇章相比，还是存在很大不同的。例如，脾居西南方应于立秋、

---

①　（日）山田庆儿：《九宫八风说与少师派的立场》，《古代东亚哲学与科技文化——山田庆儿论文集》，沈阳：辽宁教育出版社，1996 年，第 281－282 页。

肾应骨与肩背之膂筋、小肠应手太阳脉、胃应肌肉、大肠应两胁腋骨下及肢节。

张灿玾认为这些对应关系,在《素问》《灵枢》其他篇中尚难找到理论上的依据,从而说明本篇所言八风伤人,其内舍与外在之处,在理论上虽与《素问》《灵枢》别篇所论五行、五时、五脏体系有某些相同或相近之处,然其不同之处亦有之,可明显看出其立说并非同源①。不但其说来源不同,而且《灵枢·九宫八风》中对脏腑与形体的对应关系上,既存在一脏或一腑与形体多个部位相应的情况(如肾、大肠之外应),又存在不同脏腑所主之外应性质不相类的情况(如小肠应手太阳脉,而其他脏腑对应形体之一部分),与《黄帝内经》中以五行学说架构脏腑的篇章相比,显得更为古朴、原始。因此可以说,《灵枢·九宫八风》反映了更为早期的医学与数术社会思潮相结合的面貌。

这种与太一行九宫说有关的古朴的身体知识,还可见于《灵枢·九针论》,该篇有云:

黄帝曰:愿闻身形应九野奈何?岐伯曰:请言身形之应九野也,左足应立春,其日戊寅己丑。左胁应春分,其日乙卯。左手应立夏,其日戊辰己巳。膺喉首头应夏至,其日丙午。右手应立秋,其日戊申己未。右胁应秋分,其日辛酉。右足应立冬,其日戊戌己亥。腰尻下窍应冬至,其日壬子。六腑及膈下三脏应中州,其大

① 张灿玾主编:《黄帝内经文献研究》,上海中医药大学出版社,2005年,第128页。

禁，大禁太一所在之日，及诸戊己。凡此九者，善候八
正所在之处。所主左右上下身体有痛肿者，欲治之，无
以其所直之日溃治之，是谓天忌日也。

文中所述身体部位、节气、方位三者之间的对应关系，乃是
两臂两腿张开后，头南尻北之俯卧平面图，故左足位东北方应立
春、左胁位东方应春分、左手位东南方应立夏、头位南方应夏至、
右手位西南方应立秋、右胁位西方应秋分、右足位西北方应立
冬、腰尻下窍位北方应冬至，六腑及膈下脾肝肾三脏应中州。明
代医家张景岳曾有绘图[①]（如图 37 所示），可资参阅。

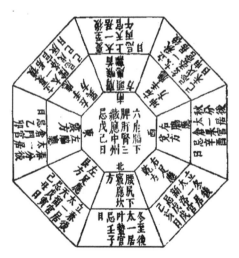

**图 37　身形应九野太乙所在天忌图**

---

① 原图图注曰："九宫八风篇以八节分八宫而称为太一所居者，正合月建之序。盖月建
　所在之方，即时令所王之位，人身之气，无不应之。故凡针灸家当知避忌者，恐伤其
　王气耳。"图文详见：(明)张介宾：《类经图翼(附:类经附翼)》，第 144 页。

　　张灿玾把该篇与九宫八风篇相比较，认为《灵枢·九宫八风》之伤人内舍脏腑，就五脏而论，与五行配五方五时之义基本相同，然另加小肠、大肠及胃三腑，义则难详，似与九脏说（另外膀胱一腑）相似，而《灵枢·九针论》之所应部位则纯系就方位而言。是故两篇内容，虽有相同或相近之处，但绝非一家之说。又详此两篇内容，若就人与天地相参之说论之，均杂以太一游说，则其受古占星术之影响，已不待辨而自明矣①。这说明《灵枢》中这两篇的内容所反映的早期医学身体观所受早期数术思想的影响是非常大的。

　　另外，作为"太一"生成天地后的宇宙空间特征，《太一生水》中云：

　　　　天地名字并立，故讹其方，不思相〔当：天不足〕于西北，其下高以强。地不足于东南，其上〔□以□〕。不足于上〕者，有余于下。不足于下者，有余于上。

　　其所反映的天不足西北、地不足东南的宇宙空间结构特点，在《黄帝内经》中也有体现，并且已经与身体知识相结合，用以阐发身体的特征。例如，《素问·阴阳应象大论》云：

　　　　天不足西北，故西北方阴也，而人右耳目不如左明也。地不满东南，故东南方阳也，而人左手足不如右强也。帝曰：何以然？岐伯曰：东方阳也，阳者其精并于

―――――――

①　张灿玾主编：《黄帝内经文献研究》，第 128 - 129 页。

上,并于上则上明而下虚,故使耳目聪明而手足不便。
西方阴也,阴者其精并于下,并于下则下盛而上虚,故
其耳目不聪明而手足便也。故俱感于邪,其在上则右
甚,在下则左甚,此天地阴阳所不能全也,故邪居之。

天不足于西北,人右耳不如左明。地不足于东南,人左手足
不如右强。不足于上者,有余于下,下盛上虚,故耳目不聪明而
手足便也。不足于下者,有余于上,上盛下虚,故耳目聪明而手
足不便。

综合以上所论,早期数术之学的宇宙时空观开始与医学对
身体的认识相结合,用以说明身体与时空在结构上的相似以及
功能上的协调。以太一行九宫为例,《黄帝内经》中诸如"九宫八
风""九针论"等篇章,对数术与身体相结合而进行的尝试还显得
较为原始。但是,这种模式进一步发展成熟的产物,就是中医学
在后来的发展中逐渐采用了思辨性、系统性更强的成熟的阴阳
五行学说,来说明身体与时空之密切联系,以及和合阴阳、平衡
五行生克的养生与治疗原则。这正是下一节讨论的重点。

### (二) 时空藏象:身体与成熟的宇宙时空观

前文论述了以房中、导引、行气为代表的方技之学,以及水
崇拜与水的本原内涵对肾脏核心理论构建的影响。经由它们在
不同时期的奠基作用,肾藏精、肾开窍于二阴、肾主水、肾与膀胱
相表里等一系列重要理论的雏形已基本形成。但是这些理论雏
形,或者说这些身体经验知识,还必须经过一番理论的重塑和加

工,才能在整个传统文化体系中取得其合"理"和合"法"的位置。在古人的思维中,形成一切事物"理""法"的根本就是宇宙时空所呈现出来的规律和准则,一切事物只有以一定的方式与宇宙时空密切相连并协调相系,才能说这种事物获得了其存在和发展的根本原由和动力。传统中医学的发展也不例外,一切有关于身体的经验和知识,必须经过时空理法的"包装",才能以与整个传统文化相协调的理论外貌为人们所理解、认可和传承。

早期数术时空观对医学身体观的构建虽有一定的比附联系,但是远远没有用数术时空观的核心思想来统摄、梳理、分类和建构中医学对于身体的认识。简言之,没有对中医学的身体知识进行理论加工。系统的中医学身体理论的最终形成,尚有赖于成熟的宇宙时空观的整理和归纳。透过《黄帝内经》的主体内容可以看到,其主要是以成熟系统的阴阳五行学说来梳理、分类和归纳之前的身体知识,使之理论化和系统化。

阴阳与五行学说的起源很早,究竟起源于何处,不同学者往往持有不同的论点,在此不再一一引述。但是在促使阴阳、五行学说不断趋于成熟的诸多因素中,早期数术之学所讨论的时间与空间概念,起到了重要的甚至是决定性的促进作用。如前文所述,以星占历算为核心的早期数术之学,在应用式盘等工具模拟宇宙时空时,已经有意识地通过天盘与地盘的协调配合应用,来展现宇宙时空之合和与变动。这种时空结合的意识,为后来阴阳与五行两种学说之间的结合奠定了基础。白奚认为,中国古代文化是以阴阳五行说为框架的,但是在《管子》之前,阴阳与五行往往各自成说,以《管子》中的《幼官》《四时》《五行》《轻重己》诸篇为代表,《管子》实现了阴阳五行的合流,之后的邹衍、《吕氏春秋》、《淮南子》、董仲舒等又对其进行了不断修补、充实和完善①。这就是阴阳五行学说由相对各自分离的状态,经由早期数术时空观念的铺垫,而后逐渐统一融合的大致发展脉络。

在马王堆出土的古医籍文献中(狭义的医学文献不包括房中文献),"阴阳"已用以标识经脉之名称,如《足臂十一脉灸经》《阴阳十一脉灸经》,但至于五行的系统论述却未曾涉及。而在《黄帝内经》中,有关阴阳五行学说的内容几乎贯串全书。朱谦之讲,今者《素问》之"金匮真言论"、"阴阳离合论"、"天元纪大论"、"五运行大论"、"五常政大论",则皆阴阳家之言可考也②。阴阳与五行相结合,用阴阳以阐释五行生克制化的内在机制,以五行来演绎和体现阴阳之互根与制约,更加凸显了彼此的理论内涵,拓展了彼此的应用范围。而且,阴阳五行的结合也使时间与空间彼此间的互相阐释变得更为贴切和自然。四时之阴阳盛衰寒热变化与五方之五行特点,可以互为诠释和说明。

例如,《素问·阴阳应象大论》云:

> 东方生风,风生木,……南方生热,热生火,……中央生湿,湿生土,……西方生燥,燥生金,……北方生寒,寒生水。

这是用四时之气候特点来说明五方五行之属性。

---

① 白奚:《中国古代阴阳与五行说的合流——《管子》阴阳五行思想新探》,《中国社会科学》1997 年第 5 期,第 34 页。
② 朱谦之:《古学卮言》,上海泰东图书局,1922 年,第 139 页。

《素问·金匮真言论》云：

> 所谓得四时之胜者，春胜长夏，长夏胜冬，冬胜夏，夏胜秋，秋胜春，所谓四时之胜也。

以阴阳之盛衰来区分四时，又以四时说明五行之特点，并用四时为符号来说明和演绎五行之相胜。近代医家许半龙曾讲："春为发陈，乃万物向荣之候，此时植物之生意最著，则用木字以代表春季。夏日溽暑，骄阳若火，则以火字代表夏季。秋时万木黄落，有肃杀之气，比之兵革，则以金字代表秋季。金，兵也。冬令冱寒，惟水亦寒，冬为夏之对，水为火之对，故以水字代表冬季。夏至一阴生，其时为一岁之中央，其气候多湿，故以土字代表长夏。"[①]

《素问·金匮真言论》云：

> 东风生于春，病在肝，俞在颈项；南风生于夏，病在心，俞在胸肋；西风生于秋，病在肺，俞在肩背；北风生于冬，病在肾，俞在腰股；中央为土，病在脾，俞在脊。

这是把五方与四时相结合，来说明邪气的致病特点。

所以，在《黄帝内经》中以时空为框架来容纳藏象知识时，或从四时入手，或以空间五方作为语首，其内涵都是一致的。例

---

① 许半龙：《内经研究之历程考略》，陆拯主编：《近代中医珍本集·医经分册》，杭州：浙江科学技术出版社，2003年，第532页。

如,对于肾藏象理论的概括,《素问·玉机真藏论》云:"冬脉者,肾也。北方水也,万物之所以含藏也。故其气来沉以搏,故曰营,反此者病。"这是从四时入手来谈肾。《素问·五运行大论》云:"北方生寒,寒生水,水生咸,咸生肾。"这是以五方为语首来谈肾。两者不存在逻辑的先后,只是一种叙说方式的不同,这一点是需要值得特别注意的。

《黄帝内经》中,不同时期许多学派的理论都有所渗透和保留,但其中占主流的,无疑是以成熟系统的阴阳五行学说作为时空理论的主体思想,来分类和归纳有关于身体结构与功能的认识,以及身体与外界时空的密切关联,形成以五脏为核心而不断向身体各部乃至是外界时空延伸的身体理论系统。或者说,在《黄帝内经》中,依据这种方式而建构起来的、在我们今天的中医基础理论体系中被称之为"脏腑学说"的理论体系,是整个身体理论的核心和主体。依据它的建构方式和特点,以及前文对中医学身体观内涵及特点的阐发,我们可以概括称之为"时空藏象"的身体。

"时空"所表达的内涵,主要包括两个方面:一是用以表示身体在宇宙中所处的时间空间位置,以及这个位置在身体中的投射,亦即宇宙时空中的事物或现象与身体的配属关系。中医学着重阐发的是四时和五方以及能体现四时五方特性的事物或现象与身体的配属关系。二是时间和空间变化对于身体的影响,中医学着重阐发的是四时阴阳之盛衰变化和以五行为框架而加以归纳的地域气候等因素对身体生理的影响,以及它们所致病证在身体上所呈现出的某些倾向性。"藏象",用以表示传统中医学脏腑理论与其他医学相比较而所独有的特色。这种特色主要体现在:脏腑系统是以具体的内脏为基本物质基础,但不拘泥于形态学的束缚,而又融合了把身体作为一个整体而显现出的整体功能,并依据这种功能把相关的能够体现这种功能的形体官窍等身体各部以及情志归属于其中。

我们可以肾脏为例,援引《黄帝内经》中的相关论述,来说明上述身体理论的特点。例如:

> 黄帝问曰:诊要何如? 岐伯对曰:正月、二月,天气始方,地气始发,人气在肝。三月、四月,天气正方,地气定发,人气在脾。五月、六月天气盛,地气高,人气在头。七月、八月,阴气始杀,人气在肺。九月、十月,阴气始冰,地气始闭,人气在心。十一月、十二月,冰复,地气合,人气在肾。(《素问·诊要经终论》)

> 冬者水始治,肾方闭。(《素问·水热穴论》)

> 肾者,主蛰,封藏之本,精之处也,其华在发,其充在骨,为阴中之少阴,通于冬气。

> (《素问·六节藏象论》)

前文我们讲房中作为方技之学的代表,其养生关键在于收摄前阴欲泄之精气固于丹田,而后医把这种知识过渡到了肾,形成了肾主藏精的认识。但是这种认识要形成一种理论,还需宇宙时空观的支持和确认。或者说,在古人的思维中,肾主藏精的认识必须与某种时空理论相结合，才能使它拥有理论的支撑而显得无懈可击。通过《黄帝内经》中的以上表述，我们可以了解这种加工和过渡的模式，肾之闭藏与四时之冬、五方之北、万物闭敛的特点相似，因此，肾与冬之阴阳五行配属就为肾主藏精的功能提供了宇宙时空观的支撑。换言之，肾的时空特性对其前肾功能进行了最后的概括和提炼，使之更加理论化。

同时，《黄帝内经》中还有以下论述：

> 冬脉者，肾也。北方水也，万物之所以含藏也。
>
> 　　　　　　　　　　（《素问·玉机真藏论》）
>
> 北方黑色，入通于肾，开窍于二阴，藏精于肾，……其类水。（《素问·金匮真言论》）
>
> 北方生寒，寒生水，水生咸，咸生肾，肾生骨髓，髓生肝。其在天为寒，在地为水，在体为骨，在气为坚，在脏为肾。其性为凛，其德为寒，其用为藏。
>
> 　　　　　　　　　　（《素问·五运行大论》）

可见，基于闭藏的特点，肾与冬发生了关联，不但肾藏精的认识获得了理论支撑，源于方技之学和水崇拜的"肾主水"的认识，亦恰好因为冬与水依据阴阳五行学说而建立的配属关系而获得理论的阐释和支持。同样，肾和膀胱基于肾主水与膀胱藏津液而确立的脏腑关系，亦因此而取得了时空理论的支撑和诠释。不难理解，《灵枢·本藏》所言"肾合三焦膀胱"，正是因为"三焦者，决渎之官，水道出焉。膀胱者，州都之官，津液藏焉"

（《素问·灵兰秘典论》），肾、膀胱、三焦之间因水而相关联。

《素问·五藏生成》有云："五脏之象，可以类推。"依据肾所表现出来的基本功能，亦即前文所讲的藏精功能，确立了肾脏的时空对应关系后，便可以类推的方式，把身体内外具备相似属性的事物或现象统统纳入肾脏系统之中。例如，肾主骨生髓，可能是因为骨髓处于肢体结构的中心位置，藏于最里层，与冬令闭藏之性相近。肾在志为恐，可能是与惊恐时会出现二便失禁等不能闭藏的表现有关。当然了，肾与形体、官窍、情志等诸多要素配属关系的建立，是多种因素共同促成的，上述判断也仅仅是诸多因素中的一部分而已。而且，囿于文献的断层和不足，这仅仅是依据前文论述揣摩古人思维于合情之处而作的推理，直接的论据尚有待于新文献的发现和证实。

同时，必须要了解，传统中医学理论借鉴了传统文化中的阴阳五行学说来构建自己的身体理论，所以在论述以五脏为核心的身体时，常把传统文化中庞大的五行比附系统亦归并于五脏系统之中。五脏系统因此显得非常庞大，并且其中亦不乏存在大量的盲目比附。例如：

> 帝曰：经之常色何如？岐伯曰：心赤、肺白、肝青、脾黄、肾黑，皆亦应其经脉之色也。（《素问·经络论》）

> （肾）其化为肃，其虫鳞，其政为静，其令霜雪，其变凝冽，其眚冰雹。（《素问·五运行大论》）

> （肾）其谷豆，其果栗，其实濡，……其虫鳞，其畜彘。（《素问·五常政大论》）

　　而且，正如邢玉瑞所讲，中医学大量地借用了古代哲学特别是象数学的思想、方法和概念，经验只在理论建构中起着引发、限域、选择的作用，在演绎推理的过程中，往往同一思想可以派生出多种具体理论①。所以，对于五脏与外界时空中许多事物和现象的比附，不同之处可能会有不同的比附形式，我们大可不必拘泥于此而硬要找出其中的因果关系。但是，我们不可以偏概全来否定整个时空藏象体系，因为在这个系统中处于最核心位置的、与身体本身密切有关的、以"脏-腑-形体官窍-情志"为主体的对应关系，时至今日依然体现着它对养生与临床诊治的指导意义。在《素问·宣明五气》中曾把这些核心内容，集中于一篇，分类为五味所入、五气所病、五精所并、五脏所恶、五脏化液、五味所禁、五病所发、五邪所乱、五邪所见、五脏所藏、五脏所主、五劳所伤、五脉应象几种，这也说明了尽管医家把传统文化中的比附引入中医学中，但是医学所强调的重点内容却并不以这些知识为主。

　　以五脏为核心的时空藏象身体观形成后，成为传统中医学阐释身体生理与病理机制、制定养生原则以及临床辨治方法的重要指导。以肾为例，养生时需要根据所对应的冬令闭藏特点，"勿扰乎阳，早卧晚起，必待日光，使志若伏若匿，若有私意，若已有得，去寒就温，无泄皮肤，使气亟夺"，否则"逆之则伤肾，春为

---

① 邢玉瑞：《〈黄帝内经〉理论与方法论》，西安：陕西科学技术出版社，2005年，第354页。

痿厥,奉生者少"(《素问·四气调神大论》)。

疾病之形成亦呈现一定的季节性和脏腑选择性,如《素问·咳论》云:"人与天地相参,故五脏各以治时,感于寒则受病,微则为咳,甚者为泄为痛。乘秋则肺先受邪,乘春则肝先受之,乘夏则心先受之,乘至阴则脾先受之,乘冬则肾先受之。"《素问·至真要大论》云:"诸寒收引,皆属于肾。"五脏病证的发展也随时令之改变而呈现或轻或甚的变化,如《素问·藏气法时论》云:"病在肾,愈在春,春不愈,甚于长夏,长夏不死,持于秋,起于冬。……肾病者,愈在甲乙,甲乙不愈,甚于戊己,戊己不死,持于庚辛,起于壬癸。"

至于身体本身各部互相影响而产生的各种变化,这种时空藏象的身体最奇妙的地方便是:如果触动这个整体中无论是内在还是外部的一个点,总会引起整体内一连串的变化。这种变化的产生,或由外在形体官窍而及内在的脏腑,或由内在脏腑功能失常而表现于外部的形体官窍。总之,内外相应,可由一个局部来了解和调节整体。临床辨治时,既要考虑本脏的时空功能特点,又要考虑不同脏腑功能间所呈现出的生克制化关系,从而确立相应的治疗原则和方法。如《素问·藏气法时论》云:"肾主冬,足少阴太阳主治,其日壬癸,肾苦燥,急食辛以润之。开腠理,致津液,通气也。"该篇又云:"肾欲坚,急食苦以坚之。用苦补之,咸泻之。""肾苦燥,急食辛以润之"主要讲的是四时五行意义上的治疗法则,即金水相生原则在肾水亏耗病证中的应用;与此相对应,"肾欲坚,急食苦以坚之"则是五行相克以泻为补。后世医家治肾常黄柏、知母合用，正是《素问·藏气法时论》中"辛以润之"和"苦以坚之"在临床中的体现。

## 五、肾为人身之本的终极塑造

肾为人身之本的内涵，主要包括两个大的方面：

首先，是因为肾主藏精主生殖而被赋予的本原内涵。前文已述，生殖关乎生命之繁衍，意义重大，在传统文化中被赋予了更多的抽象意义。男女两性交媾的生殖过程常被用作比拟天地阴阳之交感合和，孕育新生则常被喻义"道"之生成万物，而具有本原意义。在传统中医学理论体系中，肾主藏精，男女两性交合，精有规律泄于外，则能孕育生命，与生殖密切相关。《灵枢·顺气一日分为四时》云："肾为牝藏，其色黑，其时冬，其日壬癸，其音羽，其味咸。""牝"在《老子》中常被借指为"道"，如《老子》第六章云："谷神不死，是谓玄牝。玄牝之门，是谓天地根。"[1]"玄牝"，在理学思想盛行时又被称为"太极之蒂，先天之柄，虚无之系，造化之源，混沌之根，太虚之谷"[2]。肾因而具有了比其他脏腑更为重要的意义。换言之，从亲代和子代的关系来看，可以说，亲代之肾为子代生命之本原。

其次，肾既然可以孕育产生子代之生命，那么很自然会被想

① 陈鼓应：《老子注译及评介》，第85页。
② （明）高濂：《延年却病笺》，第91页。

到它对于自身生命之重要性。这种重要性被进一步抽象和发展的结果就是认为肾为自身生命之本原，亦即认为人之始生先结成两肾，后由肾而相继生成其他脏腑组织官窍、四肢百骸。这也就是我们常讲的"肾为先天之本"的内涵。"肾为先天之本"的完整表述，首先见于明代医家李中梓《医宗必读》中的"肾为先天本脾为后天本论"，其文曰：

> 经曰：治病必求于本。本之为言根也，源也。世未有无源之流，无根之木。澄其源而流自清，灌其根而枝乃茂，自然之经也。故善为医者，必责根本。而本有先天后天之辨。先天之本在肾，肾应北方之水，水为天一之源。后天之本在脾，脾为中宫之土，土为万物之母。肾何以为先天之本？盖婴儿未成，先结胞胎，其象中空，一茎透起，形如莲蕊。一茎即脐带，莲蕊即两肾也，而命寓焉。水生木而后肝成，木生火而后心成，火生土而后脾成，土生金而后肺成。五藏既成，六府随之，四肢乃具，百骸乃全。《仙经》曰：借问如何是玄牝？婴儿初生先两肾。未有此身，先有两肾。故肾为藏府之本，十二脉之根，呼吸之本，三焦之源，而人资之以为始者也。故曰先天之本在肾。……上古圣人，见肾为先天之本，故著之脉曰：人之有尺，犹树之有根。枝叶虽枯槁，根本将自生。[1]

---

[1] （明）李中梓：《医宗必读》，上海科学技术出版社，1987年，第6页。

文中讲婴儿未成,先结胞胎,由两肾通过脐带与母体相连,则生息不止,而后"水生木而后肝成,木生火而后心成,火生土而后脾成,土生金而后肺成。五藏既成,六府随之,四肢乃具,百骸乃全"。在五行中,各行处于同等的位置,原本并不存在一行为其他四行之本原的情况,李中梓把水行作为其他四行之本原,这种思想的渊源便是数术思想对"水"之地位的提升。如前文所述,太一、北极等数术思想,使"水"的存在因时空宇宙观的支撑而更加富有本原意义。例如,在《汉书·李寻传》中我们就已经看到了五行与数术星占时空观相结合,而称水为五行之本的论述,其云:"五行以水为本,其星玄武婺女,天地所纪,终始所生。"①

《理虚元鉴》中有与李中梓相类似的论述,文曰:

> 夫肾者,坎象,一阳陷于二阴之间。二阴者,真水也。一阳者,真火也。肾中真水,次第而上生肝木,肝木又上生心火。肾中真火,次第而上生脾土,脾土又上生肺金。故生人之本,从下而起,如羲皇之画卦然。盖肾之为脏,合水火二气,以为五脏六腑之根。②

以卦象来阐明五行之水相对于其他四行的本原地位,正说明了数术对于水的塑造是其得以在五行中处于本原位置的关键促进因素,数术也因此成为医家在阐释肾水为先天本原

---

① (汉)班固撰,(唐)颜师古注:《汉书》(第十册),北京:中华书局,1962年,第3189页。
② (明)绮石:《理虚元鉴》,南京:江苏科学技术出版社,1981年,第4页。

之水时常用的论证工具和说理方法。因此，可以说，《黄帝内经》中肾主水的内涵，经由原始水崇拜的奠基，水作为万物本原之后的升华，以及数术思想的进一步推进和提炼，变得更加富有抽象的本原意义。这都为肾作为先天之本的位置做好了铺垫。正如李建民所讲，肾在五脏、五行的排列是以水为本，按数术之说"天一生水在北"是先天之本。离开了这一类神秘的数序，唯以五行作为方位、分类的思维，则无从谈"水"为本或肾气为本，因在五行分类的模式中，五行之间是等量的，没有"本"的设想①。

　　肾为先天之本的形成，在一定程度上受宋明理学重视太极思想的文化思潮影响，医家把肾比拟为太极生两仪之象，因而具有了先天本原之内涵。例如，《万氏家传养生四要》中云：

　　　夫五脏各一，肾独有两者，以造化自然之理也。盖太极生两仪，一阴一阳之谓也。草木初生，皆有两瓣，谓之甲拆，左曰阳，右曰阴。故人受形之初，便生两肾。东方曰青龙，南方曰朱雀，西方曰白虎，都是一体。北方曰玄武，乃有二体，乃龟蛇二体也。蛇属阳，龟属阴。子半以前属阴，龟之体也；子半以后属阳，蛇之体也。肾者，水脏，上应北方玄武之象，故有两枚也。②

---

① 李建民：《发现古脉——中国古典医学与数术身体观》，第172-173页。
② （明）万全著，罗田县卫生局校注：《万氏家传养生四要》，第38页。

从解剖学上讲,"五脏各一,肾独有两"的说法并不准确,肺亦左右各一。之所以要突出肾独有两,便是要比附于两仪之象,也正是基于传统文化理论而建构中医学身体观的需要。再如,陈修园《医学实在易》中云:

> 肾有二,先天之本也,⋯⋯夫人之始结胚胎,犹太极耳。三月而成形,先生两肾,犹太极而生两仪。天一之水生木,木生火;地二之火生土,土生金;是先天止有水火,后天始备五行。五行之中有二火,合而为三阴三阳,以配六脏六腑。①

同时,肾为先天之本的进一步升华,也与命门的重要性被日渐凸显密切有关。无论是《难经》两肾"左肾右命门"说,还是明清在命门学说中占据主流的"命门为肾间动气"说,命门与肾在部位和功能上都密切相关。例如,虞抟"以两肾总号为命门",其《医学正传》中曰:

> 夫两肾固为真元之根本,性命之所关,虽为水脏,而实有相火寓乎其中,象水中之龙火,因其动而发也。愚意当以两肾总号为命门,其命门穴正象门中之要枨闑,司开阖之象也。惟其静而阖,涵养乎一阴之真水;动而开,鼓舞乎龙雷之相火。②

---

① (清)陈修园著,林朗晖校注:《医学实在易》,第4页。
② (明)虞抟著,郭瑞华等点校:《医学正传》,北京:中医古籍出版社,2002年,第11-12页。

张景岳认为命门与肾本同一气，其《类经附翼·三焦包络命门辨》中有云：

> 肾脏者，主先天真一之气，北门锁钥之司也。而其所以为锁钥者，正赖命门之闭固，蓄坎中之真阳，以为一身生化之原也。此命门与肾，本同一气。[①]

所以，命门重要性的凸显，自然会使肾的位置要高于其他脏腑，肾借助理学思想与医学命门学说而获得了更大的本原意义。关于理学、命门、肾脏之间的复杂关联，本书第五章还有详论，暂不赘述。

## 六、肾脏核心理论的形成所展现的中医学身体观演变

透过上文对肾藏象核心理论构建过程的论述，可以发现在这个过程中，传统中医学身体观的演变呈现出由外向内转变、由形器向气化转变、由纷繁向系统转变的鲜明变化特征，现概括总结并分述如下。

### （一）由外向内转变的身体观

医学对身体的观察由外向内的延伸和探索，符合人类认识发展的一般规律。早期中医学，囿于时代发展水平和认识的局限，对身体的阐发也只能集中于身体的外部结构和形态特征。

---

① （明）张介宾：《类经图翼（附：类经附翼）》，第438页。

马王堆出土的部分早期医学著作也证明了这种判断，不但见不到对体内脏腑结构与功能的阐发，就是体内脏腑的名称也很少涉及。

在"《黄帝内经》之前早期医学的相关论述"一节中，我们通过分析原始生殖崇拜对男女两性交合孕育新生命的机制的认识，发现早期中医学借鉴和吸收了这种认识，把生殖的原动力归于比较直观的男女两性外生殖器，尤其是男性外生殖器的主导作用。马王堆出土的早期医学著作中常用鸟卵来治疗生殖力低下的疾病，这种用药特点既有原始的卵生图腾思维的遗留，也说明了早期中医学对生殖的认知主要集中在男性的外生殖器上，而缺乏像《黄帝内经》一样对内在肾脏，以及肾脏与外生殖器关联性的描述。可以说，原始医学所认识的生殖核心是外生殖器，而非后来逐渐把生殖的关键和核心归于内在的肾脏。

对未知的探索是人类认识深入和历史发展的标志。可以想象，作为医学也会想弄清楚身体外在形体的功能究竟是被体内的什么东西所主宰和控制。任何医学都是沿着这种探索而逐步建立起更为深入、系统的医学理论体系的，传统中医学也不例外。但是探索的方式和关注的重点，不同文化背景中的医学却常常存在很大的差别。

就传统中医学而言，这种由外向内的转变，并非是试图完全通过解剖的方式来了解身体内外之间在形态学上有形迹可循的联系，而是在粗略解剖认识的基础上，依据身体所表现出的功能特征而推断身体内外之间的联系。当然，形成这种特点的原因，或许并非传统中医学一开始就主动想以更加思辨和独特的方式来阐发身体内外基于功能而确立的联系，而很可能是解剖学发展水平不高所引起的变通。只是这种限制并没有阻碍传统中医学的发展，却反而使传统中医学借助其他方式来感受身体功能，并以传统文化中特有的思想为架构工具，把所获得的对身体功能的体验进行梳理、总结和分类，最终形成了以五脏为核心、沟通身体内外、联系身体与外界时空的特色鲜明的医学身体理论，本书中称之为时空藏象身体。

### （二）由形器向气化转变的身体观

所谓"形器"，就是解剖所见的身体脏腑组织器官，"气化"，就是气的运动所产生的各种变化。中国传统文化把气作为身体功能活动的动力，并把身体所呈现出的生生不息的功能表现归于气的运动所产生的变化。不同医学的身体观在其发展过程中都会呈现出由外向内的转变，但是传统中医学在架构身体内外之间的联系，并最终形成以五脏为核心来概括和统辖身体内外各种功能演变的身体理论时，却呈现出了重气化轻形器、由形器向气化逐步转变的鲜明特征。也就是说，传统中医学并没有完全以解剖所见内在五脏的形态结构为基础，来判断五脏本身的功能，以及五脏与身体其他部位因为解剖学上的关联而产生的功能联系。

不完全依据解剖学对身体构造的解析便能了解身体内在脏腑的功能，如果单纯以西医学的认识模式为参照，如果不了解传统中医学是以何种方式来体验和理解内在脏腑功能的话，这似乎是一个错误的论断。但是一旦把传统中医学放置于整个传统文化的大背景中，便不难理解它对身体认知的独特性和合理性。

在本章"方技之学知识背景下的肾脏理论还原"一节中，详细论述了传统中医学曾经作为方技之学的一个重要组成部分，自然与方技之学其他组成部分拥有共同的思维方式和体验身体以获取身体知识的方法。这种方法正是"内求"，它是中国人体验身体与宇宙常用的方法。所谓"内求"，并非指凭空想象身体的结构和功能，而是指依托于一定的技术（或言"功法"），使身体内的气机变化更易于被人体所察觉和感知，从而可以进一步透过这种被感官感知的气机变化来加深对身体结构和功能的理解。"内求"的方法，正是方技之学的核心理论得以形成、应用和在"身体"中可以反复验证，所采用的重要方法。方技之学曾经是当时社会上的一种普遍知识，对传统医学的形成起到了重要的促进作用，那么方技之学通过"术与气"的"内求"方式所获得的对于身体结构和功能的认知，必然会影响传统中医学中"身体"的构建。囿于早期医学文献的缺如，我们很难了解到《黄帝内经》以前的医学面貌，更无从了解到它对身体的认识，所以本书借助方技之学的其他组成部分，例如房中、导引、行气等，通过它们所反映的身体知识，来部分还原和了解《黄帝内经》之前医学的身体认识。以肾为例，通过研究发现，方技之学对丹田固摄精气的阐发，以及对丹田与前后二阴关系的论述，在中医学中结合丹田与肾在部位上的关系，被逐渐转移至肾脏，并最终形成

《黄帝内经》中的肾藏象理论。

不止传统中医学中肾脏理论的构建呈现这种特征，其他脏腑亦是如此。《素问·刺禁论》有云："肝生于左，肺藏于右，心部于表，肾治于里，脾为之使，胃为之市。"这些都是基于身体内脏腑的气化，亦即它们所表现出来的功能，来判断它们在身体内的意义。这并非是说古人连肝脏位于右侧的粗略解剖知识都没有，而是传统中医学身体观关注的重点在于气化而非形器。当传统中医学借助数术思想的概括，把纷繁的身体知识分类归属于以五脏为中心的系统时，形器的五脏则越来越像是一种"符号"，成为概括和容纳身体某些功能的一种标志。

### (三) 由纷繁向系统转变的身体观

传统中医学身体观关注的重点由外向内的转变、由形器向气化的转变，把外在形体官窍的功能归于以五脏为核心的系统，本身就是对纷繁的各种身体知识的总结和分类，但透过《黄帝内经》我们可以发现，各种身体知识由纷繁走向系统，最终还需要数术思想对它进行分类、概括和架构。

而且，这种以数术思想为工具对身体知识所进行的系统化加工，也是为了使身体知识获得一种终极规律的支持。正如葛兆光所讲，古代中国人普遍相信宇宙天地由阴阳、五行、八卦、九宫、六十甲子、三百六十日等因素构成，这在战国以后已经成为关于"大宇宙"的不言而喻的共识，而作为"小宇宙"的个人与作为"大宇宙"的天地之间，人们相信，也有一种神秘的对应关系，这在战国以来也已经成了不证自明的常识。依赖天地、仿效天地,是人得以生存、生存得幸福、甚至永远生存的前提。因此,古代中国关于关于生命的认知,也必须依赖于天地阴阳五行四时六合八方八卦九宫二十四时二十八宿六十甲子三百六十日的系统①。诚然,其中确有臆说,尤其在身体与自然的关系上牵强之处更多,但其中体现出来的诉求却值得重视,就是将身体、方位、德行都统合于以阴阳、五行为线索的天地人基本架构之中。先民即以此架构来综汇当时掌握的知识、技术和思想观念,最为重要的,是为这一切提供天道、天理的终极依据②。以肾脏为例,经由以房中、导引、行气为代表的方技之学,以及水崇拜与水的本原内涵在不同时期的奠基作用,肾藏精、肾开窍于二阴、肾主水、肾与膀胱相表里等一系列重要的理论雏形已基本形成。但是这些理论雏形,或者说这些身体经验知识,还必须与四时之冬、五方之北、天一之水等阴阳五行学说相结合,才能在整个传统文化体系中取得其合乎理法的位置。

在"数术的身体"一节中,我们分析了早期数术之学的宇宙时空观与医学对身体的认识相结合,用以说明身体与时空在结构上的相似以及功能上的协调,但是显得相对朴素和原始。随着数术思想的进一步发展和成熟,以《黄帝内经》为代表的传统中医学理论体系,逐渐采用了思辨性、系统性更强的阴阳五行学

---

① 葛兆光:《屈服史及其他:六朝隋唐道教的思想史研究》,第90页。
② 周与沉:《身体:思想与修行——以中国经典为中心的跨文化关照》,第115页。

说，来说明身体自身结构的完整性和系统性，以及身体与外界时空中相关事物和现象之间的密切联系，形成了以五脏为核心而不断向身体各部乃至是外界时空延伸的身体理论系统。

在这个系统中，单就身体本身而言，不拘泥于形态结构的束缚，而注重对身体整体功能性的关注，将身体厘分为以五脏为核心的几大系统，并把相关的能够体现系统功能关联性的形体官窍等身体各部以及情志归属于其中。对于身体与宇宙时空之间的联系，传统中医学并非是漫无目的的盲目比附，而是重点关注与生命之功能变化密切相关的时空因素。正如蔡璧名所讲，《内经》所着力探索的自然，并非泛指天地间的种种奥秘，而是与人气变化息息相关的自然。换言之，传统医家所关怀的"自然"，必须置于探究"身体"的脉络中，才有意义可言[①]。传统中医学着重阐发的是四时和五方，以及能体现四时五方特性的事物或现象，与身体的联系。同时，还有四时阴阳之盛衰变化和以五行为框架而加以归纳的地域气候等因素对身体生理的影响，以及它们所致病证在身体上所呈现出的某些倾向性。

综上所述，传统中医学身体观经由以上三种转变，最终形成了以《黄帝内经》为代表的身体理论体系，这是整个传统中医学理法方药体系得以建立的前提和基础。更为重要的是，这种传统中医学身体观一直延续在历代医家的思维之中，成为历代医

---

① 蔡璧名：《身体认识：文化传统与医家——以〈黄帝内经素问〉为中心论古代思想传统中的身体观》，《中国典籍与文化论丛》（第六辑），北京：中华书局，2000 年，第 249 页。

家阐释、发展和创新传统中医学体系时所依据的基本准则。在下一章所讨论的命门学说的形成发展及其所反映的中医学身体观演变中,我们可以了解到传统中医学身体观关注的重点经历了由生成论向本体论的转变,命门重要性的凸显使命门的地位凌驾于其他脏腑之上,《黄帝内经》所确立的传统身体理论也发生了一定变化,但是传统中医学身体观所展现的思维方式却未曾发生改变,依然注重对身体动态功能、身体与宇宙时空关联性的阐发。

# 第五章
## 身体的传统转型：命门、理学、道教

古代中医实际上并不存在一个静止的、本质性的"传统"，身体观亦是如此，并非静止不变。不同历史时期社会文化的演变、中医学自身技术与知识的嬗变等，经常引致对于身体观察视角、关注重点的改变，相关的身体知识也为之一变。如前章所述，自汉代《黄帝内经》直至明代李中梓《医宗必读》，逐步将肾建构为身体的本原，成为先天之本。这种经典的"传统"身体认知，实际上并非一成不变，在宋元以来中医发展儒学化的时代大背景中便曾有所变易，明代医家曾一度将命门凌驾于肾脏等脏腑之上，使其一跃成为人身小宇宙的本原所在。本章之所以名为身体的"传统转型"，即传统之内的转型，主要是为了与西医进入中国后，特别是近代时期中医身体观的转型相区分。或者说，中医身体观有其自身文化背景与知识脉络中的传统转型，而非仅有面对西医这样"他者"而做出的比较、汇通与转型。或许是因为"他者"视角下更容易看到中医身体观的转变，所以对于前者的关注相对较少。

# 一、命门释义

命门，在《黄帝内经》中已经有所论述，其义为"目"，是手足太阳经之本。例如：

> 太阳根起于至阴，结于命门，名曰阴中之阳。
>
> （《素问·阴阳离合》）
>
> 太阳根于至阴，结于命门。命门者，目也。
>
> （《灵枢·根结》）
>
> 足太阳之本，在跟以上五寸中，标在两络命门。命门者，目也。
>
> 手太阳之本，在外踝之后，标在命门之上一寸也。
>
> （《灵枢·卫气》）

汉代的另一部医经典籍《黄帝八十一难经》中对命门的论述则与《黄帝内经》不同，认为右肾为命门。相关论述见于三十六难和三十九难，分别有云：

> 肾两者，非皆肾也。其左者为肾，右者为命门。命门者，诸神精之所舍，原气之所系也；男子以藏精，女子以系胞。故知肾有一也。

曰：经言腑有五，脏有六者，何也？然：六腑者，正有五腑也。五脏亦有六脏者，谓肾有两脏也。其左为肾，右为命门。命门者，谓精神之所舍也；男子以藏精，女子以系胞，其气与肾通。故言脏有六也。

由命门之义的差异，也可以看到《难经》中的某些理论可能另有渊源，与《黄帝内经》代表了不同的学术体系，而并不是像通常以为的《难经》就是完全为阐发《黄帝内经》之理论而作。对此前贤早有论述，如清代医家徐灵胎所言，"（《难经》）其间有殊法异议，其说不本于《内经》，而与《内经》相发明者，此则别有师承，又不得执《内经》而议其可否"[①]。除此之外，或许还有另外一种可能，便是《难经》结合其他理论，对《黄帝内经》的论述又进行了改造和发展。

自此以降直至清代，历代医家对命门之讨论众说纷纭。陈克正曾将历代有关命门诸说分为以肾间为命门、以右肾为命门、以脐下为命门、以冲脉为命门、以两肾为命门、以子宫为命门、以下窍为命门、以心包络为命门、以脐胞为命门和西说命门十类[②]。但就本章所关注的身体观转型而言，则以肾间命门说为代表。实际上，肾间命门说也是明清之际广为流行的、最具影响力，并试图带来临床辨治体系改变的命门学说。因此，限于篇幅和论述重点，本章没有把所有医家的命门观点——罗列来分析它们

---

① （清）徐灵胎：《难经经释·序》，（清）徐灵胎著，刘洋主编：《徐灵胎医学全书》，北京：中国中医药出版社，1999年，第3页。

② 陈克正：《命门十说析评》，《北京中医杂志》1986年第5期，第19-21页。

各自的产生历程，而是主要以肾间命门说为主体，讨论命门学说的形成发展及其所反映的中医学身体观转型。

肾间命门说的构建，很明显没有直接从《黄帝内经》《难经》中的命门为目或右肾说衍生，而是对《难经》中"肾间动气"说的改造。《难经》对肾间动气的论述见于八难和六十六难，分别有云：

> 诸十二经脉者，皆系于生气之原。所谓生气之原者，谓十二经之根本也，谓肾间动气也。此五脏六腑之本，十二经脉之根，呼吸之门，三焦之原。

> 脐下肾间动气者，人之生命也，十二经之根本也，故名曰原。

《难经》中把肾间动气称为"五脏六腑之本"、"十二经脉之根"，明代医家便将此肾间动气定义为命门，命门便成为身体之本原。那么，明代医家为何要进行这种改造，或者说，为何要重新探寻身体的本原？这便是接下来的章节中要重点阐明的。

## 二、理学与明代医家身体观转型

### （一）理学兴起与宋元以降中医发展的儒学化倾向

中医学的形成发展，与中国传统文化休戚相关，谢观在其《中国医学源流论》中曾讲：

自西周以前为萌芽之期,春秋战国为成熟之期,两
汉之世为专门传授之期,魏晋至唐为蒐葺残缺之期,两
宋至明为新说代兴之期,起自明末,盛于有清,为主张
复古之期。此一切学术皆然,而医学亦莫能外也。[①]

以往学界对中医知识体系的嬗变关注较多的是"他者"视角
下近代以来西医学对传统中医的冲击,以及中西医学的汇通,实
际上,正如谢观所言,宋代中国传统文化知识体系,尤其是儒学
新的时代调整与发展,也相应地影响了中医知识体系的内部调
整与发展。

儒家思想文化作为中国传统文化的主干之一,是中医学用
以梳理纷繁的生命认知,从而构建中医理论体系的重要文化工
具。以中医理论的奠基之作《黄帝内经》为例,可以看到明显的
以儒家国家政治管理模式为比拟的对脏腑功能定位的概括[②]。
宋代之后,中医学的发展呈现出明显的儒学化倾向[③],将医学比
拟儒学,无论是用以说明医生职业特性,试图摆脱"医为小道"的
传统惯性社会认知,从而提升职业身份,还是进一步将医学理论

---

① 谢观著,余永燕点校:《中国医学源流论》,福州:福建科学技术出版社,2003 年,第 9
页。

② 可参阅《黄帝内经素问·灵兰秘典论》。

③ 可参阅:陈元朋:《两宋的"尚医士人"与"儒医"——兼论其在金元的流变》,台北:台
湾大学出版委员会,1997 年;祝平一:《宋明之际的医史与"儒医"》,《"中央研究院"
历史语言研究所集刊》第 77 本第 3 分,2006 年;余新忠:《"良医良相"说源流考
论——兼论宋至清医生的社会地位》,《天津社会科学》2011 年第 4 期;冯玉荣:《儒
道医风:明清医者画像中的理想形象》,《华中师范大学学报(人文社会科学版)》2016
年第 3 期。

及时地与当时社会流行的儒家思想相比附，皆可看到儒学对宋以来中医从业群体和中医知识变迁的重要影响。

宋代是儒学知识体系的重要调整时期，以理学的形成为标志，宋儒追溯孔孟等先秦经典，对宇宙论、心性论进行了一系列全新的阐发，构建了他们心目中由宋儒直接承继孔孟的儒家新道统[①]，《宋史·道学》对其有所概述[②]。当理学逐渐成为当时社会的主流思想，"援理入医"也因之成为宋金元以后医家的重要工作。无论是宋儒构建新儒学的儒家早期经典文本资源，重新书写儒学传承道统的方式与方法，还是理学的具体思想，都对宋以后医家产生了很重要的影响。本章节要阐发的理学与明代医家身体观转型，是明代医家将理学思想直接纳入医学知识体系，从而构建了新的身体理论。后文有详论，暂不赘述。与这种显而易见的理论层面的直接借鉴、融汇不同，宋儒构建理学思想和重构儒学传承道统脉络的思路与方法，则是一种更为潜在的深层次影响，这是以往探讨宋以后医学儒学化时经常忽略的。

如同宋儒将《周易》作为构建新的宇宙本体论的重要思想泉源一样，宋代以后医家对易理与医理的关联性予以更加普遍而深入的关注与阐发。以"金元四大家"刘完素、张从正、李杲、朱震亨为例，谢观认为，"北宋以后，新说渐兴，至金元而大盛，张刘朱李之各创一说，竞排古方，犹儒家之有程朱陆王，异于汉而又

---

① 可参阅：徐洪兴：《思想的转型：理学发生过程研究》，上海人民出版社，2016 年，第 109 - 112 页。

② （元）脱脱等撰：《宋史》（第 36 册），北京：中华书局，1977 年，第 12709 - 12710 页。

自相歧也"①。刘完素《素问玄机原病式》自序中曰:

> 自古如祖圣伏羲画卦,非圣人孰能明其意二万余
> 言?至周文王方始立象演卦,而周公述爻,后五百余
> 年,孔子以作《十翼》,而《易》书方完然。……易教体乎
> 五行八卦,儒教存乎三纲五常,医教要乎五运六气。其
> 门三,其道一,故相须以用而无相失,盖本教一而
> 已矣。②

张从正《儒门事亲》,"名书之意,盖以医家奥旨,非儒不能明"(嘉靖辛丑邵辅重刊《儒门事亲》序),以《易》之卦象阐发身体生理以及中风口眼㖞斜的机理,其云:

> 七窍惟口目㖞斜,而耳鼻独无此病者,何也?盖动
> 则风生,静则风息,天地之常理也。考之《易》象,有足
> 相符者。震、巽主动,坤、艮主静。动者皆属木,静则皆
> 属土。观卦者,视之理也。视者,目之用也。目之上网
> 则眨,下网则不眨。故观卦上巽而下坤。颐卦者,养之
> 理也。养者,口之用也。口之下颌则嚼,上颌则不嚼,
> 故颐卦上艮而下震。口目常动,故风生焉;耳鼻常静,
> 故风息焉。③

李杲《兰室秘藏》以易象阐释药理,"荷叶之物,中央空,象震

---

① 谢观著,余永燕点校:《中国医学源流论》,第 12 - 13 页。
② (金)刘完素:《素问玄机原病式》,北京:中国中医药出版社,2007 年,第 2 - 3 页。
③ (金)张从正著,刘更生点校:《儒门事亲》,天津科学技术出版社,1999 年,第 59 页。

卦之体,震者动也,人感之生"①。又如朱震亨,据其门人戴良所作《丹溪翁传》记载,"翁在婺得道学之源委,而混迹于医"②,"门人赵良仁问太极之旨,翁以阴阳造化之精微与医道相出入者论之"③。

再如,在医学儒学化的社会大背景中,宋以后张仲景的"医圣"地位被建构和强化,《伤寒论》成为后世医家需要师法的经典④,魏荔彤曰:"医之为道,原即易道也。仲景于医,尊之为圣。读《易》必以孔子为集《易》之大成,读医书必以仲景立医道之极。此语想千古不移矣。"⑤徐大椿云:"夫仲景先生,乃千古集大成之圣人,犹儒宗之孔子。"⑥明清医家在构建温病辨治体系时,对中医学术发展史进行了全新的梳理,构建了自张仲景直接到明清医家的温病学术传承脉络,其间的晋唐宋元医家虽有启迪之处,但并未真正承接仲景之学。这与宋儒重新梳理儒学脉络,进而建构由孔孟直至宋儒的新道统,其背后的思维模式是相类似的⑦。如吴鞠通所言,"晋唐以来诸名家,其识见学问工夫,未易

① (金)李杲:《兰室秘藏》,北京:中医古籍出版社,1986年,第8页。

② (元)朱丹溪:《丹溪心法》,北京:中国医药科技出版社,2012年,第351页。

③ (元)朱丹溪:《丹溪心法》,第350页。

④ 可参阅:余新忠:《医圣的层累造成(1065—1949年)》,《历史教学》2014年第14期,第3-8页。

⑤ (清)魏荔彤著,赛西娅等点校:《伤寒论本义》,北京:中医古籍出版社,1997年,第85页。

⑥ (清)徐灵胎著,刘洋校注:《医学源流论》,北京:中国中医药出版社,2008年,第90页。

⑦ 详见拙文《儒学化与地域化:明清温病学说的建构》,《南开学报(哲学社会科学版)》2021年第4期,第12-21页。

窥测,瑭岂敢轻率毁谤乎! 奈温病一证,诸贤悉未能透过此关,多所弥缝补救,皆未得其本真",所以,他认为自己所撰《温病条辨》"虽为温病而设,实可羽翼伤寒","伤寒自以仲景为祖,参考诸家注述可也;温病当于是书中之辨似处究心焉"①。

### (二) 理学宇宙论模式与明代医家对传统中医身体观的改造

在古人看来,既然身体是与外在"大宇宙"相类似的"小宇宙",那么身体的化生也与宇宙生成演变存在相似性。正因如此,不同历史时期传统文化宇宙论模式的改变,也往往会引起中医学身体观的改变。从汉代医学到明代肾间命门说,可以很明显地看到宇宙论生成论模式向本体论模式转变在身体上所留下的"烙印"。

在哲学概念中,本体论是研究现象世界存在的原因、本质、规律等,也就是所谓"本体"的学问。但在中国传统文化中,本体论通常是与生成论联系在一起的,并在一定的条件下相互过渡和转化,二者之间既存在时间上也存在逻辑上的前后照应关系。这就如同一粒谷种与它所繁衍的无数颗谷粒的关系一样,这一繁衍是可以无限地进行下去的。但是,当我们面对现实的众多谷粒而不去关注这种前后相承的繁衍流变,即从相对静止的状态出发去研究现实存在的谷粒与原始抽象的谷种之间的表现和潜存、现象和本质、从属和制约的关系时,我们便暂时离开了生

---

① (清)吴瑭:《温病条辨》,北京:人民卫生出版社,2012年,第10页。

成论的序列而进入到本体论的领域①。简言之，宇宙生成论是探讨万物由何而生成，宇宙本体论则是探讨世界的本质是什么。

本原和本体是两个不同的概念，本体探求的是产生、存在和发展变化的根本原因和根本依据，本原则不具有这种抽象的思辨意义，仅是一般意义上的"基质"。中国古代传统文化一直倾向于对动态过程的阐发，但其本体论的构建却往往是以其前生成论动态过程中的某个本原为基础而进行建构的，这是中国古代哲学本体论的鲜明特点和形成发展的简明脉络。张岱年称"本根"的内涵，"第一是始义，老子云：天下有始，以为天下母"；"第二究竟所待义，也即大化之所待""又况万物所系而一化之所待乎"；"第三统摄义，万物虽然极其繁赜，但有统一之者"②，并主张以"本根论"称谓中国哲学的"本体论"，实际上正是出于对中国哲学本体论这种特点的考虑。

中国哲学从其开始之初便有了关于本原的探讨，常从多种具体因素中寻找本原，如阴阳说、五行说、精气学说等。但是谈到以本原为基点进而展开一条动态脉络，并在这种生成脉络的基础上对本原再作进一步的哲学抽象思辨，则要滞后一段时期。所以，中国哲学本体论的萌芽和基础，伴随着宇宙生成论，早在先秦之际便已产生。例如，从《论语》看，"天何言哉？四时行焉，百物生焉，天何言哉？"③倾向于对自然生成流变的动态描述，有

① 宋志明：《中国古代哲学研究》，北京：中国人民大学出版社，1998年，第91页。
② 张岱年：《中国哲学大纲》，北京：中国社会科学出版社，1982年，第8页。
③ 杨伯峻：《论语译注》，北京：中华书局，1980年，第188页。

生成论的意味，但在概念形式上，孔子本人没有明确提出标识中国本体论哲学的代表性概念，但"本末"（如《论语·子张》中所载"子夏之门人小子，当洒扫应对进退，则可矣，抑末也。本之则无，如之何？"①）等范畴的提出在后来的本体论中被赋予更为思辨、抽象的意义。《易传》和《老子》是中国本体论哲学的开拓者。《易传》大约先后成于战国前期到中期，编撰者很可能是孔门的再传、三传弟子②，《系辞》在讨论"生生之谓易"③、"天地絪缊，万物化醇；男女构精，万物化生"④的生成论过程时，已开始思考"其初难知，其上易知，本末也"⑤。老子云："道生一，一生二，二生三，三生万物。万物负阴而抱阳，冲气以为和。"⑥"有物混成，先天地生。寂兮寥兮，独立而不改，周行而不殆，可以为天地母。吾不知其名，强字之曰道，强为之名曰大。"⑦"道"是生成万事万物的动力，可谓是在宇宙生成论基础上试图衍生本体论的尝试。

汉代兴盛的仍然是宇宙生成论，如颇为流行的元气本原说，《孝经纬·钩命诀》中有云：

> 天地未分之前，有太易，有太初，有太始，有太素，
> 有太极，是为五运。形象未分，谓之太易。元气始萌，

---

① 杨伯峻：《论语译注》，第 201 页。
② 袁庭栋：《周易初阶·怎样读〈周易〉》，成都：巴蜀书社，2004 年，第 5 页。
③ 黄寿祺、张善文：《周易译注》，第 381 页。
④ 黄寿祺、张善文：《周易译注》，第 409 页。
⑤ 黄寿祺、张善文：《周易译注》，第 418 页。
⑥ 陈鼓应：《老子注译及评介》，第 232 页。
⑦ 陈鼓应：《老子注译及评介》，第 163 页。

谓之太初。气形之端，谓之太始。形变有质，谓之太素。质形已具，谓之太极。五气渐变，谓之五运。[1]

太易、太初、太始、太素、太极，无非都是"气"的依次相递变化的不同阶段而已。王晓毅概括讲，汉代宇宙生成模式尽管非常烦琐，却可以从形名角度迅速简化：天地万物形成之前的系列太易、太初、太始、太素、太极等，可看作"无形"；天地万物形成后的系列天地、四时、万物、人等，可看作"有形"。很容易得出"宇宙本根无形"这样一个简单而合乎逻辑的命题，而这个命题又恰恰是贵"无"论玄学的逻辑思维方法[2]。王弼的贵无哲学提出"以无为本"的命题，他认为万有众形，各有其特殊的属性，没有普遍性，不能成为万物的根据，只有"无"才能成为万物之本。《老子》、《庄子》和《周易》被奉为"三玄"，以"玄之又玄"去表示不可称谓又不得不称谓的"无"的本体，"玄之又玄"突出了本体论的形上意义。由魏晋玄学开始，中国哲学进入宇宙本体论的发展阶段。

魏晋南北朝到隋唐时期，佛教以其精致的思辨哲学向传统的儒家道家哲学提出了严峻的挑战。如唐代的华严宗大师宗密在其《原人论》序文中讲：

然今习儒、道者，只知近则乃祖乃父，传体相续，受

---

[1] （日）安居香山，中村璋八辑：《纬书集成》（中册），石家庄：河北人民出版社，1994年，第1016页。

[2] 王晓毅：《宇宙生成论向玄学本体论的转化》，《文史哲》1989年第6期，第55页。

得此身;远则混沌一气,剖为阴阳之二,二生天、地、人三,三生万物,万物与人,皆气为本。……皆谓已穷其理,而实未也。……推万法,穷理尽性,至于本源,则佛教方为决了。[①]

攻击中国传统的太极元气论,认为这种宇宙论仅仅相当于小乘佛教中的"空劫"阶段,不知空劫阶段以前早已经千千万万成住坏空、终而复始。

面对诘难,理学本体论框架的构建也从粗糙走向精致,周敦颐《太极图说》中的"无极而太极",二程的理解是自无极而太极,即在本原"太极"之上"叠床上之床,架屋下之屋"般再加上"无极",依然是从生成论来理解的。至朱熹则试图消除无极与太极的先后,其《答陆子美》中言:

> 然殊不知不言无极,则太极同于一物,而不足为万化之根;不言太极,则无极沦于空寂,而不能为万化之根。[②]

依据"无极"而赋予本原"太极"以本体论的含义。继周子之后,以张载为代表的气学派,以程颐、朱熹为代表的理学派,以陆九渊、王阳明为代表的心学派,建立起了多元化的本体论,都依稀可以见到他们赋予其前先哲生成论中之本原以本体论含义的痕迹。在此不再一一详述。

医家置身于具体的社会文化背景中,其基本思维方式必不

---

① 董群:《原人论全译》,成都:巴蜀书社,2008年,第82-84页。
② 郭齐,尹波点校:《朱熹集》,成都:四川教育出版社,1996年,第1567页。

可能孤立于整体社会的文化氛围之外，而是必然会在这种普遍的社会文化思潮的影响下去理解、诠释和建构中医学理论。中医学身体观亦因之呈现出一定的规律性变化。《黄帝内经》中占主导的身体观模式，对于生命形成的认识，实际上是中国古代哲学生成论思想影响下所形成的人体生成论。例如，《管子·水地》中云："水者何也？万物之本原也，诸生之宗室也。"[1]这里认为万物取度于水，众生取足于水。男女合精，生命于水中流动成形，三月五脏生成，并与五行配属，其云：

> 人，水也。男女精气合而水流形。三月如咀，咀者何？曰：五味。五味者何？曰五脏。酸主脾，咸主肺，辛主肾，苦主肝，甘主心。五脏已具，而后生肉。脾生隔，肺生骨，肾生脑，肝生革，心生肉。五脏已具，而发为九窍，脾发为鼻，肝发为目，肾发为耳，肺发为窍。五月生成，十月而生。[2]

又如，《文子·九守》中云：

> 人受天地变化而生，一月而膏，二月而脉，三月而胚，四月而胎，五月而筋，六月而骨，七月而成形，八月而动，九月而躁，十月而生。形骸已成，五藏乃分，肝主目，肾主耳，脾主舌，肺主鼻，胆主口。[3]

---

① 黎翔凤撰，梁运华整理：《管子校注》，第 831 页。
② 黎翔凤撰，梁运华整理：《管子校注》，第 815－816 页。
③ 李德山：《文子译注》，第 62 页。

无论是"男女精合→五脏→隔、骨、脑、革、肉→鼻、目、耳、窍→出生"，还是"受天地变化之气→膏→脉→胚→胎→筋→骨→成形→出生"，讲的都是一种生成论。《黄帝内经》秉承了这种生成论思路，身体以精为本原而按序生成，其云：

> 故生之来谓之精，两精相搏谓之神。（《灵枢·本神》）
>
> 黄帝问于岐伯曰：愿闻人之始生，何气筑为基，何立而为楯，何失而死，何得而生？岐伯曰：以母为基，以父为楯。（《灵枢·天年》）
>
> 人始生，先成精，精成而脑髓生，骨为干，脉为营，筋为刚，肉为墙，皮肤坚而毛发长，谷入于胃，脉道以通，血气乃行。（《灵枢·经脉》）

很显然，《黄帝内经》关注的是父母之精相合之后的按序生成演化，并未对生成演化的本体原动力加以深究和追问。这种身体理论直至明代方有所改变。如同理学家在生成论本原的基础上探讨本体一样，明代医家逐渐开始思考在中医学生成论身体本原的基础上探讨身体的本体，即在精气的本原基础上去寻求本体，形成了以肾间命门学说为代表的人体本体论理论。此理论在太极作为中国古代哲学宇宙生成论和本体论的终极本原的基础上，以理学"无极而太极"之方式赋予太极以本体论含义，对比于人体以推原人体生命发生发育之本，提出无形之肾间命门为人体之"无极而太极"，其内涵诚如清代叶霖所言："人与天地参，命门与太极相似，太极生两仪，两仪生四象，四象生八卦，八卦生六十四卦；自命门生两肾，两肾生六藏六府，六藏六府生四肢百骸之类。"①简言之，明代许多医家受理学宇宙论模式影响，尤其是周敦颐"太极图说"模式的影响，追问生命生成背后的本原，《黄帝内经》所确立的中医学传统身体观也因之从生成论向本体论迈进。

明代医家侧重生命本体探索的新的身体观构建，以肾间命门说为代表，即将两肾中间部位定义为命门。命门无形，正是不具备一般脏腑的有形实体，才使其具有了超越其他脏腑之上的本体意义，成为生命的原动力所在。正如明代医家孙一奎所言，"属脏属腑，乃是有形质之物"②。明代肾间命门说的医家很多，最具代表性的当属孙一奎、赵献可和张景岳。

孙一奎所著《医旨绪余》的首三篇为"太极图抄引"、"太极图"、"太极图说"，他认为"天地万物本为一体，所谓一体者，太极之理在焉"③，将周敦颐的"太极图说"引入医学用以建构肾间命门说。周敦颐《太极图说》④中认为"无极之真，二五之精，妙合而凝，乾道成男，坤道成女"，孙一奎同样认为生命乃"二五之精，妙合而凝"，而后，进一步将周敦颐偏于哲学层面的宏观表述引入

①　(清)叶霖著，吴考槃点校：《难经正义》，上海科学技术出版社，1981年，第67页。
②　(明)孙一奎：《医旨绪余》，南京：江苏科学技术出版社，1983年，第9页。
③　(明)孙一奎：《医旨绪余》，第1页。
④　(宋)周敦颐：《周子全书》(上)，上海：商务印书馆，1937年，第4-14页。

医学并加以细化和改造,从而建构起与宇宙论模式相类似的身体观模式。孙一奎曰:

> 夫二五之精,妙合而凝,男女未判,而先生此二肾,如豆子果实,出土时两瓣分开,而中间所生之根蒂,内含一点真气,以为生生不息之机,命曰动气,又曰原气,禀于有生之初,从无而有。此原气者,即太极之本体也。名动气者,盖动则生,亦阳之动也,此太极之用所以行也。两肾,静物也,静则化,亦阴之静也,此太极之体所以立也。动静无间,阳变阴合,而生水火木金土也。[①]

两肾之间的原气为"太极之本体",即周敦颐所讲"无极而太极"、"太极本无极",太极的本体即无极,无极即未分之太极。两肾之间的原气亦可称为动气,"名动气者,盖动则生,亦阳之动也,此太极之用所以行也。两肾,静物也,静则化,亦阴之静也,此太极之体所以立也",其义与周敦颐所言"太极动而生阳,动极而静,静而生阴,静极复动。一动一静,互为其根"相合。"动静无间,阳变阴合,而生水火木金土也",即周敦颐所言"阳变阴合,而生水火木金土"。

有了上述天地"大宇宙"与人身"小宇宙"的比拟,命门的

---

① (明)孙一奎:《医旨绪余》,第6-7页。

本体论意义便因之得以建构。孙一奎认为命门之义尤"儒之太极"①，"命门乃两肾中间之动气，非水非火，乃造化之枢纽，阴阳之根蒂，即先天之太极。五行由此而生，脏腑以继而成"②。

　　与孙一奎《医旨绪余》一样，赵献可《医贯》亦将周敦颐的太极图③直接收入书中（如图38所示），他认为"周子惧人之不明，而制为太极图"，"人受天地之中以生，亦原具有太极之形，在人身之中，非按形考索，不能穷其奥也"④，因此，仿照周敦颐太极图，"按古铜人图，画一形象，而人身太极之妙，显然可见"⑤，绘制了一幅人身太极图（如图39所示）。对于两图之间的相似性，赵献可作出了进一步阐释：周敦颐的太极图"无极者，未分之太极。太极者，已分之阴阳也。一中分太极，中字之象形，正太极之形也。一即伏羲之奇一而圆之，即是无极"⑥；人身太极图则是"左边一肾属阴水，右边一肾属阳水，各开一寸五分，中间是命门所居之宫，即太极图中之白圈也。其右旁一小白窍，即相火也。其左旁之小黑窍，即天一之真水也"⑦。

―――――――――――

① （明）孙一奎：《医旨绪余》，第8页。
② （明）孙一奎：《医旨绪余》，第9页。
③ 关于周敦颐太极图的源流，可参阅王诚：《周敦颐〈太极图〉源流考辨》，《船山学刊》2009年第3期，第106－111页。
④ （明）赵献可：《医贯》，北京：人民卫生出版社，1959年，第5页。
⑤ （明）赵献可：《医贯》，第6页。
⑥ （明）赵献可：《医贯》，第5页。
⑦ （明）赵献可：《医贯》，第6页。

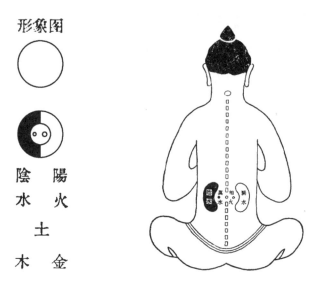

**图38 《医贯》所载周敦颐太极图    图39 《医贯》所绘人身太极图**

张景岳的观点与孙一奎、赵献可大致相同,如其《类经附翼》中云:"命门居两肾之中,即人身之太极,由太极以生两仪,而水火具焉。"①实际上,除了以上孙一奎、赵献可、张景岳三家,明代尚有许多持肾间命门说的医家,只是既往研究关注相对较少。例如,万全《万氏家传养生四要》:"两肾之间,谓之命门。《难经》曰:命门者,诸精神之所舍,原气之所系也。原气之出于肾者如此。"②李中梓《删补颐生微论》:"肾水者,先天之根本也,而一点元阳则寓于两肾之间,是为命门。盖一阳居二阴之间,所以位乎

---

① (明)张介宾:《类经图翼(附:类经附翼)》,第446页。
② (明)万全著,罗田县卫生局校注:《万氏家传养生四要》,第35页。

北而成乎坎也。"①黄承昊《折肱漫录》："脐之内，两肾之中，有一窍名命门穴，乃生气之源，吾人生身立命之蒂也。"②邓苑《一草亭目科全书》："盖肾经如太极图也，水火具焉。右肾属阳水，左肾属阴水，命门少火居中。少火者阳也，以一阳陷于二阴之中，成乎坎之象。"③限于篇幅，不再一一罗列。

如前所言，关于命门，并非明代医家所创，早在《黄帝内经》《难经》等汉代中医典籍中便已有阐发。明代医家将理学新的宇宙论模式作为要比附的哲学准则，将《黄帝内经》《难经》等早期中医经典中原本不具有本体意义的"命门"赋予新的内涵，试图建立与外在宇宙相类似的新的身体观模式。明代医家仿照周敦颐太极图模式构建人身太极图时，并没有直接借鉴和继承《难经》中右肾命门的论述，而是继承了《难经》中的"肾间动气"说。

实际上，将肾间动气转变和定义为命门亦非明代医家首创，早在隋唐医家杨上善的《黄帝内经太素》卷十一中便已曰："人之命门之气，乃是肾间动气，为五藏六府十二经脉性命根，故名为原。"④只不过杨上善的论述并未引起足够的重视，也未曾带来普遍性的学界影响。之所以如此，在很大程度上与当时社会未曾形成如宋明理学那样的社会文化有关，肾间命门说无法像明代

① （明）李中梓撰，包来发、郑贤国校注：《删补颐生微论》，北京：中国中医药出版社，1998 年，第 14 页。
② （明）黄承昊：《折肱漫录》，长沙：湖南科学技术出版社，2014 年，第 195 页。
③ （明）邓苑：《一草亭目科全书》，曹炳章：《中国医学大成》（第六册），北京：中国中医药出版社，1997 年，第 14 页。
④ （隋）杨上善：《黄帝内经太素》，北京：人民卫生出版社，1965 年，第 176 页。

那样获得社会主流文化思想的支撑，自然也因之缺少更加广泛的社会关注。同样的道理，孙一奎等医家将周敦颐的太极图说引入命门学说的建构也并非首创，如元代王珪《泰定养生主论》中便已有云："夫二五之精，妙合而凝，两肾中间，白膜之内，一点动气，大如箸头，鼓舞变化，开阖周身，薰蒸三焦，消化水谷，外御六淫，内当万虑，昼夜无停。"[①]新的中医身体观能获得普遍的关注，除了医学知识自身的积累与传播外，其密切依赖的传统文化思想是否已成为当时社会的焦点和"显学"，也是极为关键的影响因素。

明代医家将《难经》中的肾间动气定义为命门，无论是命门的字面意义，还是借助理学宇宙论模式对命门功能的文化模塑与内涵提升，都与《难经》中肾间动气为"五脏六腑之本""十二经脉之根"的功能定位特别贴合。尽管如此，肾间命门说还是与《黄帝内经》《难经》的表述相抵牾。如何处理与中医"经典"之间的矛盾，从而实现中医传统知识体系内部的自洽，就成为明代医家必须要解决的问题。明代医家所采取的方法，依然是从中医经典中找寻诠释资源，特别是其中那些文义不甚明确、具有可发挥空间的文本。例如，《黄帝内经》中有"七节之旁，中有小心"的表述，但何谓"小心"？"七节"是脊柱自上而下计数的第七节，还是自下而上计数的第七节，《内经》皆没有明确的界定。赵献可便借此论证将两肾中间定义为命门的合理性，其云："《内经》曰：

---

① （元）王珪著，褚玄仁校注：《泰定养生主论》，北京：学苑出版社，2003年，第18页。

七节之旁，有小心是也。名曰命门，是为真君真主，乃一身之太极。无形可见。两肾之中，是其安宅也。"①"命门在人身之中，对脐附脊骨，自上数下，则为十四椎，自下数上，则为七椎。《内经》曰：七节之旁，有小心。"②

对于《黄帝内经》《难经》中关于命门的不同表述，明代医家也试图以肾间命门说加以改造、同化和容纳。对于《黄帝内经》以目为命门，孙一奎便以肾与足太阳膀胱经的脏腑经络关联加以贯通，肾与膀胱脏腑相表里，足太阳经起于目，"盖太阳乃肾之表，目者宗脉精华之所聚，故特以精华之所聚处，而名之为命门也"③。既维护了《黄帝内经》的"经典性"，也表达了肾间命门新说的合理性。对于《难经》的右肾命门说，孙一奎《医旨绪余》中云："或曰：此越人（即秦越人，唐代医家杨玄操认为《难经》为秦越人所撰，后世医家多遵此说）妙处，乃不言之言也，言右肾则原气在其中矣。盖人身之所贵者，莫非气血，以左血右气也。观《黄帝阴符经》曰：人肾属于水，先生左肾，象北方大渊之源；次生右肾，内有真精，主五行之正气。越人故曰原气之所系，信有核欤。"④与之类似，但又有所不同。明代医家钱一桂则以坎卦之象为之消解，曰："命门在两肾之间，坎之象也，以右为火位，故越人即以右肾为命门。"⑤可以说，由肾间命门说可见，尽管明代医家

---

① （明）赵献可：《医贯》，第 3 页。
② （明）赵献可：《医贯》，第 6 页。
③ （明）孙一奎：《医旨绪余》，第 10 页。
④ （明）孙一奎：《医旨绪余》，第 9 页。
⑤ （明）钱一桂：《医略》，北京：中医古籍出版社，1985 年，第 48 页。

身体观与《黄帝内经》《难经》身体观模式有很大差异，但明代医家依然认为其身体观的构建，源自对中医经典的诠释和未尽之处的补充。明代医家试图消弭创新与传统之间的矛盾，以维护中医传统的内部自洽，正说明了宋元以来医学儒学化背景下，《黄帝内经》《难经》等早期中医典籍的正典化及其医学影响。

需要注意的是，并非所有明清医家都将两肾之间定义为命门并将其作为身体的本体而建构了新的身体观，许多医家依然遵奉汉代中医"经典"的描述，特别是《难经》对左肾右命门的界定。表面上看起来，这些医家与前述持肾间命门说的医家是绝然不同的观点，但他们持见背后对于"经典"的态度都是一致的，而这正是身处于宋以来医学儒学化和汉代中医典籍正典化的社会大背景中自觉或不自觉的选择而已，只不过两者相比，肾间命门说的医家在医学与当时社会新儒学的比附之间作出了更为积极的回应与改变。

### （三）理学心性论与身体虚弱易趋性的建构

与汉唐儒学相比，理学对心性论的阐发是宋代新儒学比较鲜明的特色。正如蔡方鹿所言，理学的兴起是把儒学哲理化，走过了由注疏之学到义理之学、再到具有思辨性哲理的性理之学的发展过程，体现了理学将经学形式与性理学内涵相结合的特征[①]。受其影响，元明之际的医家，尤其是明代医家，也将理学对

---

① 蔡方鹿：《宋明理学心性论·自序》，成都：巴蜀书社，2009年，第4页。

天理、人欲、动静等关系的哲学阐发纳入医学之中，对人欲逾越天理[①]、心性动静失宜所导致的身体阴阳气血偏颇，即身体虚弱易趋性，予以新的建构和诠释。在以《黄帝内经》为代表的传统知识体系中，阳或阴的重要性在不同的文本语境中会存在一定程度上的侧重，但并未刻意倾向于阴阳某一方的虚弱建构和补虚倾向。而理学心性论的引入，则打破、解构或改变了这种传统身体观的平衡模式，通过阐发人欲失宜与相火妄动之间的关联性，构建了以阴虚为核心的身体虚弱易趋性。在这个建构过程中最具代表性的是元末医家朱震亨，《四库全书总目提要》概括宋元之际的儒学与医学嬗变，曰："儒之门户分于宋，医之门户分于金元"，并将刘完素与张元素分别代表的河间学派与易水学派之争，以及朱震亨与《太平惠民和剂局方》（简称《局方》）之争，作为医学门户争论的标志事件。朱震亨基于"阳常有余、阴常不足"对身体虚弱易趋性的认知，以及对《局方》用药偏于温燥伤阴的批判和倡导养阴的治疗倾向，被其元明之际的亲炙弟子或诸多后世私淑者所继承和发扬[②]。

　　朱震亨受业于朱熹四传弟子许谦，有明确的"正统"理学传承。嘉靖癸卯（1543 年）江阴高宾"高刻丹溪心法原序"："医学

---

[①]　"天理"与"人欲"之辩，被演绎为后来的"礼教吃人"，实即有很多理论层面的误读和近现代政治文化批判的需要。可参庞：蔡方鹿，冯欢：《"存天理，去人欲"提出的针对性、原因及其流弊再探》，《哲学研究》2019 年第 8 期，第 56 - 64 页。乐爱国：《民国时期对朱熹"存天理、灭人欲"的不同观点——以胡适与冯友兰为中心》，《西南民族大学学报（人文社会科学版）》2014 年第 1 期，第 65 - 69 页。

[②]　关于朱震亨的弟子及丹溪学派的传承，可参阅：刘时觉：《丹溪学研究》，北京：中医古籍出版社，2004 年，第 43 - 62 页。

之有丹溪，犹吾儒子之有朱子。"①戴良《丹溪翁传》中云："翁自幼好学，日记千言。稍长，从乡先生治经，为举子业。后闻许文懿公得朱子四传之学，讲道八华山，复往拜焉。益闻道德性命之说，宏深粹密，遂为专门。"认为其"阳有余，阴不足"学说的构建是"以三家（即刘完素、张从正、李杲三家）之论，去其短而用其长，又复参之以太极之理，《易》《礼记》《通书》《正蒙》诸书之义，贯穿《内经》之言，以寻其指归。而谓《内经》之言火，盖与太极动而生阳、五性感动之说有合；其言阴道虚，则又与《礼记》之养阴意同"②。朱震亨基于理学与医学两个层面对"阳有余、阴不足"的阐发，具有深刻的社会文化背景。正如秦燕春所言，元朝中期的统治陷入了清代医家徐大椿所谓"主暗臣专，膏泽不下于民"的荒淫之局，在医家看来正是"精竭火炽"的阴虚政局已成定局，周敦颐无欲主静的思维在这种现实背景下自然而然成为朱震亨瞩目的焦点，他一系列与欲望有关的医学论述在这样的社会历史与人文背景下应运而生③。

戴良所言，在朱震亨《格致余论》中有详细的阐发，如"相火论"篇中云：

> 太极，动而生阳，静而生阴。阳动而变，阴静而合，而生水、火、木、金、土，各一其性。惟火有二：曰君火，

---

① 田思胜主编：《朱丹溪医学全书》，北京：中国中医药出版社，2015 年，第 333 页。

② （元）朱丹溪：《丹溪心法》，第 346 页。

③ 秦燕春：《"滋阴"，还是"扶阳"：易代之际的医风嬗变》，《中国文化》2020 年第 1 期，第 52 页。

人火也；曰相火，天火也。火内阴而外阳，主乎动者也，故凡动皆属火。以名而言，形气相生，配于五行，故谓之君；以位而言，生于虚无，守位禀命，因其动而可见，故谓之相。天主生物，故恒于动，人有此生，亦恒于动，其所以恒于动，皆相火之为也。①

以太极之理阐明相火之功用，生命不息需要相火之鼓动，但相火妄动则变为失常的邪火，会耗损真阴。他引用周敦颐、朱熹对心性的阐发，例如：

周子曰：神发知矣，五性感物而万事出，有知之后，五者之性为物所感，不能不动。谓之动者，即《内经》五火也。相火易起，五性厥阳之火相扇，则妄动矣。火起于妄，变化莫测，无时不有，煎熬真阴，阴虚则病，阴绝则死。②

周子又曰：圣人定之以中正仁义而主静。朱子曰：必使道心常为一身之主，而人心每听命焉。此善处乎火者。人心听命乎道心，而又能主之以静。彼五火之动皆中节，相火惟有禆补造化，以为生生不息之运用耳，何贼之有？③

"阳有余阴不足论"篇中亦云：

---

① （元）朱震亨著，刘更生点校：《格致余论》，天津科学技术出版社，2000 年，第 41 页。
② （元）朱震亨著，刘更生点校：《格致余论》，第 42 页。
③ （元）朱震亨著，刘更生点校：《格致余论》，第 42 页。

> 人之情欲无涯,此难成易亏之阴气,若之何而可以
> 供给也。……心君火也,为物所感则易动,心动则相火
> 亦动,动则精自走,相火翕然而起,虽不交会,亦暗流而
> 疏泄矣。所以圣贤只是教人收心养心,其旨深矣。[①]

如此便将理学的宇宙论、心性论和"阳有余、阴不足"的医学观点融洽地结合起来。

可见,如果说前述持肾间命门说的医家是基于理学对身体正常生命状态或秩序的重新构建,那么朱震亨的"相火妄动""阴常不足"则更多关注的则是基于理学对身体失序疾病状态的知识建构,正如清代医家蒋星墀所言:"景岳之说日也,失其所则折寿而不彰,丹溪之说日而火也,飞走狂越,莫能御之"[②]。

明代医家戴思恭,作为朱震亨的入室弟子,其所著《推求师意》对丹溪之学进行了阐释与发挥。如该书"发热"篇中云:"先生参用三家(即张仲景、刘河间、李东垣)之说,尝谓相火易起,遇五性为物所感,不能不动,动则厥阳之五火从而相扇,是相火起于妄,妄则煎熬真阴,阴虚则病,阴绝则死,此水火阴阳为病之源。"《灵枢·阴阳系日月》言"阴阳者,有名而无形",戴氏在引述其师将阴常不足归咎于相火妄动的同时,进一步将相对空泛的阴虚具象化为血虚。后世如清代尤怡等医家亦言"丹溪之所谓

---

① (元)朱震亨著,刘更生点校:《格致余论》,第2-3页。
② (清)唐竺山:《吴医汇讲》,北京:中国中医药出版社,2013年,第44页。

阳有余、阴不足者，就血与气言之也"①。戴氏进而又将血虚以阴阳进行更细致的再分，阐发朱丹溪对于血虚发热的治疗方法，"若血之阴不足，如芎、归辛温亦在不用；若血之阳不足，虽姜、桂辛热，而亦用之"②。这段表述，不仅使朱震亨基于理学对身体阴虚易趋性的学理建构拥有了更为具体的气血等身体基础，或者说，使朱震亨偏于哲学的新的身体观建构有了更明确的医学切入点，而且将阴虚再分阴阳，也拓展了以阴虚诠释疾病出现某些阳虚表现时的解读空间。

与之相类，对于"注夏"一病，"先生谓阳有余阴不足，若恣欲泄精无度，至夏必阳气轻浮，有头痛，脚软，食少，发热之患"，"先生治伤阴者，重在脾肾，以精血为要"③。对于"咳嗽"，"人之阳常有余，阴常不足，故金、水二脏必保养之，使水不竭、金不亏。"④原本相火妄动所引致的相对局限的肾脏真阴亏耗，被拓展到脾、肺等其他脏腑，身体的阴虚易趋性有了更大范围的具体所指。

明代盛寅学医于王宾，为戴思恭的再传弟子，其所著《医经秘旨》有"疏其气血令其调达而致和平"专篇，篇中认为膏粱厚味之人形盛气衰，气不足则生痰，所以"善治者，补益之中，不可不兼之伐痰"。但是，"端本澄源，又在远房帏，断厚味为先务也"。盛氏由此进一步讲：

① （清）尤怡著，傅幼荣等点校：《医学读书记》，北京：人民卫生出版社，1991 年，第 45 页。
② （明）戴思恭：《推求师意》，南京：江苏科学技术出版社，1984 年，第 18－19 页。
③ （明）戴思恭：《推求师意》，第 41－42 页。
④ （明）戴思恭：《推求师意》，第 6－7 页。

　　五脏各有专司，六腑互为输泻，不啻百僚师师矣。十二经以行于表里上下，十五络以络之，奇经八脉以藩蔽之，不啻金城汤池矣。然主不明则十二官危，土崩瓦解之势，一朝而至。可见善养生者，全在收摄此心。程子曰：心要在腔子里。朱子曰：必使道心尝为一身之主，而人心每听命焉，则天地万物且位育，岂但区区却病而已。

　　结合程朱之学，从理学收摄心性的角度，对"心为君主之官""主不明则十二官危"等自《黄帝内经》便已明确的中医经典身体理论进行了新的诠释与解读。然后，盛氏将身体虚弱分为后天有形气血亏虚和先天真阴真阳亏虚两大类型，阐发了阴虚的证治，后天"阴虚则阳无所附，气有升无降，法当以滋阴药为君，敛降之药为佐"，"若论先天元阴元阳，则阴虚阳必薄，阳虚阴必乘。此时但当峻补其阴阳，无暇为升降治标计也"[1]。后天阴（血）虚则阳（气）无所附，先天阴（真阴）虚阳（真阳）必薄，主张在兼顾气血、阴阳对立统一关系基础上的养阴与其他治法的配合，同样体现了对朱震亨身体阴虚易趋性的拓展。

### （四）明代医家身体观转型与温补、养阴之风

　　与上文所论元明之际丹溪学派医家基于理学心性论建构阳

---

① （明）盛寅：《医经秘旨》，裴庆元辑：《三三医书》（第1册），北京：中国医药科技出版社，2016年，第81-82页。

有余阴不足理论，进而通过养阴以纠正身体虚弱易趋性的用药
倾向相类似，明代医家依据理学宇宙论而赋予命门与两肾的本
体论意义，也相应深刻影响了明代中医临证温补用药倾向的
形成。

赵献可云："君子观象于坎，而知肾中具水火之道焉。夫一
阳居于二阴为坎，此人生与天地相似也。"①命门与两肾的身体构
造与坎卦相类，赵献可基于这种天人类比，主张应用六味丸与八
味丸治疗肾与命门功能失常所致的诸多病证，其云："医家不悟
先天太极之真体，不穷无形水火之妙用，而不能用六味、八味之
神剂者，其于医理，尚欠太半"②。八味丸，又名肾气丸，源自张仲
景《伤寒杂病论》，由桂枝、附子、地黄、山药、山茱萸、泽泻、茯苓、
牡丹皮组成。六味丸，由宋代医家钱乙减去八味丸中偏于温补
的桂枝、附子而成。两方，一温补肾阳、一滋补肾阴，原本无奇，
赵献可则依据前述身体本体论与理学宇宙论之间的比附，将先
后天、太极、无极、真水真火等哲学概念附加于其上，赋予了远超
两方本来内涵的理学意蕴。清代医家徐大椿曾对这种意义附加
进行批判，其曰："如此说，则八味、六味之能补真阳、真阴，竟是
补太极矣。嗟乎！五脏六腑，孰非有形之体，草根木皮，亦孰非
有形之物，不过气性各殊，借以补偏救弊耳，何必过高其论。"③本

----

① （明）赵献可：《医贯》，第46页。
② （明）赵献可：《医贯》，第44-45页。
③ （清）徐灵胎：《医贯砭》，刘洋主编：《徐灵胎医学全书》，北京：中国中医药出版社，
　　1999年，第85-86页。

章最后一节对此有详论,暂不赘述。

命门与两肾,水火虽然彼此为用,但赵献可更为关注补益命门之火。他以"走马灯"的舞动"其中间惟是一火耳","火旺则动速,火微则动缓,火熄则寂然不动",比拟于身体,"汝身非汝所有,是天地之委形也。余所以谆谆必欲明此论者,欲世之养身者治病者,的以命门为君主,而加意于火之一字"①。明代医家着意温补命门之火者很常见,如万全《万氏家传养生四要》:"人之真气,伏藏于命门之中,即火也。"②缪希雍《神农本草经疏》:"命门者,火脏也,乃先天真阳之气之所寄。"③尤其是薛己,作为明代温补医家的代表,擅用八味丸,通过温补命门之火治疗各种病证,赵献可深受其影响。明代黄承昊曾评价,"治病必以脾胃为本,东垣(李杲)、立斋(薛己)之书,养生家当奉为蓍蔡者也",而补命门之真火"立斋之论尤精"④。但是,相比于薛己,赵献可基于理学对温补命门的强调则不乏偏执与机械,正如《四库全书总目提要》对薛己《薛氏医案》所评,"赵献可作《医贯》,执其成法,遂以八味、六味通治各病"则是"胶柱鼓瑟,流弊遂多"⑤。

由以上所论可以看到,明清时期温补之风的兴起明显受到了宋元以来医学儒学化思潮的影响,与基于医学身体观和理学

① (明)赵献可:《医贯》,第4页。
② (明)万全著,罗田县卫生局校注:《万氏家传养生四要》,第20页。
③ (明)缪希雍著,郑金生校注:《神农本草经疏》,北京:中医古籍出版社,2002年,第32页。
④ (明)黄承昊:《折肱漫录》,长沙:湖南科学技术出版社,2014年,第46页。
⑤ 刘时觉编注:《四库及续修四库医书总目》,北京:中国中医药出版社,2005年,第570页。

宇宙论之间的比附而形成的命门学说密切相关，而并非完全是直接针对或纠正寒凉或养阴之弊端。或者说，温补学说在明以来的兴起，并不是明代医家认识到寒凉之弊而直接创制与其对立的温补，而是在很大程度上先基于医理与传统文化思想之间的比拟，确立温阳的重要性，进而对以刘完素、朱震亨等为代表的用药偏于寒凉的医家进行批判。《四库全书总目提要》在评价张介宾《景岳全书》时曾曰："大抵病情万变，不主一途，用药者从病之宜，亦难拘一格。必欲先立一宗旨，以统括诸治，未有不至于偏者。"[①]"先立一宗旨"，实已直指问题的关键所在。

回到《景岳全书》"阴阳篇"，张介宾首先阐明阴阳为"医道之纲领"，而"道产阴阳，原同一气。火为水之主，水即火之源"，比拟于人体，"命门为受生之窍，为水火之家，此即先天之北阙也。舍此他求，如涉海问津矣"。虽然"天地阴阳之道，本贵和平"，但"阳为生之本，阴实死之基"，"故凡欲保生重命者，尤当爱惜阳气"。以此为基础，进而对刘完素、朱震亨进行激烈批判，"曩自刘河间出，以暑火立论，专用寒凉，伐此阳气，其害已甚。……而丹溪复出，又立阴虚火动之论……寒凉之弊又复盛行"，"法高一尺，魔高一丈，若二子者，谓非轩岐之魔乎"[②]。

因此，从这个角度而言，既往中医学界以《中医各家学说》教材知识体系为代表，认为继刘完素、朱震亨之学广为传播之后，

①　刘时觉编注：《四库及续修四库医书总目》，第 578-579 页。

②　（明）张介宾：《景岳全书》，上海科学技术出版社，1959 年，第 18-19 页。

明代部分医者用药偏执于苦寒，常致损人脾胃，克伐真阳，形成了苦寒时弊，温补学派则在批判这种不良的治疗风气中崛起①，此观点尚有商榷空间。

阴阳各自对于身体的重要性本不难理解。阳主动，生命之不息离不开阳气之鼓动，但动而不节，相火内动，则易耗伤阴气，需要养阴。温补与养阴，表面上看起来似乎是对立的治法，但实则是面向疾病的不同侧面或维度，并不存在绝对的矛盾和对立。但明代医家基于所建构的医学与理学之间关联性的不同侧面，放大了身体阳弱与阴虚的单一易趋性，片面放大了温补与养阴对于身体的重要性，及其两者之间的对立。

例如，同样是强调人身与天地相类基础上的养生，赵献可言："汝身非汝所有，是天地之委形也。余所以谆谆必欲明此论者，欲世之养身者治病者，的以命门为君主，而加意于火之一字。"朱震亨的弟子明代医家徐彦纯、再传弟子刘纯（徐彦纯撰有《医学折衷》，后由刘纯续增，名为《玉机微义》）则认为："人身肖天地，一气实同。阳有余，阴不足，而常若是，此其道也。故有起居不时，七情六欲而增虚极者，多在阴尔。但世俗不审此理，往往补阳。是以先生论此，诚千古不传之妙，实启后人之盲瞆也。……养生者最宜玩味。"②可见，同样是受理学影响，赵献可等肾间命门说的医家主要是依据理学的宇宙论比拟和构建人身小宇

---

① 任应秋主编：《中医各家学说》，上海科学技术出版社，1986 年，第 103 页。

② （明）刘纯撰，姜典华主编：《刘纯医学全书》，北京：中国中医药出版社，1999 年，第 275 页。

宙的本体，并由之倡导温补；朱震亨一派的医家则是从理学心性论出发，关注人身欲望所导致的身体偏于阴虚的虚弱易趋性，倡导养阴。

温补与养阴，表面上是对立的两端，但立论者皆是从儒学与医学的关联性出发，或者说，皆是通过儒学对医学的"包装"，而试图使医学立论有更"坚实"的时代文化支撑。从这个角度而言，对温补、养阴等中医学不同治疗倾向的理解，需要密切结合当时的传统文化背景，而中国传统文化对于中医学治疗倾向的影响是弊是利，并不容易轻下论断。

基于理学而建构的温补或养阴，这种治疗倾向性即使可以获得理学和医学两个维度的"论证"而自圆其说，但放之于医疗实践，这种偏颇倾向自然无法应对所有疾病。因此，不少医家面对这种医学理论文化建构与医疗实践之间的离合和脱节，也试图重新诠释和融汇温补与养阴，从而消弭两者之间的绝对化对立。

例如，张介宾《景岳全书》"命门余义"中对"上焦如太虚"的阐释，完全是基于阳气而立论。张氏认为，"上焦如太虚者，凡变化必著于神明，而神明必根于阳气"，因此，"阳长则阴消，而离照当空，故五官治而万类盛；阳衰则阴胜，而阳为阴抑，故聪明夺而神气减"。所以，"人之声色动定及智愚贤不肖之有不齐者"，皆是"阳德为之用"。

清代医家叶天士《景岳全书发挥》则一改张介宾以阳气为切入的诠释，引入朱熹的心性论，更多关注人欲、心火妄动与真阴亏耗之间的密切关联，其曰："上焦如太虚，即朱子云：虚灵不昧，以具众理，而应万事者也，是毫无人欲之起也。若心君之火一起，即人欲所蔽而昏矣，不可言火也。火宜镇静不动，方是以明以位。若讲阳长阴消，必欲使真阴消尽而为之离照当空，五官治而万类盛乎？"不过，对于真阴亏耗的治疗，叶天士并没有偏执于养阴一端，而是从水与火互根互用关系出发，将养阴与温补相结合，认为"水可养火，火旺则水干，如灯中之油，油干则火灭。……惟以滋阴之中，少加热药为引导则可"①。

　　明代汪机的《石山医案》，由其门人陈桷汇辑而成，案中有云："丹溪论阳有余阴不足，乃据理论人之禀赋也，……非论治阴虚之病也。"对朱丹溪阳有余阴不足理论的适用范围进行了限定，认为是对身体禀赋阴阳盛衰易趋性的概括，而非对疾病论治的单一化限定。因此，"若遇有病气虚则补气，血虚则补血，未尝专主阴虚而论治"②。

　　温补或养阴，正是因为有医学与理学两个层面的建构与诠释，使其拥有了更为广泛的社会认可与接纳，明清时期尤为盛行。清代医家王孟英云："医者每以漫无着落之虚字，括尽天下之病。"③面对疾病，虚弱是最容易被想到的症结所在，原本不虚，但因惧怕虚弱，进而想象虚弱，盲目补虚，在明清医案中比比皆

---

① （清）叶天士：《景岳全书发挥》，北京：中国中医药出版社，2012年，第33-34页。
② （明）陈桷《石山医案》，四库全书本，第3页。
③ 徐衡之、姚若琴：《宋元明清名医类案——王孟英医案》，上海三民图书公司，1934年，第83页。

是，我曾有专文讨论①，在此不再赘述。

以温补为例，徐大椿曾评价当时滥用人参之风气，"医家之用参，救人者少，杀人者多"。究其原因，对医生而言，"一则过为谨慎，一则借以塞责"，"而病家亦以用参为尽慈孝之道"②。当患者惧虚、补虚的心理诉求，以及医者避忌医患纠纷的职业心态，与经过理学这样当时社会主流文化思想"包装"的补虚医学理论纠合在一起时，盲目补虚的社会之风便似乎显得理所当然。诚如徐大椿所言，"及其死也，则以为病本不治，非温补之误，举世皆然也"③。

就养阴而言，朱震亨基于"阳有余，阴不足"的理论倾向，对宋代官方《太平惠民和剂局方》用药偏于温燥进行了批评，并作《局方发挥》专书进行辩驳。我曾撰文指出，朱震亨通过寻找《局方》这样具有很大社会影响力的批评对象，从而使其在《格致余论》中提出的"阳有余，阴不足"有了更多的现实批判依据，进而引起了更多的社会关注和医者回应。同时，与朱震亨有密切交往的宋濂、戴良等儒者，以及朱震亨的众多弟子和后世私淑其学者，对朱震亨与《局方》之争的历史书写，呈现出明显的对朱震亨一方的倾向性肯定，而且这种倾向一直延续至近现代中医知识

①　刘鹏：《明清名医医案中的惧虚与滥补》，《中医文献杂志》2020 年第 4 期，第 15 - 17、25 页。
②　(清)徐大椿：《神农本草经百种录》，北京：人民卫生出版社，1956 年，第 27 页。
③　徐衡之，姚若琴：《宋元明清名医类案——徐洄溪医案》，上海三民图书公司，1934 年，第 4 页。

体系中①。正是这些远超医学理论本身以外的诸多因素,深刻影响了明清时期养阴之风的盛行,"一遇虚怯,开手便以滋阴降火为剂"②,《四库全书总目提要》亦因此评价朱震亨"明以来沿其波者,往往以黄柏、知母戕伤元气",并指出养阴或温补,"各明一义而忘其各执一偏,其病实相等也"③,强调不能偏执于一端。

明清时期温补或养阴的补虚之风盛行,除了医案有大量记载,诸多反映当时医疗社会文化的文学作品中也不乏描写。如《红楼梦》第二十八回"蒋玉菡情赠茜香罗 薛宝钗羞笼红麝串"写到林黛玉除了服用人参养荣丸外,还通过贾宝玉的一句话透露了清代喜用补益之药的社会之风。王夫人一时忘记了鲍太医所开丸药的名字,宝玉道:"我知道那些丸药,不过叫他吃什么人参养荣丸。"王夫人道:"不是。"宝玉又道:"八珍益母丸?左归?右归?再不,就是麦味地黄丸。"④这四种丸药,皆是补益之剂。八珍益母丸,即在《局方》四君子汤、四物汤(由熟地、白芍、当归、川芎组成,补血的代表方)的基础上,加益母草而成,能益气、养血、活血,偏于温补。左归丸、右归丸是张介宾所创补肾之方,左归补肾阴,右归补肾阳。麦味地黄丸,即在六味地黄丸(六味丸)基础上加麦冬、五味子而成。而六味丸和八味丸,即是前文所论

---

① 刘鹏:《丹溪与〈局方〉之争的建构、书写与评价》,《科学技术哲学研究》2020 年第 4 期,第 101 - 106 页。
② (明)孙一奎:《医旨绪余》,第 98 页。
③ 刘时觉编注:《四库及续修四库医书总目》,第 519 页。
④ (清)曹雪芹、高鹗著,中国艺术研究院红楼梦研究所校注:《红楼梦》(第 2 版),北京:人民文学出版社,2005 年,第 375 - 376 页。

薛己、赵献可等诸医家习用者。

综上所论，在宋以来中医发展儒学化的社会大背景下，明代医家积极将理学思想纳入中医知识体系，通过搜寻或建立医学与理学在认识论、宇宙论和心性论等方面的相似性，以完成医学从外在模式到具体理论的儒学化"包装"，传统的中医学身体观也因之发生转型。具体而言，以肾间命门说为标志，明代医家将《黄帝内经》《难经》等汉代中医经典中原本不具有本原意义的命门赋予其本体论意义，重新构建了身体与儒学宇宙论之间的相似性，命门一跃成为身体的本原，凌驾于其他脏腑之上。而温补命门之火，激发身体的原动力以养生或治病，也助长了明清温补之风的盛行。以元明之际朱震亨一派为代表，通过引入理学心性论，着重阐发了相火妄动而易致阴常不足的身体虚弱易趋性。在以《黄帝内经》为代表的传统知识体系中，并未刻意倾向于阴阳某一方的虚弱建构和补虚倾向，朱震亨学派将医学与理学的比附、对阴虚及养阴的强调，无疑改变了既往的身体知识传统。温补或养阴，因为有理学对中医知识的建构，表面上看起来正当、合理，但面对现实疾病时无疑是以偏概全，弊端显而易见，这也正是后世强调不能各明一义、各执一偏的原因所在。从这个角度而言，医学儒学化的利弊值得重新审视。

## 三、方技、道教与命门

本书第四章曾详细论述了方技之学所要表达的养生之关键

在于通过房中、导引、行气等多种方法,使气聚于"丹田",以发挥丹田对精气的固摄作用,并使精气由丹田按后世所讲的"小周天"的循环路线而运行于全身,以发挥精气对身体的滋养作用。在《黄帝内经》中,医家建构了以五脏来统摄身体各部与配属外界时空的身体,前文的论述中,我们称之为时空藏象的身体。在肾藏象系统的建构过程中,医家广泛借鉴了方技养生之学对身体的体认和感知,把方技之学各个分支共同探讨和重视的丹田的功用,归于与之部位相近的肾,建立起了以藏精为主要基本功能而又不断向外拓展的肾脏理论体系。

如前文所言,明代肾间命门说的形成,实际上并没有直接借鉴和继承《难经》中右肾命门的论述,而是继承了《难经》中的"肾间动气"说。《难经》中把"肾间动气"称为"五脏六腑之本"、"十二经脉之根",明代医家受理学太极思想的影响,比拟于天地之理,想寻求人身之太极,也就是要寻求人身之本原,便会很自然地把肾间动气作为人身之太极,而称之为"命门"。《难经》中所讲的"肾间动气",又称为"原",正是其前方技之学所讨论的"丹田",只不过在其前的早期方技之学中,还没有应用"丹田"来称谓这个部位,而是常称为"本",如前文引述的《行气玉佩铭》便是如此。如第四章所述,方技之学对肾间位置的体悟比《难经》中的论述更为久远,其发展也以不同形式,或与中医学共同作为当时养生医疗体系的一部分,或宋以后以相对隐蔽的形式流传于道教内部,但都一直延续在传统文化中,保持了很好的传承。从这层意义上讲,古代医家在构建命门学说的过程中,广泛借鉴方技之学对肾间对丹田的阐发，便是极有可能的。我们可以后世医家的部分相关论述为例进行说明。

《备急千金要方》所引"徐之才逐月养胎方"便借鉴了方技之学对人身本原的认识，把丹田的功用引入中医学，来阐释人体生命动力的源泉所在，其云：

> 妊娠十月，五脏俱备，六腑齐通，纳天地气于丹田，故使关节、人神皆备，但俟时而生。[1]

当新生命个体的脏腑具备后，或者说形体具备后，尚需要一种生命的原动力，这种原动力就发源于丹田。

在明清命门学说中，丹田的位置与意义逐渐被命门所置换。如赵献可《医贯》中有如下一段表述：

> 人生男女交媾之时，先有火会，而后精聚，故曰火在水之先，人生先生命门火，此褚齐贤之言也，发前人之所未发。世谓父精母血非也。男女俱以火为先，男女俱有精，但男子阳中有阴，以火为主。女子阴中有阳，以精为主，谓阴精阳气则可。男女合，此二气交聚，然后成形，成形俱属后天矣。后天百骸俱备，若无一点先天火气，尽属死灰矣，故曰：主不明，则十二官危。[2]

赵献可认为，相火与真水俱属无形，相火禀命于命门，真水

---

① （唐）孙思邈撰，高文柱、沈澍农校注：《备急千金要方》，第45页。

② （明）赵献可：《医贯》，第6-7页。

随相火周流于脏腑之间,使生命生生不息。男女两性交合,形成新生命身体之脏腑百骸,但都属后天静滞之物,尚需要命门先天相火之激发方能具备生息。可见,徐之才所言"纳天地气于丹田"与命门"一点先天火气"的作用是相同的,都是使神赋于形而使身体成为名副其实的"生命"。

再如,《难经》八难言肾间动气为"呼吸之门"。肾间,亦即丹田位置,是呼吸之门,很明显这里讲的"呼吸"不是指单纯的拘于口鼻肺的呼吸,而是指方技之学中的呼吸吐纳行气之术。正如明代郑瑄《昨非庵日纂》所云:

> 肾间动气,金丹大药也。肾虽属水,然居子位,一阳生于子,即真火也。至人端坐闭目,静心存想,升肾窍气,上蒸脾土,勿令下泄,脾土温和,中焦自治,膈开能食,而生血气。荣卫一身,人生根本,实系于此。①

元明以来,很多医家把方技呼吸吐纳行气之术对丹田的体悟,用于构建和诠释肾间命门说。例如,元代李道纯所撰《中和集》载:

> 问:辟户谓之乾,阖户谓之坤,一阖一辟谓之变,如何? 曰:一阖一辟者,一动一静也。……以一身言之,呼吸是矣。呼则接天根,是谓之辟;吸则接地根,是谓之阖。一呼一吸,化生金液,是谓之变。阖辟呼吸即玄

① (明)郑瑄:《昨非庵日纂》,北京:北京图书馆出版社,1996年,第81页。

牝之门,天地之根矣。所谓呼吸也,非口鼻呼吸,乃真
息阖辟也。①

"吸则接地根""呼则接天根"的论述,与《行气玉佩铭》"行
气,吞则畜,畜则伸,伸则下,下则定,定则固,固则萌,萌则长,长
则复,复则天"的表述一脉相承,是对上至泥丸下至丹田的行气
过程的描述。

明代医家孙一奎在其《医旨绪余》中论述肾间命门说时,则
直接引用了《中和集》中的这段论述,其云:

> 细考《灵》《素》,两肾未尝有分言者,然则分之者,
> 自秦越人始也。追越人两呼命门为精神之舍,原气之
> 系,男子藏精,女子系胞者,岂漫语哉? 是极归重于肾
> 为言。谓肾间原气,人之生命,故不可不重也。《黄庭
> 经》曰:肾气经于上焦,营于中焦,卫于下焦。《中和集》
> 曰:阖辟呼吸,即玄牝之门,天地之根。所谓阖辟者,非
> 口鼻呼吸,乃真息也。越人亦曰:肾间动气者,人之生
> 命,五脏六腑之本,十二经脉之根,呼吸之门,三焦之
> 原。命门之义,盖本于此,犹儒之太极,道之玄牝也。
> 观铜人图命门穴不在右肾,而在两肾俞之中可见也。②

又如,清代《内功图说》潘霨序文中有对丹田、肾间命门的直
接论述,其云:

---

① （元)李道纯:《中和集》,上海古籍出版社,1989 年,第 73 - 74 页。
② （明)孙一奎:《医旨绪余》,第 7 - 8 页。

原夫人之生死,病之轻重,必先视元气之存亡。所谓元气者何? 五脏之真精,即元气之分体也。而究其本原,《道经》所谓丹田,《难经》所谓命门,《内经》所谓七节之旁有小心。阴阳开辟存乎此,呼吸出入系于此。无火而能令百体皆温,无水而能令五脏皆润,此中一线未绝则生气一线未亡。胥赖乎此,人之脏腑、经络、血气、肌肉,一有不慎,外邪干之则病。古之人以针灸为本,继之以砭石、导引、按摩、酒醴等法,所以利关节和血气,使速去邪,邪去而正自复,正复而病自愈。平日尤置存想乎丹田,欲使本身自有之水火得以相济,则神旺气足,邪不敢侵。与其待疾痛临身,呻吟求治,莫若常习片刻之功,以防后来之苦。①

潘氏言元气之本原,医家与方技之学有不同称谓,方技之学称为"丹田",亦即《素问·刺禁论》中的"七节之傍,中有小心"和肾间命门。此位置是方技之学与持肾间命门学说之医家共同关注的焦点,"阴阳开辟存乎此,呼吸出入系于此"。方技对肾间命门说得以形成的促进作用,由此可见一斑。

方技之学的房中、行气、导引诸术,在道教中被称为内丹之术。内丹之称谓应该是在外丹术之后、借鉴外丹之术语系统而形成的,但是内丹术的技术本身,像房中、行气、导引诸术却渊源已久,要远远早于外丹术。胡孚琛讲:"内丹学源于先民的氏族

---

① (清)潘霨:《内功图说》,北京:人民卫生出版社,1982年,第43-44页。

原始宗教巫史文化，是神仙家将自古流传的王子乔、赤松子的行气术，彭祖、容成公、玄女、素女的房中术，羡门高、安期生的服食术相互融汇升华而成的。"[①]内丹术的形成，以丹田学说的形成为标志，也就是以丹田来概括之前的方技之学对"本"、"元"的阐述，以及精气沿小周天在身体内的循环。

内丹术形成之后，以更加完备的术语系统架构和诠释之前方技之学对身体的感知，不但成为风靡于当时社会的实用养生之术，还渗入到医学中，对医学理论的发展成熟起到了重要的促进作用。肾间命门说的发展就是其中典型的一例。例如，李时珍《本草纲目》人部"初生脐带""释名"中云："胎在母腹，脐连于胞，胎息随母。胎出母腹，脐带既剪，一点真元，属之命门丹田。"[②]此处明言命门即是丹田。果部"胡桃""发明"中云：

> 三焦者，元气之别使。命门者，三焦之本原。盖一原一委也。命门指所居之府而名，为藏精系胞之物。三焦指分治之部而名，为出纳腐熟之司。盖一以体名，一以用名。其体非脂非肉，白膜裹之，在七节之旁，两肾之间。二系着脊，下通二肾，上通心肺，贯属于脑。为生命之原，相火之主，精气之府。人物皆有之，生人生物，皆由此出。[③]

---

①　胡孚琛：《道教内丹学揭秘》，《世界宗教研究》1997 年第 4 期，第 87 页。
②　（明）李时珍：《本草纲目》，北京：人民卫生出版社，2004 年，第 2966 页。
③　（明）李时珍：《本草纲目》，第 1804 页。

命门在七节之旁，两肾之间，也就是丹田位置。

李时珍还借用道教内丹术语来阐释命门的功用，如《本草纲目·序例》中有云："命门为相火之原，天地之始，藏精生血，降则为漏，升则为铅，主三焦元气。"①肾间命门为天地之始，藏精生血。"降则为漏"是指：命门若失于固摄，则精血妄泄于外，正如《理瀹骈文》所讲："五脏皆有精，并无停泊于其所。肾主水，受五脏六腑之精而藏之。凡人未交感，精涵于血中，欲火动甚，而周身流行之血，至命门变精以泄也，宜秘密。"②肾所藏之精气"至命门变精以泄"，要防止精妄泄于外，就应该固秘命门，这与房中术强调的固精气于丹田的内涵是一致的。"升则为铅"，是道家内丹铅汞之术，《丹论诀旨心照五篇·明辨章》云："夫铅汞大丹之根，五行之本。"③以铅喻肾，以汞喻心，心肾交合则能养生。《养生秘录·玉溪子丹房语录》有云："还丹之本，铅汞而已。元精为命之根，宝元精而真铅自生；元神乃性之宗，啬元精而真汞自产。"④命门若能固摄精血，则能成铅上升与汞相交。

张景岳对于命门与李时珍有着相类似的认识，如《类经附翼·求正录·大宝论》中云：

> 不观人之初生，生由脐带，脐接丹田，是为气海，即

① （明）李时珍：《本草纲目》，第 84 页。
② （清）吴尚先著，步如一等校注：《理瀹骈文》，第 190 页。
③ （宋）张君房纂辑，蒋力生等校注：《云笈七签》，第 401 页。
④ 吕光荣主编：《中国气功经典——宋朝部分》（下），北京：人民体育出版社，1990 年，第 119 页。

命门也。所谓命门者，先天之生我者，由此而受；后天
之我生者，由此而栽也。①

丹田、气海、命门的内涵是一致的。张景岳又认为"子宫"之
内涵与丹田、气海相同，是男精女血所藏之处，如《类经附翼·求
正录·三焦包络命门辨附子宫血室》中云：

> 夫所谓子户者，即子宫也，……男精女血，皆存乎
> 此。……道家以先天真一之气藏乎此，为九还七返之
> 基，故名之曰丹田。医家以冲任之脉盛于此，则月事以
> 时下，故名之曰血室。……凡人之生，唯气为先，故又
> 名为气海。然而名虽不同，而实则一子宫耳。②

张景岳以道家内丹对丹田之论述比拟于人体之子宫、气海。
而气海即命门，所以命门即子宫，"男精女血，皆存乎此"，如《景
岳全书·传忠录·命门余义》所云："命门为精血之海。"③这种认
识与其前的医家李东垣有些相近。如李氏《兰室秘藏·小儿门
·斑疹论》有云："夫胞者一名赤宫，一名丹田，一名命门。主男
子藏精施化，妇人系胞有孕，俱为生化之源。非五行也，非水亦
非火，此天地之异名也，象坤土之生万物也。"④

张景岳在其《类经图翼》中还绘有"内景图"（如图 40 所示）

---

①　（明）张介宾：《类经图翼（附：类经附翼）》，第 443 页。
②　（明）张介宾：《类经图翼（附：类经附翼）》，第 437 页。
③　（明）张介宾：《景岳全书》，第 58 页。
④　（金）李杲：《兰室秘藏》，第 119 页。

对此予以说明,图注曰:

> 心系七节。七节之傍,中有小心,以肾系十四椎下,由下而上,亦七节也。旧图有精道循脊背、过肛门者,甚属非理,而且无子宫命门之象,皆大失也,今改正之。[①]

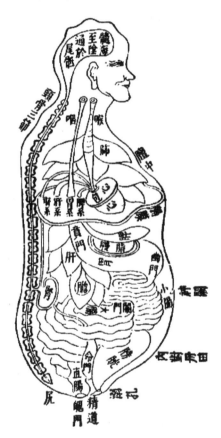

图40 《类经图翼》内景图

---

① (明)张介宾:《类经图翼(附:类经附翼)》,第129页。

《类经图翼》之"内景赋"中对命门之描述曰：

> 虽内景之缘由，尚根苗之当究。既云两肾之前，
> 又曰膀胱之后。出大肠之上左，居小肠之下右。其中
> 果何所藏？蓄坎离之交姤。为生气之海，为元阳之
> 窦。辟精血于子宫，司人生之夭寿。称命门者是也，
> 号天根者非谬。使能知地下有雷声，方悟得春光弥
> 宇宙。①

以坎离之交媾喻命门之功用，与李时珍所论相近，都是道教
内丹在命门学说中的应用和体现。

又如，孙一奎在其《医旨绪余·右肾水火辩》引内丹之说曰：

> 夫坎，水也。上下皆坎，《易》故曰习坎。观先天
> 图，乾南坤北。后天图，离南坎北。五行火高水下，故
> 仙家取坎填离，以水升火降，既济为道，谓采坎中之一
> 阳，填离中之一阴，此还乾坤本源之意也。②

比之于人体，孙氏以坎中之阳喻两肾间动气，亦即命门，
其云："坎中之阳，即两肾中间动气，五脏六腑之本，十二经脉
之根，谓之阳则可，谓之火则不可，故谓坎中之阳，亦非
火也。"③

再如，清代黄宗炎在阐释周敦颐之《太极图说》时，便是应用

---

① （明）张介宾：《类经图翼（附：类经附翼）》，第 130 - 131 页。
② （明）孙一奎：《医旨绪余》，第 10 页。
③ （明）孙一奎：《医旨绪余》，第 10 页。

道教内丹说与医家命门说,其云:

> 其图自下而上,以明逆则成丹之法。其重在水火。火性炎上,逆之使下,则火不熛烈,惟温养而和煦。水性润下,逆之使上,则水不卑湿,惟滋养而光泽。滋养之至,接续而不已;温养之至,坚固而不败。其最下圈,名为元牝之门,元牝即谷神,牝者窍也,谷者虚也,指人身命门两肾空隙之处,气之所由以生,是为祖气。凡人五官百骸之运用知觉,皆根于此。于是提其祖气上升,为稍上一圈,名为炼精化气,炼气化神。炼有形之精,化为微芒之气,炼依希呼吸之气,化为出有入无之神,使贯彻于五脏六腑,而为中层之左木火、右金水、中土相联络之一圈,名为五气朝元。行之而得也,则水火交媾而为孕。又其上之中分黑白而相间杂之一圈,名为取坎填离,乃成圣胎。又使复还于无始,而为最上之一圈,名为炼神还虚,复归无极,而功用至矣。盖始于得窍,次于炼己,次于和合,次于得药,终于脱胎求仙,真长生之秘诀也。[①]

以上所论,可与周敦颐太极图[②](如图 41 所示)相参,玄牝之门便为两肾间之命门,是内丹祖气所生之地,内丹与命门之关联由此可见一斑。

---

① (清)黄宗羲:《宋元学案》(第四册),上海:商务印书馆,1929 年,第 125 - 126 页。
② (宋)周敦颐:《周子全书》(上),第 2 页。

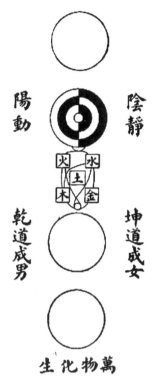

**图 41 《周子全书》所载周敦颐太极图**

综上所述，源于《难经》肾间动气说的命门学说，基于命门与丹田在部位与功能上的相似性，广泛借鉴了方技之学，尤其是已融入道教的方技核心技术，对身体的体认和感知，并结合传统中医学理论，形成了其最终的理论面貌。换言之，丹田作为方技之学所重视的固护培补精气的摄生之泉源，被后世医家尤其是明清医家广泛借鉴，对命门学说的形成起到了重要的奠基和促进作用。另外，命门学说的构建中，道教思想随处可见，表面上看起来是与前述的医学儒学化相矛盾，但实则不然，这与宋明理学名为排斥佛道冲击，实则借鉴融汇佛道的新儒学建构方式相一致。

## 四、如何评价身体的文化建构及其转型

正如前文所述，透过传统中医学理论体系中肾与命门的建构，我们可以很清晰地了解到，中医学身体观的形成既有医学本身的实践探索，又广泛借鉴了不同历史时期曾风行于整个社会的文化思潮。简言之，中医学身体观以医学对身体的感知为基础和重点，但其中也融入了整个传统文化对身体自身以及身体与整个宇宙时空的认识。正是因为这个原因，今天我们在全面理解和传承传统中医学理论体系时，就必须首先很好地理解传统中医学基于医文两个方面对身体理论的构建。但同时我们必须很清醒地认识到，文化阐释与医学实践之间的离合决定了传统文化对中医学理论的构建所起到的作用是双向的，既有积极的一面，也有仅仅是一种文化的比附而起到的不利影响。这种比附所形成的中医学身体理论，或许对中医学临床辨治体系的发展并没有起到实质性的推进。我们可以前文讨论的命门学说为例，以明代命门学说理论创新与临床辨治体系之间的差距，来说明和探讨一下徘徊于医学与人文之间的中医学身体观对医学本身的利弊。

无论是中国传统文化由生成论向本体论的迈进，还是明代

中医在以《黄帝内经》为代表的经典身体理论的基础上试图去探索生命的本体，这都不单单是刨根问底般的知识的深化，更孕育了新理论的萌芽。对于生命的形成，《黄帝内经》云："以母为基，以父为楯"，"生之来谓之精。"生命是由父母精气的结合而形成的。明代命门学说开始在这个基础上，进一步追问父母精血结合后形成新生命的原动力在何处，并结合流行于当时社会的理学思想对宇宙本体的认识，作出了比附性质明显的阐发，认为新生命的原动力在于人身之太极命门。例如，《济阴纲目》中云：

> 男女交媾，其所以凝结而成胎者，虽不离乎精血，犹为后天滓质之物，而一点先生天真一之灵气，萌于情欲之感者，妙合于其间。朱子所谓禀于有生之初。[①]

再如，前文引述的孙一奎的论点，其云："命门乃两肾中间之动气，非水非火，乃造化之枢纽，阴阳之根蒂，即先天之太极，五行由此而生，脏腑以继而成。"无疑，明代命门学说所探讨的身体理论，已经比其前的传统医学身体理论更为深入和细腻。其实，如此般类似的对生命的深入探讨和追问，在西医学的发展历史进程中也是存在的。正是因为这种探索，西医学才形成了更加高级的生命科学理论体系。所以说，以明代命门学说的形成和完备为标志，中医学身体观的改变无疑激发了新的生命理论得以形成的火花，给传统中医学理论体系注入了新的内涵，蕴含了

---

① （明）武之望著，肖诗鹰、吴萍点校：《济阴纲目》，沈阳：辽宁科学技术出版社，1997年，第62页。

给传统中医学理法方药体系带来新发展和突破的可能性。这一点是非常值得肯定的。但需要思考的问题是：这种依附于理学思想的身体观是否能够担当起丰富和创新临床辨治体系的重任，换言之，明代命门学说所体现的医学与人文的结合是否实质性地推进了中医学的前进？举例来说，它是否能够像明清温病学一样带来别具特色的理论与临床突破。

遗憾的是，在以太极为宇宙根本的理学本体论思想影响下，医家去寻找人体的太极，仿照理学太极思想去构建了虚空的命门理论，虽然从医文相结合的中医学理论创新模式来看有其一定的价值和意义，但对于中医临床实际上并无实质性的突破发展。命门学说的形成具有了理论上革新的外表，但是在实际应用时却把对命门的认识多归并于肾了。陆广莘在其《命门学说源流考》一文中专列"临床发展及学说的形成"一节，讨论有关命门的临床辨治理论，总结道："命门学说是祖国医学关于扶正治疗经验的长期历史发展的成果；在治疗理论上是《内经》肾气概念，王冰关于益火壮水的心肾论的发展；在治疗实践上是仲景金匮肾气丸和后世关于补气补血治疗的发展。"①命门之辨治几乎全部是围绕肾而言的，并未形成特有的完备的理法方药体系。我们可举例进行说明。

例如，赵献可在其《医贯》中有云：

> 余有一譬焉。譬之元宵之鳌山走马灯，拜者舞者

---

① 陆广莘：《命门学说源流考》，《中国中医基础医学杂志》1997年第3期，第5页。

飞者走者，无一不具，其中间惟是一火耳。火旺则动速，火微则动缓，火熄则寂然不动，而拜者舞者飞者走者，躯壳未尝不存也。故曰汝身非汝所有，是天地之委形也。余所以谆谆必欲明此论者，欲世之养身者治病者，的以命门为君主，而加意于火之一字。①

赵献可取象走马灯全赖中间之火，而比类推崇命门之火为人身之至宝、人身之立命，大倡温补命门之火。他并且强调，"医家不悟先天太极之真体，不穷无形水火之妙用，而不能用六味、八味之神剂者，其于医理，尚欠太半"②。八味丸，也就是《金匮要略》中讲的肾气丸，亦称八味肾气丸。《金匮要略》中的相关论述如下：

　　虚劳腰痛，少腹拘急，小便不利者，八味肾气丸主之。（血痹虚劳病脉证并治第六）

　　夫短气有微饮，当从小便去之，苓桂术甘汤主之；肾气丸亦主之。（痰饮咳嗽病脉证并治第十二）

　　男子消渴，小便反多，以饮一斗，小便一斗，肾气丸主之。（消渴小便不利淋病脉证并治第十三）

　　问曰：妇人病，饮食如故，烦热不得卧，而反倚息者，何也？师曰：此名转胞不得溺也。以胞系了戾，故致此病，但利小便则愈，宜肾气丸主之。

（妇人杂病脉证并治第二十二）

---

① （明）赵献可：《医贯》，第4页。
② （明）赵献可：《医贯》，第44－45页。

很明显，八味肾气丸就是张仲景依据《黄帝内经》中肾、膀胱、水之间的关系而创制的，具有温补肾气、化气行水之功，所以才称其为肾气丸。对于六味丸与八味丸的方药分析，赵献可分别云：

> 肾虚不能制火者，此方（六味丸）主之。肾中非独水也，命门之火并焉。肾不虚，则水足以制火。虚则火无所制，而热证生矣。名之曰阴虚火动。河间氏所谓肾虚则热是也。……熟地黄、山茱萸，味厚者也。经曰：味厚为阴中之阴，故能滋少阴补肾水。泽泻味咸，咸先入肾。地黄、山药、泽泻，皆润物也。肾恶燥，须此润之。此方所补之水，无形之水，物之润者亦无形，故用之。丹皮者，牡丹之根皮也。丹者南方之火色，牡而非牝属阳，味苦辛，故入肾而敛阴火、益少阴、平虚热。茯苓味甘而淡者也，甘从土化，土能防水，淡能渗泄，故用之以制水脏之邪，且益脾胃而培万物之母。壮水之主，以镇阳光，即此药也。①

> 君子观象于坎，而知肾中具水火之道焉。夫一阳居于二阴为坎，此人生与天地相似也。……是方（八味丸）也，熟地、山萸、丹皮、泽泻、山药、茯苓，皆濡润之品，所以能壮水之主。肉桂、附子，辛润之物，能于水中

---

① （明）赵献可：《医贯》，第45页。

补火，所以益火之原。水火得其养，则肾气复其天矣。
益火之原，以消阴翳，即此方也。[①]

从赵献可推崇的六味、八味来看，他所说的命门、先天水火等，在临床应用中不过是肾的代名词而已，理论上独特新颖，但未形成相应的特有的理法方药体系。一些学者对古代命门方药证治的统计学研究，也证实了上述判断。例如，林殷等进行的命门证治规律研究，首先制定了从古代中医文献中选取药物列入研究范围的三条标准：一是在书中明确表示此药系"入命门"或"归命门经"；二是注明此药是"治命门诸不足"等病证；三是写明该药可补"真阴""真阳"或补"命门相火"之类。而后，他们查阅了自元代至清代的 51 本医学（包括本草学）著作，其中有 41 本记载了命门用药。研究发现，命门用药的分布频度出现较大的"离散度"，说明历史上对于何者属于命门用药，不同年代和学术背景的医家见解分歧，并未形成共识。从统计的命门医案用方中可见，排在前十位的，除桂附理中丸外，其他九首都是补益剂，而头两位的方剂为六味地黄丸和肾气丸。[②]

再如，明代医家薛己的《内科摘要》卷上"命门火衰不能生土等症"中共载有八个医案，皆是脾胃虚寒而出现的各种病证，薛己责之于命门火衰不能温补脾胃。八个医案中，有六个医案，薛

---

① （明）赵献可：《医贯》，第 46 页。

② 林殷：《命门用药之特点初探（一）——命门用药概述》，《北京中医药大学学报》2008年第 3 期，第 162－163 页。林殷：《命门医案使用方剂及其应用特点探讨》，《北京中医药大学学报》2008 年第 8 期，第 527 页。

氏皆以八味丸为主方进行加减治疗。一案处以参附汤;另有一案薛氏仅分析了病机,但病人不信薛氏之言,故未处以方药。八个医案中,七个医案为薛氏本人所记,另有一案为朱佐记述。朱佐所记述之案如下:

> 向因失足,划然有声,坐立久则左足麻木,虽夏月足寒如冰。嘉靖巳亥夏月,因醉睡,觉而饮水,复睡,遂觉右腹痞结。以手摩之,腹间沥漉有声,热摩则气泄而止。每每加剧,饮食稍多则作痛泻。求治于医,令服枳术丸,固守勿效。甲辰岁,求治于立斋先生,诊之,喟然叹曰:此非脾胃病,乃命门火衰不能生土,土虚寒使之然也。若专主脾胃,误矣!可服八味丸则愈。予亦敬服,果验。盖八味丸有附子,医家罔敢轻用。夫附子斩关夺旗回生起死,非良将莫能用,立斋先生今之武侯也。家贫不能报德,故序此以记治验。嘉靖甲辰十二月望后二日杉墩介庵朱佐顿首拜书。①

案中所记朱佐夏月醉睡,起而饮水后复睡,遂至右腹痞结,腹间沥漉有声。这种临床表现实际上就是《金匮要略》中所述的"痰饮"表现,"水走肠间,沥沥有声,谓之痰饮"。《金匮要略》提出了治疗痰饮的用药原则——"病痰饮者,当以温药和之",可处以肾气丸。朱佐所记医案中,薛己亦处以八味肾气丸进行治疗。

① (明)薛己著,陈松育点校:《内科摘要》,南京:江苏科学技术出版社,1985年,第16-17页。

但受命门学说影响，已经很明显地把病机阐发由肾转移至命门了。以命门学说来重新表达其前临床辨治的内涵，可谓是新瓶旧酒，本质并没有发生改变，传统的临证辨治体系并未有实质性的突破和发展。

它如，《张氏医通》在论述"五更泻"之病机与治疗时，云：

> 五更泻，是肾虚失其闭藏之职也。经曰：肾司开阖，肾开窍于二阴。可见肾不但治小便，而大便之开阖，皆肾操权也。今肾既衰，则命门之火熄而水独治，故令人水泻不止。其泻每在五更，天将明时，必洞泄二三次，以肾旺于亥子五更之时，故特甚也，惟八味丸以补其阴，则肾中之水火既济，而开阖之权得宜。况命门之火旺，则能生土，而脾亦强矣。①

文中首先引用《黄帝内经》之理论阐发五更泻之基本病机在于肾司后阴开阖之功能失常，不能固摄大便，然而又转向命门学说，言肾衰则命门火衰，肾水有余则水泻不止。此证处以八味丸以温补肾气，当正合病机。但文中论述拘泥于命门的限制，反而把应用八味丸的道理说成是补肾阴，服用八味丸能起效的原因在于八味丸能温补命门之火。命门与肾阐释病机与临证处方时的混乱，由此可见一斑。拘泥于命门学说的限制，试图把命门学说融入已有的传统临床辨治体系，使原本简单的证治机理显得

---

① （清）张璐著，李静芳等校注：《张氏医通》，北京：中国中医药出版社，1995 年，第 154 页。

非常晦涩。命门证治似乎仅仅是肾病证治的另一种表述方式而已，实质并没有大的变化。

命门作为人身之太极，凌驾于其他脏腑之上，这种近似虚空的位置，也使得命门在一定上程度上被架空，就如同道、太极等无形质可把握的宇宙本原一样，不可能把具体的实物与之相配属。同时，正是因为这个原因，我们可以发现命门的辨治几乎全部等同于肾之辨治，命门在用药上成为肾的代名词，两者互换。古代部分医家对这个问题也有所反思，例如，陈修园很明确地讲古人标此命门名目之原因：

> 欲养生家知所专重，医者若遇元气虚脱之证，或灸关元、气海，或速投肉桂、附子，以为起死回生之计，非以命门平列脏腑之中也。①

命门之提出，是为了让养生家"知所专重"，"非以命门平列脏腑之中也"，可谓一针见血。命门学说的形成，并没有实质性地丰富脏腑辨治体系，仅仅是依据理学思想，对肾阴阳理论的另一种阐发而已。

又如，徐灵胎所作《医贯砭》，虽然其中对赵献可之批评不乏过激之处，但其对于命门学说理论与临证价值的评判确有不少值得反思之处，如是书有云：

> 前云命门在中，肾在两旁。今又引肾与命门合为

①　（清）陈修园著，林朗晖校注：《医学实在易》，第 17 页。

二，仍是左右对待之义，前后支离如此。①

　　故五脏合言之，则心肝阳而肺肾阴。分言之，则五脏各有阴阳，惟肾有两，则左属水而为阴，右属火而为阳。人之元气藏于肾中，肾之阴阳必宜保护，不宜戕贼，比诸脏为尤重，何等明白。乃幻成真假无形有形，根源太极等语，其说愈微妙，愈俚鄙荒唐。②

　　此篇之论，专为尽天下之病皆用八味而设。便讲出儒、释、道三教之合一，以见八味之不可不用。此等乱道无一字连贯，稍通文理之人见之，宜无不知其狂悖，即使其医道果精，见此等议论，亦并其医道而疑之。③

　　如此说，则八味、六味之能补真阳、真阴，竟是补太极类。嗟乎！五脏六腑，孰非有形之体，草根木皮，亦孰非有形之物，不过气性各殊，借以补偏救弊耳，何必过高其论。④

综上所论，明代的命门学说似乎同样具有明清温病学说那样的创新勇气，但最终还是回到了过去，仿佛是做了一番文字游戏。形成这种现象的原因，鄢良的分析或许能带给我们一些思考，他认为医学理论的产生途径或建立方式不外乎两种：内生和

---

① （清）徐灵胎：《医贯砭》，第81页。
② （清）徐灵胎：《医贯砭》，第85页。
③ （清）徐灵胎：《医贯砭》，第82页。
④ （清）徐灵胎：《医贯砭》，第85-86页。

外源。所谓内生,是指直接从医学经验中总结、抽象出医学概念、命题和理论;而外源则是指将医学之外的学科中某些既成的概念、命题和理论引入到医学中,与医学经验或某些原有的医学概念相结合而建立起相应的医学概念、命题和理论。内生型医学理论一般是从医学经验中通过归纳推理或通过想象和联想而获得;尽管有时也借助于某些医学之外的事物或观念的启示,但它并不照搬其他学科中既成的理论(含命题、概念);由于其建立是根于医学经验的范围之内,故称为内生型。外源型医学理论一般是以比医学更加基本的学科或与医学相近的学科中的现存理论为基础,通过演绎推理或类比推理,结合具体的医学经验而建立起来。尽管它最终也要落实到具体的医学经验上,但其理论本身并不是直接从医学经验中归纳出来而是从医学之外的学科中移植进来的①。命门学说可以说是一种非常典型的外源型医学理论,但是与鄢良所阐发不同的是,命门学说依据医学之外的理学太极思想而重新建构的身体理论,其目的最初似乎并非为了落实到最终的医学经验上,也就是说其建立并非是为了分析和归纳新的临床经验事实,而是在比附理学思想建立起医学理论后,又试图去阐释传统的身体理论,这样难免会显得生硬晦涩,甚至矛盾。这也是中医理论现代化研究必须要思考和引以为鉴的一个重要问题。

---

① 鄢良:《人身小天地——中国象数医学源流》(时间医学卷),北京:华艺出版社,1993年,第1-2页。

# 第六章
## 中医学身体观的近现代嬗变

## 一、碰撞、折衷与失语

### （一）天人分裂的身体

在中国传统文化中，宇宙时空所呈现出来的空间和时间规律，被作为最为终极的原则和规律，成为一切事物和现象和谐存在于宇宙之中所必须依赖和遵循的基本准则。这种规律，以及信奉和遵守规律的思维，一直延续在古人的思维中，未曾间断，亦未曾被怀疑和否定过。明末清初，特别是近代以来，西方文化的传入不仅仅开拓了中国人的视野，它所传递的宇宙时空知识在震撼中国人的同时，也在一步步改变着中国人对宇宙时空的传统理解。从震撼、不解、质疑,到接纳、学习、吸收,中国人的传统宇宙时空观慢慢失去了其从前所拥有的权威性,依据这种权威性的宇宙之理而建构的中国传统文化中的许多学科知识体系,也因之面临了极大的挑战,传统中医学亦不例外。

例如,清代医家王宏翰为天主教徒,为医兼采西说,如艾儒略《性学粗述》、高一志《空际格致》、汤若望《主群征》等书,如将中国太极阴阳之说与西方四元行之说相结合,以西医胎生学诠释中医命门之义等。范行准《明季西洋传入之医学》称其为"中国第一接受西说之医家",谓其"以宋儒之说,融会西方医学,反之亦可言以西方医学,诠释宋儒之说,此犹宋儒以禅学入儒也"[1]。王宏翰所著《医学原始》自序中云:

> 上知天文气运之变化,下达地理万物之质性,中明人事情欲之乘克,庶几医学之原,在于斯矣。愚虽不敏,每思人之性命于天,而本来之原,务须明确,不致贸贸虚度。[2]

但是,王宏翰所言"天文气运之变化",则非中国古代传统的宇宙观,而是当时西学之宇宙观。该书卷二有云:

> 夫世人尽知身乃一小天地也,真千古之确言,若人不格知天地之内,气域之间,变化之机,四元行之性本,

---

[1] 范行准著,牛亚华校注:《明季西洋传入之医学》,上海人民出版社,2012年,第19、208页。

[2] (清)王宏翰:《医学原始·自序》,上海科学技术出版社,1989年,第1-2页。

则人身之性体,何由知之与天地同也。愚少自苦禀拙
学疏,凡三教诸子等书,虽经辩论详考,遇老儒博学之
士,俱师礼问论,励志苦心,潜学有年,而本来性命之
原,俱无究竟。后得艾儒略、高一志性学等书,极论格
物穷理之本,理实明显。至立论天圜地圜之一端,真发
千古未明之旨。讲论性命医道之理,皆特见异闻,出前
圣未经论及者。①

图 42 便是王宏翰依据西学而绘制的宇宙模拟图,名为"天
形地体图",论曰:

大圜者,外天内地之总名也,水附地以成一球,凝
奠居中。天为大圜包其外,有气火充实其间。在天则
有经纬,在地则有度数。以地合天。而太阳节气与五
星凌犯,及各方之交食,可得而推矣。但天体地形,古
来俱以天圆地方立论。至释道两家,以天有三十三重
之说。甚为妄诞。今我朝睿圣,钦天监擢用泰西南怀
仁,极详天圜地圜之理。天圜者,天非可见其体,因众
星出入于东西,旋转管辖两极,故见天体之圜也。地
为圜者,以月蚀之形圜一端推之,则地体之本圜
确矣。②

---

① （清）王宏翰:《医学原始》,第 61－62 页。
② （清）王宏翰:《医学原始》,第 63－65 页。

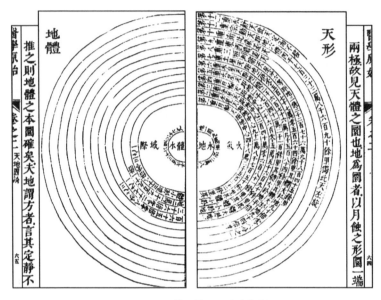

**图42 《医学原始》天形地体图**

王氏接受了由南怀仁所传入的西方天文学知识，认为天地之形俱为圆圜，古人所谓天圆地方是不正确的。在他看来，"身乃一小天地"，人身之性体与天地同，将西方宇宙论引入中医理论，其根本目的并非是介绍新的宇宙论本身，而是藉由宇宙观的转变，表明引入西学诠释和改造传统中医学身体观的必要性与合理性。同时也说明，西方宇宙时空观念对中国传统的冲击已经渗入到医学这样的细节之中。西学对中国传统文化影响之细致与深入由此可见一斑。

栗山茂久分析说，西方古代解剖学的形成与发展并非源于医学的需要，而是借解剖以明白造物主的创造与表达能力，岐伯和亚里士多德一样,都将解剖学视为对宇宙的探索①。董少新讲,东西方传统医学与各自的宗教、思想和知识体系有着密不可分的联系,单纯的疗病之术往往仅被视为一种方技,而医学更多地表现为一种"生命科学"或"人学",人与自然的关系、生命的本质以及人体的神学或思想内涵等都是医学家所要思考的问题②。如前文所述,传统中医学中的身体理论,既有基于对生命现象的真实观察和客观描述,又有借助身体知识来表达天人同构、相类、和合的比附。只不过,传统中医学似乎并非是像栗山茂久所说是通过解剖学来探索宇宙的,而经常是采用体验身体功能来模拟和描述宇宙时空的动态变化。但可以肯定的是,正如同肾与命门一样,整个中医学传统脏腑体系的形成亦必是在体验自身与宇宙的互动中形成的。

当传统的宇宙时空观念在西学面前逐渐失去其表达空间时,对赖之以建立的传统中医学而言,也常常失去了表达其自身传统理论内涵的空间,面临被误读的窘势。被奉为根本规则的宇宙时空观念慢慢坍塌,中医学的身体理论也慢慢面临更大的误读和冲击。

例如,章太炎在其《伤寒论讲词》中讲:

> 五行之说,不妨随意分配,故只可作比例观也。至

---

① （日）栗山茂久著,陈信宏、张轩辞译:《身体的语言:古希腊医学和中医之比较》,第108、109、143 页。
② 董少新:《形神之间——早期西洋医学入华史稿》,上海:上海古籍出版社,2008 年,第 276 页。

说解剖一事，亦已载在《灵枢》。但所以多错谬者，盖由只剜胸腹而不能割剥肌肉，故所载十二经特为谬误。至世人误言肝脏在左，滑伯仁独言肝脏在右，其道在左，其说则与实事相符。盖脏腑部位本较血管为易瞭也。[①]

章太炎认为传统中医学中的身体与五行的配属不妨随意分配，他并未深究传统中医理论体系中对脏腑五行属性的界定，是根据脏腑所表现出来的功能，以及这种功能映射或比拟到整个宇宙时空中的位置而确定的。以肾为例，如前文所讲，基于肾藏精主生殖、传统文化对生殖与水的阐发，以及水在数术时空观中的位置，传统中医学身体理论中肾主水的五行配属，并非是一种随意的分配，而是对肾时空藏象系统所表达的整体功能的一种概括和诠释。阴阳五行等宇宙观模式对身体知识的架构和诠释，一旦被认为是一种盲目的随意比附，那就意味着我们很难像古人一样体会到身体建构模式所表达的重点。李建民讲："不仅是气、阴阳、五行、感应等概念有了变化，连支撑上述建构范畴的宇宙观也崩解了。或者说，由于数术式的宇宙观的崩溃，而致使我们感受这些概念的身体经验也产生了变化。"[②]所以章太炎才会依据解剖所见之血管而判定"十二经特为谬误"，亦未曾体会到古人以十二经气变化所概括的身体功能变化以及十二经气循

---

① 章太炎《伤寒论讲词》，《章太炎全集》（八），上海人民出版社，1994年，第152页。
② 李建民：《发现古脉——中国古典医学与数术身体观》，第276页。

环对时空流变的模拟。

对传统文化缺乏全面合理的评价、对阴阳五行的盲目排斥，使得传统中医学对身体的体验而获得的知识，也因为阴阳五行说的没落而被一概否定。

例如，徐延祚《医医琐言》"脏腑"中云：

> 《周礼》曰：参之以九脏之动，而不分腑也。仲景未尝论之，以其无益于治病也。伤寒论中间有是言，然非仲景口气，疑后世换入者也。夫汉以降，以五行配之，以相克推病，且曰肾有二，曰脏五而腑六；曰脏六而腑五；曰有命门、有心包、有三焦，其说弗啻坚白，要皆非治疾之用也。[①]

袁桂生在其《拟废五行生克之提议》中则直接倡议废除五行，其云：

> 吾国医书中之最足为真理之障碍而贻人口实者，莫如五行生克之说。……夫五行生克，既非仲景之言，又非后世诸名家之学，虽无西医之攻击，犹将废之，而况今日为学术竞争之时代乎。[②]

张仲景虽未明言五行生克，但是其理法方药体系中却渗透着《黄帝内经》中依据五行生克制化关系而概括的脏腑间的功能联系，如：

---

① 徐延祚《医医琐言》，陆拯主编：《近代中医珍本集·医话分册》，杭州：浙江科学技术出版社，1994年，第930页。
② 袁桂生：《拟废五行生克之提议》，《神州医药学报》1915年第26期，第9－10页。

> 见肝之病，知其传脾，当先实脾。
>
> （脏腑经络先后病脉证第一）
>
> 肾着之病，其人身体重，腰中冷，如坐水中，形如水状，反不渴，小便自利，饮食如故，病属下焦，身劳汗出，衣里冷湿，久久得之，腰以下冷痛，腹重如带五千钱，甘姜苓术汤主之。（五脏风寒积聚病脉证并治第十一）

见肝之病当先实脾，是基于五行木克土而确定的治未病原则。肾着之病，"病属下焦"，而处以补脾之甘姜苓术汤，是基于五行培土制水而确立的治疗方案。《黄帝内经》以降后世很多医家的著述中，即使未明言五行，但大都是基于五行之间的生克制化关系来表达身体各脏腑系统间的关系。不少医家倡导废除五行而代之以五脏相关说，但观其五脏相关之论述，还是依旧没有摆脱五行框架对脏腑功能关系的概括和梳理。外言废除传统文化，在内却依然用传统文化的思维来分析与考虑问题，这种矛盾的形成或许正源于近代史上把中西方国力之强衰归咎于中西文化之优劣的简单思维。

又如，余云岫《灵素商兑》中云：

> 阴阳五行之说，其根本恍惚无凭若此，由是而变本加厉，配以脏腑，应以色味，部以干支，丽以年月，辖以时节，植以星象，穿作附会，愈支离而不可究诘。本质先拔，虽繁枝茂叶，皆幻象耳。乌足与论议哉？一切不复置辨。[1]

---

[1] 余云岫著，周鸿飞、魏素丽校点：《灵素商兑》，北京：学苑出版社，2007年，第10页。

阴阳五行本身就是一种架构与诠释理论的工具,余氏谓其"根本恍惚无凭",很明显没有把握传统中医学应用阴阳五行学说是为了对诸多复杂的生命现象进行概括、分类和归纳,使之更为系统化和理论化。诚然,传统中医学中的身体与外界时空事物和现象的对应存在很多实用价值不大的比附,但若据此而否定阴阳五行学说所反映的中医学对身体功能的阐发,谓其"皆幻象耳",则根本没有理解中医学身体观的内涵和特点。

综上所论,近代以来,传统文化饱受诟病与激进批判,传统文化的发展出现了明显断层,上述古代中医宇宙论与身体观的密切结合也愈趋松动。无论是相对激进的"废医存药",还是表面上看起来稍显温和的中西医汇通和中医科学化,实际上都是在默认传统文化思想"不科学"的前提下,试图全部或部分剥离古代中医与传统文化之间的密切关联。古代中医身体观与宇宙论的关联自然是"不科学"的,需要批判和剥离。正因如此,余云岫《灵素商兑》便首先拿阴阳五行开始批判,而近代中医恽铁樵著《群经见智录》驳斥余云岫等废止中医之论时,以"四时的五脏"诠释《黄帝内经》的藏象理论,实即阐明与重申中医身体观与传统文化宇宙论结合的合理性,下文对此还有详论。只有理解了前述古代中医身体理论构建时传统文化宇宙论的紧密嵌入,才会明白余云岫与恽铁樵中医理论存废之争为何要从阴阳五行这些传统文化宇宙论思想入手。

## (二) 传统身体如何面对西医解剖

除了中西文化碰撞中,传统宇宙时空观地位的改变而导致的中医学身体观改变,单就医学技术本身而言,西医学尤其是西医解剖学,对中医学身体观的冲击无疑更为直接和剧烈。西医学知识传入中国,最初是作为传教的附属物而一并进入的。1552 年西班牙的沙勿略,受耶稣会派遣,到达广州西南一百五十多公里的上川岛上,开展传教事业,停留仅四个月,便病死那里。这是耶稣会来华第一人。1569 年传教士在澳门设立医院,为人治病,是为西医传入中国之始[①]。西医知识是在神学的框架下、以性学的面貌传入中国的。明末清初东渐之西学是一个整体,包括医学在内的科学是整个神学体系的有机组成部分,体现着神学思想与精神[②]。西医解剖学以相对独立的形式传入中国,则以明末清初由邓玉函翻译、毕拱辰润定的《泰西人身说概》和由罗雅谷、龙华民、邓玉函合译的《人身图说》两书的成书为标志。后又有康熙皇帝学习西方解剖学知识时,由巴多明的解剖学讲稿而译成的满文版《钦定格体全录》。诚如牛亚华所言,解剖学是最早传入中国的较系统的西医学科,从明末邓玉函翻译《泰西人身说概》到民国初年《解剖条例》的颁行以及公开解剖的

---

① 熊月之:《西学东渐与晚清社会》,上海人民出版社,1994 年,第 737 页。
② 董少新:《从艾儒略〈性学觕述〉看明末清初西医入华与影响模式》,《自然科学史研究》2007 年第 1 期,第 71 页。

施行，经历了近三百年，西方解剖学和西方医学终于在中国生根①。

　　虽然西医解剖学在明末清初便已传入中国，但直至清中后期，中国学者方有大量的评判和回应，如俞正燮的《书〈人身图说〉后》、王学权《重庆堂随笔》②之"论解剖"等。可以说，西医解剖学知识对传统中医身体理论的影响虽始于明末，而真正的冲击却发生在清末。面对冲击，学者采取的回应也有截然不同的两种方式。

　　第一种方式是固守传统，而又以传统中医学身体理论来否定西医学的身体解剖知识。

　　例如，俞正燮在其《癸巳类稿》中收《书〈人身图说〉后》一文，文中有曰：

　　　　此书在中国二百年矣，未有能读之者。今求其指归，则中土人肺六叶，彼土四叶；中土人肝七叶，彼土三叶；中土人心七窍，彼土四窍；中土人睾丸二，彼土睾丸四；中土人肠二，彼土肠六；中土人肝生左，肺生右，肝系在心系左，彼土心系在肝系左；中土人心带五系，彼土心有大耳二，小耳十一，则所谓四窍者，又有二大孔，十一小孔。

①　牛亚华：《中日接受西方解剖学之比较研究》，西北大学博士学位论文，2005年，第158页。
②　注：王学权于嘉庆戊辰（1808年）著《医学随笔》二卷，后由其子王永嘉为之辑注，其孙王大昌于嘉庆丙子（1816年）为之诠次，缮成稿本。最后由其曾孙王孟英于咸丰壬子（1852年）详加阐发，并易名为《重庆堂随笔》。

惜藏府经络,事非众晓,藏府不同,故立教不同,其人好传教,欲中土人学之。不知中国人自有藏府经络,其能信天主教者,必中国藏府不全之人,得此等千百,于西洋教何益?[①]

由俞正燮以上所论可知,他对西医解剖是有所误读的。耐人寻味的是,他看到西医解剖学著作《人身图说》与传统中医学对身体脏腑描述之间的差异后,并没有分析两种医学身体理论差异的根本原因在于观察重点和视角的不同,而是认为中西方之人"禀赋不同,亦不足怪","中国人自有藏府经络",进而更加猛烈地否定西方宗教,抨击信奉天主教者,"必中国藏府不全之人"。

这种错误认识,随着西医解剖学知识在中国的逐步深入,在晚清便遭到了批判。例如,《重庆堂随笔》"论解剖"中载胡琨《书〈人身图说〉后》一文,便对俞正燮之观点进行了批判,以睾丸为例,其中有云:

俞又曰:中土睾丸二,彼土睾丸四。又曰:儒自扪睾二,隐约其四睾之文耳!夫《图说》既隐约其文,先生安得悬揣,而知其为四乎?今按《图说》论睾丸篇,明言其数二,不言四也,且书中论睾丸经络最多,无一语可附会及四睾者,惟言睾丸有小体,岂因此而误耶?然前注中已明言,是转折之络,似睾丸底分之小体,则小体

---

① (清)俞正燮:《癸巳类稿》,北京:商务印书馆,1957年,第545-547页。

乃激发络，非丸也。又图中绘睾丸，作两囊状，分于左
右，两囊宜有四丸，岂因此而误耶？然所绘是丸非囊。
欲其经络分明，故离绘之，分于左右，非二囊而四丸也。
先生指鹿为马，反谓书之隐约其文，岂非慎邪？①

　　胡琨认为中西之人身体构造并无差别，俞氏所论是没有理
解西医解剖学所描绘的身体知识而形成的错误论断。

　　西医解剖学以其更加形象、直观的描述，越来越被更多的中
国人所接受和肯定。上述第一种方式也逐渐湮没在下文要讨论
的第二种方式之中。第二种方式，就是在说明传统中医学也有
解剖学的基础上，又以西医解剖学知识为框架和标准，把传统中
医学理论中能与之相关的身体知识，比附于其中。

　　例如，《盛世危言》中云：

　　考中国上古，医有俞跗。治病不以汤液，割皮解
肌，湔浣肠胃，漱涤五脏，练精易形，如此其神也！《列
子》言：扁鹊之治鲁公扈、赵齐婴也，饮以毒酒，顷刻迷
死，乃剖胸探心，互为易置，投以神药，既寤如初。《抱
朴子》言：张仲景之为医，尝穿胸而纳赤饼。《后汉书》
言：华佗精于方药，病结内，针药所不及者，先与以酒服
麻沸散，即醉无所觉，因剖破腹背，抽割积聚；若在肠
胃，则断截、湔洗，除去疾秽，既而缝合，傅以神膏；四五

①　（清）王学权著，施仁潮、蔡定芳点注：《重庆堂随笔》，南京：江苏科学技术出版社，
　　1986年，第116-117页。

日疮愈，一月之间平复矣。他若仓公解颅而理脑，徐子才剖跟而得蛤。如此之类，不胜枚举，实为西医剖割之祖。如论脏腑部位，即知有割腹验看之事，特其学失传耳。①

面对西学的冲击，在彼时国人的思维中，肯定了传统中医学也有解剖学，便说明了自身的科学性和先进性，但因"其学失传"，所以就需要以西医解剖知识为参照，对传统中医文献中可予以发挥的相关表述进行诠释重构与意义赋予。

详言之，中西医学碰撞的过程中，中医学身体观的改变并不是源于中医学自身解剖知识的深入，而往往是在参考西医解剖学著作的基础上，对传统中医学中与之相类似的身体理论进行了重新加工，使之更接近于西医学所要表达的内涵。至于重新加工后的身体理论是否还延续和保留了它们原本的实质和内涵，则是医家常常忽略不谈的。

以肾为例，受西医解剖生理学对肾、膀胱、尿液之间关系的阐发，近代医家剥离了传统中医学肾主水的文化内涵和本来意义，以及基于肾主水与膀胱藏津而确定的脏腑表里关系，把肾主水之内涵等同于肾主尿液，把肾与膀胱相合的原因表述为两者在尿液生成排泄过程中而发生的联系。

例如，唐容川在其《中西汇通医经精义》中云：

西医云：水入于胃，散走膜膈，胃之四面全有微丝

① （清）郑观应著，辛俊玲评注：《盛世危言》，北京：华夏出版社，2002年，第166页。

管出水,水入膜膈,走肝膈,入肾系。肾主沥溺,由肾系出,下走连网,膀胱附著连网,溺入之口即在连网油膜中也。中国人见牲畜已死,膀胱油膜收缩,不见窍道,遂谓膀胱有下口无上口,疏漏之至。西医此说,诚足骂尽今医,然持此以薄古圣,则断断不可。盖《内经》明言,下焦当膀胱上口,又言三焦者,决渎之官,水道出焉。《内经》所谓三焦,即西医所谓连网油膜是也。[①]

肾靠脊而生,有膏油遮掩,附肾有薄膜包裹,西医名为肾衣。此衣发于肾系,乃三焦之源也。肾系是白膜层叠结束而成,一条贯脊,系中内窍通脊髓,最深之窍也。其次为气管,外通于鼻,以吸天阳,下入丹田,为生气之根。又其次为溺窍,水入胃,散膜膈中,以入肾系,合为溺窍透入下焦,乃及膀胱。西医但言气管溺管,而不知化精通髓,尤有一管,名曰命门者,水中之阳,外通天气,为生命之根源也。《内经》未言溺过肾中,然谓三焦为水道,膀胱为水府,肾为三焦、膀胱之主,其司溺从可知矣。[②]

唐容川先引西医学对肾与膀胱在尿液生成排泄过程中作用的论述,认为"自唐以下,皆谓膀胱有下窍、无上窍"的观点是错

---

① (清)唐容川《中西汇通医经精义》,王咪咪主编:《唐容川医学全书》,北京:中国中医药出版社,1999 年,第 19 页。

② (清)唐容川《中西汇通医经精义》,第 13 页。

误的，是因为观察已死牲畜之膀胱时，膀胱收缩不见窍道，所以才认为膀胱有下口无上口。为了证明传统中医学理论体系的正确性，唐容川认为《黄帝内经》已经发现了与西医学相同的尿液代谢过程，《黄帝内经》中的三焦实际上就是"西医所谓连网油膜"，"下焦当膀胱上口"的内涵与西医学讲的"膀胱附著连网，溺入之口即在连网油膜中"的内涵是一致的。经过如此阐释，传统中医学理论中的"肾主水"便被唐容川阐释为"水入胃，散膜膈中，以入肾系，合为溺窍透入下焦，乃及膀胱"，这与西医学的论述便一致了。唐容川其实非常清楚"《内经》未言溺过肾中"，但是为了证明中医学与西医学身体理论的一致性，只能说"然谓三焦为水道，膀胱为水府，肾为三焦、膀胱之主，其司溺从可知矣"。

类似的思维和转换，在近现代医家著述中比比皆是。如沈仲圭《肾司漉尿说》一文，摘录《黄帝内经》中的相关原文，用西医解剖生理知识，加以诠释、汇通，文中讲：

> 今之喜新厌故者流，每诋中医不明生理……兹将《灵》《素》所论，肾与膀胱之生理，汇而诠之，以见中西医理，本无大异，而发明之迟早，不可以道里计矣。
>
> 《灵枢·本输篇》曰："肾合膀胱，膀胱者，津液之腑也。"按：津液，即浊液也。膀胱为津液之腑，犹言膀胱乃贮尿之器也。肾合膀胱，则必有输尿管为之交通；不然肾脏滤出水分，何由而达膀胱耶？此经文简练处，读者当神会也。
>
> 《素问·灵兰秘典论》曰："膀胱者，州都之官，津液

藏焉,气化则能出矣。"按:州都者,人物荟萃之所也。
用以形容膀胱藏贮之象,下接"津液藏焉"四字,乃确定
其功用矣。然尿之贮蓄,虽在膀胱,而排泄之权,则操
诸肾命之气化,故曰"气化则能出矣"。

《素问·水热穴论》曰:"肾者胃之关也。关门不
利,故聚水而从其类也。上下溢于皮肤,故为胕肿;胕
肿者,聚水而生病也。"按:水饮入胃,为胃中无数毛细
管所吸收,循行全体,待至肾时,由肾内马匹拿囊,及细
尿管滤于肾盂,经输尿管而达膀胱。苟肾脏发炎,失其
功用,则水分内蓄,浸成肿胀。细玩本节经文,非唯肾
司滤尿之义,暸然大白,即水肿病理,亦洞然抉出矣。[①]

沈仲圭直接把传统身体理论中膀胱所藏之"津液"释为"浊
液",亦即"尿液",如此则膀胱乃贮尿之器。肾合膀胱,是因为有
输尿管沟通两者。水饮入胃,为胃中无数毛细管所吸收,循行至
肾时,由肾内"马匹拿囊",及"细尿管"滤于肾盂,经输尿管而达
膀胱。可见,其所言"滤尿"正是对西医学所讲肾小球的过滤、肾
小管的重吸收和排泄作用的概括。

由以上可见,依据西医解剖生理对传统中医身体知识的诠
释,与其说揭示了"传统"中所蕴含的"现代性",不如说是依据现
实的需要,藉由对"传统"的发挥,甚至是为之曲解,来证明中西

---

① 沈仲圭:《肾司滤尿说》,王慎轩编:《中医新论汇编》,上海书店出版社,1992 年,第 31－32 页。

医学理论的互通性以及传统中医理论的"现代性"。但是，依据西医解剖生理解读中医传统的同时，实则已丢失了部分传统。以肾为例，正是因为传统中医学中的肾的功能，被依据西医学而限定于肾主尿液，那么肾藏精的内涵自然会被否定。

例如，"废止中医"的代表人物余云岫，依据西医所言肾在尿液生成排泄过程中的作用，而直接否定传统中医理论中肾主藏纳的内涵，其云：

> 肾者，其中亦有腔，今谓之肾盂。肾之实质中，有细尿管蜿蜒纤行。凡身内他部之废物疏泄之于肾，肾受之而成尿，由细尿管泻之于肾盂，然后入于输尿管，泄诸膀胱，由膀胱经尿道而外溺者是也。是则肾亦非藏而泻者，不得谓之藏矣。[1]

所以，为了申明肾主藏精的合理性，近代中医只能说主藏精之肾与主尿液之肾，非同一肾脏，而是另有所指。例如，罗定昌《中西医粹》中云：

> 有合信氏之精囊、子宫，而《内经》男子以藏精、女子以系胞胎之肾脏者，乃确有真形，可以申明其义。无如西医之学，不本中国《内经》，只称为精囊、子宫，而不称为肾脏，其指之为肾者，仍沿中国医书，以身后之两腰子属之，变其名为司溺之肾经，其所谓男子以藏精、女子以系胞胎之肾脏，则绝口不言。[2]

---

① 余云岫著，周鸿飞、魏素丽校点：《灵素商兑》，第13页。
② （清）罗定昌：《中西医粹》卷中，上海千顷堂书局本，第13B～14A页。

究竟男女之肾脏，在于何处，确是何物，西医剖割男女精囊、子宫，已得肾脏真形。惜知其所当然，而不能言其所以然。余不得不为之辩。《内经》明言肾之一脏，男子以藏精，女子以系胞胎。系胞胎之子宫，有物有形，是子宫，即女子之肾脏也。藏精之精囊，长在膀胱之底，直肠之上，与女子子宫同位，有物有形，是精囊，即男子之肾脏也。方今天下一家，中外和好，中国之书达于外国，外国之书通于中国，其书同，其理谅无不同。[①]

表面上看起来，罗氏以西医所言精囊、子宫来解释主藏精之肾，能从形式上实现中西医学理论的汇通，但实际上并未言明和揭示传统中医理论中五脏的内涵建构并非是基于解剖。或者说，罗氏努力依据西医解剖生理对传统中医的解读，并未把握本书前述章节所言的传统中医学身体观的特征与本质。这种汇通和比附，在一定程度上使得传统中医学理论成了西医学理论的另一种表达而已。

综上所述，在中西文化碰撞中，特别是在西医解剖生理知识传入中国后，国人按西医解剖认识身体的方式，试图来诠释和理解传统中医文献中的身体，对传统中医学身体观特质的把握不够、信心不足。西医解剖就如同一把标尺，成为传统中医学身体知识是否合理、正确的标准。如此一来，传统中医学中的身体知

---

① （清）罗定昌：《中西医粹》卷中，第 21B－22A 页。

识在西医解剖学的话语系统中显得漏洞百出。正如邓文初所讲，在中西文化碰撞中，传统文化的逐渐没落，中医必然面临着失去自己的独立的符号系统，从而也必然失去自己的话语权的命运。最终的结果是：不对话，中医面临的是自生自灭的命运；一对话，中医同样面临着"失语"的命运[1]。

## 二、诠释身体传统性的尝试

传统中医学与西医学之间汇而难通的事实，促使更多的近代医家在辨章学术、考镜源流的基础上，去反思传统中医学体系的构建方式及理论内涵，尝试在还原和理解传统文化背景的前提下，去解析传统中医学身体观所展现的医学身体知识和文化观念。可以说，通过自身的反思和评价，中医学开始慢慢抛开西学的词语或概念来表述自己的固有体系与内涵。纵览近代医家为了实现传统中医学身体观的自我阐释而进行的工作，主要包括两个大的方面：

### （一）阐明身体的时空性

首先，要诠释传统中医学身体观的内涵，就必须要确认传统宇宙时空观的意义，只有这样才能说明中医学身体理论应用传统时空观来诠释和架构身体功能的合理性。

---

① 邓文初：《"失语"的中医》，《读书》2004年第3期，第133-134页。

其中最具代表性的,当属恽铁樵《群经见智录》。他针对余云岫《灵素商兑》对传统中医学的误读与曲解进行了辩驳,对传统中医学理论体系中阴阳、五行等诸多学说进行了阐释和评价,其云:

> 五行之说,殆起于古之史官。上古史官辄兼巫祝之职,一切学术皆出焉。《汉书·艺文志》所载阴阳家言不啻数十种,后世因之,其流不可胜竭。其书之古者多不传,若沿流以溯之,类皆带术数迷信气味。独《内经》不然,第《内经》亦言之不详,致使后人以《内经》之五行,侪于阴阳家之五行。近世之排击五行者,求五行之理不可得,则以古代印度、欧西有四行之说,以反证五行说之不成立;又以近世化学八十原质,证明五行之当为八十行。凡此种种,不胜证引。一言以蔽之,五行者,迷信、腐败、不通、无价值而已。①
>
> 《内经》言:在天为六气,在地为五行,在人为五脏六腑;在药为五味;见之于面者五色,证之以耳者五声;其在食物有五谷、五畜、五臭;在地有五方,在天有五星,在时有五声六律。凡此种种,自当以天地人为主,其他各种,皆傅色揣称以为配合,由四时推论而得者。然若据此以攻击《内经》,如谓水何以生成,咸何

---

① 恽铁樵著,张家玮点校:《群经见智录》,福州:福建科学技术出版社,2005年,第31页。

能生肾,则未为知言,以此非《内经》之破绽也。声色、五味、谷畜等为宾,六气、五脏、五行为主。若进而求六气五行之所从来,则四时为主,六气五行五脏犹是宾也。[①]

以《黄帝内经》为代表的传统中医学身体理论,借鉴了传统文化中的阴阳五行学说来分类和概括生命的整体功能变化,以及身体与外界时空的密切关联性。当然,传统文化视野中的阴阳五行学说,尤其是五行学说,在阐释宇宙中不同事物和现象之间的联系时,不乏存在过度相关和盲目比附之嫌。但是传统中医学理论体系应用阴阳五行学说的重点,却并非为了把庞大的比附系统完全嫁接于藏象系统之中,而是取其中对生命功能变化起到密切关联的事物和现象融入医学身体理论之中。也就是恽氏所说的四时为主,六气、五脏、五行次之,声色、五味、谷畜等比附更次之。在近代西方文化的冲击下,很多人没有深究阴阳五行学说在文化与医学之中的不同作用和价值而盲目批判,或者是借用当时富有先进"科学性"的"化学八十原质","证明五行之当为八十行",从而说明"五行者,迷信、腐败、不通、无价值"。这种错误论断得以形成的根本原因在于没有正确理解传统的内涵。正如王肖舫所言:

近来者竟有不学无术,而以物质的五行批判医门气化的五行,更以日光带一部分之光学的五行,批判医

---

① 恽铁樵著,张家玮点校:《群经见智录》,第33页。

门气化的五色,附会错解,管见窥天,崇西蔑中,吾所以屡次驳斥。[1]

基于此,恽铁樵把《黄帝内经》所阐发的五脏,定义为"四时的五脏",其云:

> 故《内经》之五脏,非血肉的五脏,乃四时的五脏。不明此理,则触处荆棘,《内经》无一语可通矣。[2]

> 不知五行生克之理即本四时之生长化收藏而来,则求五行之说不可得;不知五脏气化亦由四时之生长化收藏而来,则求五脏之说不可得。五行五脏不明了,则《内经》全书皆不明了。[3]

这并非是要否定五脏的"血肉"物质属性,而是强调《黄帝内经》对以五脏为核心的身体进行观察的着眼点在于与四时属性相类的身体功能,也就是恽氏所说的"五脏气化亦由四时之生长化收藏而来"。

对于肾,恽铁樵讲:

> 于是可知《内经》之所谓肾,非即实地考验之肾。其物是,其名是,其用则非。《内经》谓十一、十二月冰复,人气在肾;又云,肾者主蛰,其华在发,其充在骨,

---

① 王肖舫:《中西医术之比较》,陆拯主编:《近代中医珍本集・医话分册》,杭州:浙江科学技术出版社,1994年,第345页。

② 恽铁樵著,张家玮点校:《群经见智录》,第35页。

③ 恽铁樵著,张家玮点校:《群经见智录》,第37页。

为阴中之少阴,通于冬气(其他不备举)。凡此皆非解剖所能明了,亦非由解剖而得,乃由四时推考而得者也。①

中医学所讲的"肾",当然有其物质性结构基础,西医解剖所见到的肾当属于其中,此所谓"其物是,其名是"。但是,传统中医学中的"肾",其功用却并不是基于解剖学而获得的,自然也不能单由解剖加以诠释,此所谓"非即实地考验之肾"。传统中医学对肾功用的阐发,都突出了肾与冬令闭藏特性之关联。四时之间存在着生克制化关系,以冬令为例:

金生水者,秋尽为冬日也。水生木者,冬尽则为春也。春主生,所以能成生之功者,实拜冬日秘藏之赐。……冬主藏,所以能成藏之功,拜秋日成实之赐,故曰相生也。

夏行冬令,严寒折盛热,闭不得发,长养之功隳矣。……冬见长夏郁蒸之气,寒水不冰,当收反泄,盖藏竭矣。②

五脏又分别与四时相对应,所以对于肾与肺、肝、心、脾之间的关系便很容易基于四时之间的生克制化而加以理解了。

---

① 恽铁樵著,张家玮点校:《群经见智录》,第37页。
② 恽铁樵著,张家玮点校:《群经见智录》,第32页。

## （二）中西医学身体观的哲学比较

西医解剖理论与图谱的引入，自然很容易发现传统中医在解剖层面的粗疏。但若要实现折衷中西医的目的，就必须要说明传统中医的优势虽不在于解剖，但单纯依靠西医的解剖学也不能穷尽身体的复杂生命变化。近代中医为此而将体用、格物、穷理等常用的中国传统文化思想引入，借之阐明中西医学身体观关注焦点的差异，强调了传统中医学身体观表述的重点在于对生命动态功能的阐发。这样便与西医学以解剖学为基础而建构的身体理论形成鲜明的对比。

例如，王学权《重庆堂随笔》是清代对西医解剖学著作《人身说概》《人身图说》作出系统回应的代表著作，其中有云：

> 愚谓人与动物，皆气以成形。《经》云：出入废则神机化灭，如革囊盛水而不漏，其活时之元府，已无可验，故有形之死质可睹，无形之功用不可睹也。纵精思研究，断不能如《西游记》所说，钻入人腹，周行脏腑经络，尽悉其所以然，而后出以著书，不过批郤导窾，推测其所当然而已。故其所著《人身说概》《人身图说》等书，虽有发明，足补华人所未逮，然不免穿凿之弊。信其可信，阙其可疑，是皮里春秋读法也。①

传统中医学身体理论的构建在很大程度上是依据生命所表

---

① 　（清）王学权著，施仁潮、蔡定芳点注：《重庆堂随笔》，第110页。

现出来的整体动态功能，并结合对身体形态结构的粗略认识，加以推理而所形成的。所以，要理解传统中医学身体观，就不能只拘泥于解剖，而必须全面考察和理解生命功能变化的动态性和复杂性，正所谓"有形之死质可睹，无形之功用不可睹"。西医解剖学对于身体结构的认识"虽有发明，足补华人所未逮"，但是并没有像传统中医学一样给予流动的生命以重点关注，所以要"信其可信，阙其可疑"。

近代广东南海医家朱沛文《华洋脏象约纂》自叙中云：

> 夫以医治人身之道，确乎有象可据，非可空谈名理。若不察脏腑官骸之体用，但举寒热虚实之概，谬与温凉补泻之方，而能愈人之疾者鲜矣。沛文少承庭训医学，迄今临证垂二十年，尝兼读华洋医书，并往洋医院亲验真形脏腑。因见脏腑体用，华洋著说不尽相同。窃意各有是非，不能偏主。有宜从华者，有宜从洋者。大约中华儒者，精于穷理，而拙于格物。西洋智士，长于格物，而短于穷理。华医未悉脏腑之形状，而但测脏腑之营运，故信理太过，而或涉于虚。如以五色五声配五脏，虽医门之至理，乃或泥而不化，则徒障于理，而立论转增流弊矣。洋医但据剖验脏腑之形状，未尽达生人脏腑之运用，故逐物太过，而或流于固。……夫理非物则无所丽，穷理贵求其实。物非理则无为宰，格物贵彻其源。①

---

① （清）朱沛文：《华洋脏象约纂》，第121-122页。

　　他以体用来说明脏腑的解剖形态与功能变化,中西医学身体观相对比,以格物指称西医解剖之长,以穷理阐发传统中医学对身体动态生命功能变化的侧重。体与用不可分离,那么格物与穷理便不能仅执其一端,中西医学身体观因之各有长短,需要折衷汇通。

　　与朱沛文相类,郑观应《盛世危言》中言:"中西医学,各有短长。中医失于虚,西医泥于实。"①以格物为实,穷理为虚。其《中外卫生要旨》中云:"凡民生不能无病,各国均赖良医。能察病原药性,便堪疗痊。如此洞悉脏腑情形功用,及因某病而坏缘由,乃堪称妙手。泰西良医,首重察确内腑形状,不敢稍涉揣摩。"②于风八《医医医》中云:"学医必须讲究气化传变。"③"不深究夫气化之源,而徒执乎中西之见,皆属梦中说梦耳。……盖《内》《难》仲景之书,西医从未之闻,故以剖瞟实验自矜,然皆详形迹而昧气化,未免得粗遗精。……西医以剖解脏腑,形迹列图,虽较中国旧图为详,然其说则皆知其当然,而不知其所以然。且并有当然亦全不知者,因皆执死者之尸具为据,……况生气已尽,何从知所谓气化耶?"④将西医解剖与中医气化相对,亦即体用之辨。

---

① 　(清)郑观应著,辛俊玲评注:《盛世危言》,第168页。
② 　(清)郑观应:《中外卫生要旨》,陈建华主编:《广州大典》第四十四辑子部医家类第十五册,第683页。
③ 　(清)于风八:《医医医》,裘庆元辑,张年顺等主校:《三三医书》(第2集),北京:中国中医药出版社,1998年,第239页。
④ 　(清)于风八:《医医医》,第244-245页。

同时,正是因为传统中医学身体观注重对身体动态功能演变的阐发,所以对中国人体验生命动态功能的方式值得作深入的剖析和研究,这也是中西医学形成鲜明差别的一个重要原因。杜亚泉在其《中国医学的研究方法》中讲:

> 医学的初步,虽然靠着机械的试验。医学的大本营,不能不驻扎在吾人心灵的体会上。所以中国古时"医者意也"的一句话,鄙人以为是至理名言。鄙人的意思,中国的医学,是专从心灵的体会上着手,已经积有数千年的经验,若我们能用着合宜的方法,把古人心灵上所觉着微妙的生理发挥出来,于医学上必定有一种价值。鄙人不是为欺伪的医生来做辩护,不过希望有科学知识的人,不要把机械的试验,看得太重,把心灵的体会,看得太轻,世界上的科学,除了物质方面以外,凡是精神科学、社会科学,都不是全靠着机械的试验才能成立呢。[1]

近代医家对传统中医学的反思,以及与西医学的比较,多从理论本身细节之处入手,但真正像杜亚泉这样从方法论的角度去反思传统中医学理论构建与西医学之差别的医家,却并不多。这或许与杜氏中西方科学文化的双重知识背景密切相关。"把

---

① 杜亚泉著,许纪霖、田建业编:《杜亚泉文存》,上海教育出版社,2003 年,第 425 页。

古人心灵上所觉着微妙的生理发挥出来，于医学上必定有一种价值"、"不要把机械的试验，看得太重，把心灵的体会，看得太轻"，即使是在今天再回望杜亚泉曾经的观点，也依然具有巨大的启示意义。传统中医学身体观之所以与西医学身体观具有如此大的差别，或许最基础、最根本的差别就在于认知思维方式和体验生命方式的不同。这也正是本书所阐发的重点，试图把中医学放置于具体的社会文化背景中，去理解它感觉身体、看待身体、诠释身体的方式，这一切恰是中医学身体观的主体。今天我们依然处于中西文化碰撞的大环境中，对传统的误读与偏见依然存在，回望近代医家对传统中医学之发展所作的反思和自我解析，我们依然可以在他们的基础上把相关研究做得更细致和深入，这无疑是中医学现代传承和发展的关键。

　　近代中医将传统文化思想纳入中西医学比较视野，与近代中国社会的文化背景密切相关。以体用为例，第二次鸦片战争后，洋务运动便将"中学为体，西学为用"作为指导思想。冯桂芬在其《校邠庐抗议》"采西学议"中提出"以中国之伦常名教为原本，辅以诸国富强之术"①。19世纪80、90年代，中体西用之说的内涵更为明确，如郑观应在其《盛世危言》中讲："合而言之，则中学其本也，西学其末也。主以中学，辅以西学。"②可以说，近代中国社会借助中国哲学思想对中西文化特质与优劣，以及中国

---

① 冯桂芬著，戴扬本评注：《校邠庐抗议》，郑州：中州古籍出版社，1998年，第211页。
② （清）郑观应著，辛俊玲评注：《盛世危言》，第112页。

社会改革方向与途径的探讨，深刻影响了近代中医医学方法论的形成。时至今日，体与用、格物与穷理等传统文化表述方式虽已少用，但以物质与功能、静态与动态、形象与抽象等作为切入点，表述中西医学身体观关注焦点的差异，依然是近代医家思想的延续。

实际上，将哲学纳入中西医学比较，并不限于身体观一隅。如何从哲学高度阐明中医的特色所在，一直延续至今。1956 年底，卫生部委托南京中医学院在编写中医进修和"西学中"讲义的基础上，编写《中医学概论》教材。1958 年，《中医学概论》由人民卫生出版社正式出版。该教材分为上、中、下三编，上编为"中医学术的基本理论"，在"绪论"之后便是"阴阳五行"和"人与自然"两章。第二章"阴阳五行"中认为，"用于中医学的阴阳五行学说是古代朴素的唯物观点""它在根本上是朴素的唯物观点和自发的辩证法"①。这种从传统文化思想向当时意识形态哲学的转变，显而易见。但实际上，阴阳五行学说是古代中医用以梳理、诠释与架构医学实践的文化工具而已，称其为"唯物观点"并不准确；称其为"辩证法"，则早在 1933 年杨则民发表的《内经之哲学的检讨》中便已言及。杨则民认为"《内经》之最高理论为何，曰辩证法的观察是矣"②，"《内经》之方法为辩证法，故不适用机械的科学方法之研究与批判。其最高理论为阴阳五行生长收

---

① 南京中医学院编著：《中医学概论》，北京：人民卫生出版社，1958 年，第 11 页。
② 杨则民：《内经之哲学的检讨》，《浙江中医专门学校校友会会刊》1933 年第 6 期，第 6 页。

藏与调节,而以辩证法叙述之,故欲研究而理解其内含之精义,
自以辩证法为最正确之途径"①。

　　《中医学概论》作为国家主导编写的中医教材,其影响是巨
大的,以唯物论、辩证法对古代中医"传统性"的概括和诠释,成
为现代中医有目的性地提升古代中医知识水准的重要途径。各
类中医基础理论教材或著述,大都沿袭此论。例如,曹洪欣主
编、王永炎主审的普通高等教育"十五"国家级规划教材《中医基
础理论》,在概括中医学的特征时,首先讲到的便是"其理论体系
的形成受到古代唯物论和辩证法思想的深刻影响"②。

## 三、中医学身体观近现代转型的影响

　　近代医家中西汇通身体观的形成,直接影响了传统中医理
论与临床辨治体系的嬗变。在理论层面,中医传统身体知识与
西医解剖生理知识相结合的理论构建模式,成为近现代中医基
础理论"范式"得以构建的基本模式。

　　面对西医学的冲击,近现代中医在构建理论体系时,既通过
建构"传统性"阐明中医学与之相比较而呈现的特色,又试图以
西医学理论为参照,寻找中西医学之间的融通之处,借之以说明
古代中医"传统性"中所蕴含的"现代性"。与其说这是探寻中西

① 杨则民:《内经之哲学的检讨》,第 11 页。
② 曹洪欣主编:《中医基础理论》,北京:中国中医药出版社,2004 年,第 1 页。

医学结合的切入点,倒不如说是为了证明古代中医的先进性和科学性。中西医学对话、乃至结合,是时代背景使然,也是中华人民共和国成立后国家的卫生政策导向。问题的关键并不在于对话与结合的必要性有无,而是将西医理论作为参照物去诠释古代中医文本时,不乏对文本的误读与曲解,甚至是有意为之。所以,表面上看起来,以藏象学说为核心的现代中医脏腑理论是极具"传统"意味的脏腑,但实际上已经是经过西医化架构与诠释的身体了。

以血液循环为例,当时的西医论述已渐为中国医家熟知,朱沛文曰:"心肺之系相通,华洋一理,至行血之道路,洋义更为精密。"①《华洋脏象约纂》列有"血脉管回血管微丝血管"专篇,介绍西医血液循环生理,朱熙文按语曰:"若洋医剖验死人,据有形者而言,故血脉管、回血管、微丝血管,均能确凿有据,而回管紫血等义,尤能补古未备,习华医者所当兼究也。"②对比今天代表中医理论范式的中医教材便不难发现,教材对"心主血脉""肺朝百脉"的解读,很大程度上是延续了近代医家借助西医解剖生理对古代中医文本的诠释。"心主血脉"的内涵被表述为:心与脉直接相连,形成一个密闭循环的运行系统,心脏有规律地搏动,通过经脉把血液输送到各脏腑组织器官,起营养组织器官的作用,以维持人体正常生命活动。"肺朝百脉"的内涵为:全身的血液

---

① (清)朱沛文:《华洋脏象约纂》,第 164 页。
② (清)朱沛文:《华洋脏象约纂》,第 382 页。

都通过百脉流经于肺,经肺的呼吸进行体内外清浊之气的交换,然后再通过肺气宣降作用,将富有清气的血液通过百脉输送到全身。这种诠释很明显是为了与西医学所讲的体循环和肺循环相合。但是,古代中医其本义并非如此,廖育群对此曾有详细分析。如其所言,在中国古代文化与医学中,心为"君主之官"的地位,实际上是用于解释人类的精神活动,而气血生成与运行等生理活动的中心是胃。正是基于这种胃为气血之源头的生理学认识,因而构筑起以胃为中心的经脉循环体系。气血的运行起始于手太阴肺之脉,而手太阴肺的经脉并非起始于肺,而是始于胃肠所在的中焦。经过五脏六腑十二经脉相互衔接所构成的循环圈后,复归之于肺①。只不过,这种古今差异却在近现代借助西医知识从表面上消弭了。

再以泌尿系统为例,朱沛文参考西医解剖认为,"运溺之说,洋医语焉甚详,足以疏证《内经》肾为水脏之旨"②。"通调水道,下输膀胱,即王氏(王清任)谓由出水道渗入膀胱也。然出水道,亦必有路入肾,而始达膀胱,此则王所未言,要可以洋说参合。……则肾实为汇溺之区,而膀胱却为储溺之器焉。"③而实际上,《黄帝内经》等中医古籍对肾主水、肾与膀胱相合的阐发,远不止肾与膀胱基于泌尿而建构起的关联这么简单,本书第四章对此有详论。

---

① 廖育群:《重构秦汉医学图像》,上海:上海交通大学出版社,2012年,第256-270页。
② (清)朱沛文:《华洋脏象约纂》,第174页。
③ (清)朱沛文:《华洋脏象约纂》,第208-210页。

在中医临床方面,借由西医解剖知识改良中医传统而构建的新的身体观,也往往影响了对疾病病机的传统认知,进而导致了传统辨治体系的局部改变。以脑病辨治为例,陈珍阁《医纲总枢》列"论脑病"专篇,其中云:

> 脑为神之舍、身之主,五官四肢皆受其役也,不可病。病则神失其舍,身无其主,思虑昏迷,言语错乱,问其所苦,不能自言也。查其受病,有脑内血多而逼胀,有脑中血少而失养,有瘀塞脑脉而不通,有血压脑髓而不醒,有水液涌聚于脑中,有疮瘤生于髓外,有脑膜发烧,有脑膜变坏,此皆为脑之受病也。①

这些明显参照西医理论的病机论述,是传统中医理论体系中所缺乏的。基于这种病机认识,确定治疗原则时,便进一步将西医的病理阐发与中医传统的瘀血、血虚等病机理论结合,进而确立治法和选择方药,陈氏常灵活选用血府逐瘀汤、桃仁承气汤、滋营汤、脑府逐瘀汤、补脑益气汤等。以往学界普遍对近代医家张锡纯《医学衷中参西录》的关注度较高,但与前述陈珍阁《医纲总枢》相对比,便不难发现张氏以脑充血、脑贫血等西医理论阐释中风病机②并非是其首创,陈珍阁等近代岭南医家早已开其先河。

---

① (清)陈珍阁:《医纲总枢》,陈建华主编:《广州大典》(第四十四辑子部医家类第二册),第714页。
② 张锡纯著,河北新医大学《医学衷中参西录》修订小组修订:《医学衷中参西录》(合订本),石家庄:河北人民出版社,1977年,第111-117页。

需要注意的是,若缺乏对自身传统的深刻理解而执泥于西医身体观,则很容易造成对中医传统身体观的误读。依然以《医纲总枢》为例,"辨十二经八脉之谬"中云:"维此十二经脉,古今奉以为然,自汉至今,遥遥二千余载,未有人敢言其非。今余剖验细查,并无如此之经络,故余以为非。"[①]单纯以解剖形质探寻十二经脉,并否定经络学说,在今天看来,无疑是未能洞悉经络学说的实质。又如,仅从西医解剖层面而言,中医所讲的肾藏精等理论并无解剖依据。《医纲总枢》亦言:"内肾之脏,生溺之用也。溺由内肾生出,精由外肾生出,故精道开,溺道闭,二者不能并出也。古人以为内肾生精,余经细剖验,见内肾并无藏精之所,亦无生精之物,知古传之非也。"[②]这些论断皆未能在把握中医脏腑学说理论特质的前提下,对中医传统文本作出合理的解读。

综上所论,近代中医将西医解剖知识与传统中医身体知识折衷汇通而构建的新的身体观,既标志着中医传统理论与辨治体系的近代嬗变,也是近代以来当时整个社会思想文化转型在中医界的展现。受时代客观所限,在今天看来,诚然彼时的西医解剖水平仍显粗疏,中西医学的折衷汇通也不乏汇而难通的生硬之处,甚至是以误读和消解传统中医为前提的中西汇通。但是,折衷汇通中西医的努力却为传统中医面对时代变化的近代

---

① （清）陈珍阁：《医纲总枢》,第 641 页。
② （清）陈珍阁：《医纲总枢》,第 633 页。

转型提供了一种可能和方向。回顾中医发展的历史，传统中医在不同历史时期往往会根据当时疾病谱系的变化以及社会文化的变迁，做出及时的应对和调整。可以说，中医知识体系的"传统"并非是静止的，而是随时而变的。因此，重新评价自近代而始延续至今的中西医汇通模式，其根本目的是要从学术和临床等多个角度客观评价此模式的得失之处，进而提出优化与改进方案，而不是执泥于古今之争和盲目的中西文化优劣观而否定近代医家与时代和西医对话的努力。

最后，让我们再回到身体观这个主题，略作总结性陈述。面对同样的身体，中西医学对其有不同的关注焦点与理解方式。这种差异，表面上看是医学理论体系的差异，实则是中西文化的巨大差异。古代中医深受中国传统文化的影响，有其相对独特和基本稳定的思维模式、价值理念与知识生成途径。若将此定义为古代中医的"传统性"所在，那么这种传统性的概括与凝练，在很大程度上得益于西医学的冲击而衍生的中西医学乃至中西文化比较。从这个角度而言，近现代以来中医业界热衷于构建与诠释中医的"传统性"所在，既是为了中西医比较时阐明自身特色，更是为了进一步诠释古代中医知识体系"现代性"的需要。

现代中医与西医知识体系之间的对话本无可厚非，甚至是特定时期的发展需要，但是，现代中医以西医为参照与对比而建构的中医"传统性"，这种"他者"视角的构建并未真正反映中医的特质所在。就本书所关注的身体观而言，古代中医身体观与宇宙论的密切关联，并非将阴阳五行诠释提升到唯物论、辩证法便可囊括的;极尽努力寻找和建构古代中医脏腑知识与西医解剖生理之间的暗合,这种被赋予的"现代性"也并非是传统的真正意义所在。或者说,中西医比较与汇通的初衷和终极目的,并不是真正体会到了古代中医蕴含的传统资源与医学文化精神可以成为现代医学的补充,而是努力寻找中西医学的互通,证明中医存在的合理性。简言之,现代中医构建的"传统性",在构建的同时已经有所遗失。

另外,传统与现代,并非进化论所言及的落后与先进的比较,中医与西医的关系也非如此。乃至就中医学本身而言,现代中医与古代中医的关系,也绝非先进与落后所能简单概括比较的。不仅如此,现代中医所谓的现代性,相对古代中医而言,是对传统的延续、超越,还是本质已发生异化、发生断裂? 学界早已有异见。应如何重新认识和评价中西医学、现代中医与古代中医的差异性,见仁见智,但医学人类学对医学与文化差异性、相对性的关注与认识,倒不失为有益的视野借鉴。面对差异,是刻意构建试图消弭差异、蕴含现代性的"传统性",还是保持其原本自我形象即为自然延续的传统,依然值得反思。

# 后　记

　　最初写这本书，完全是出于学术的目的。随着年龄的增长，对书中所涉及的身体观和宇宙观则有了一些与年轻时不同的感悟。

　　首先，天人相应不是一句空话，有什么样的宇宙观，往往决定了拥有什么样的身体观。与古人相比，仰不观天象，俯不察地理，我们对天地宇宙的切身感触少得可怜。少一分感触，便少一分敬畏、增一分傲慢。这种傲慢带来的后果正在显现。天人断裂，身体可由己任意挥霍，可任凭技术摆布。没有约束的身体使用和技术干预，并不能带来真正的身体自由和生命解脱。

　　其次，政治、社会文化与医学对身体的模塑作用是巨大的。表面上看起来，自己的身体自己做主，实则不然。当我们对于身体的理解完全服从政治评判、追逐文化风尚和依赖医学标准时，身体早已不属于自我。特别是医学，我们在感念医学护佑生命的同时，也要看到医学对于疾病的过度诊断和治疗，并未提升生命的质量，反而经常使身体陷于恐惧之中，甚至丧失了生命应有的尊严。医学可以改善，甚至是改变许多，但不能"逆天而为"。

医学的初衷和最终目的,仍需要反思。

白驹过隙,人生苦短,要敬畏天地,爱惜身体。这句话要特别送给我两岁的女儿平安,这是爸爸在不惑之年对你的叮嘱。在这个大前提下,再努力做到自己能达到的高度,就是优秀。

感谢我的家人、一路相伴的诸位师友!我的研究生曹庆、金悦彦、沈盈华、梁天一帮我核对了书稿引文,一并致谢!

刘　鹏
辛丑中秋于羊城墨香南园